跟著節氣養生

夏天做空氣浴，秋天洗冷水澡……

顛覆想像的四季養生！零成本的自然保健法

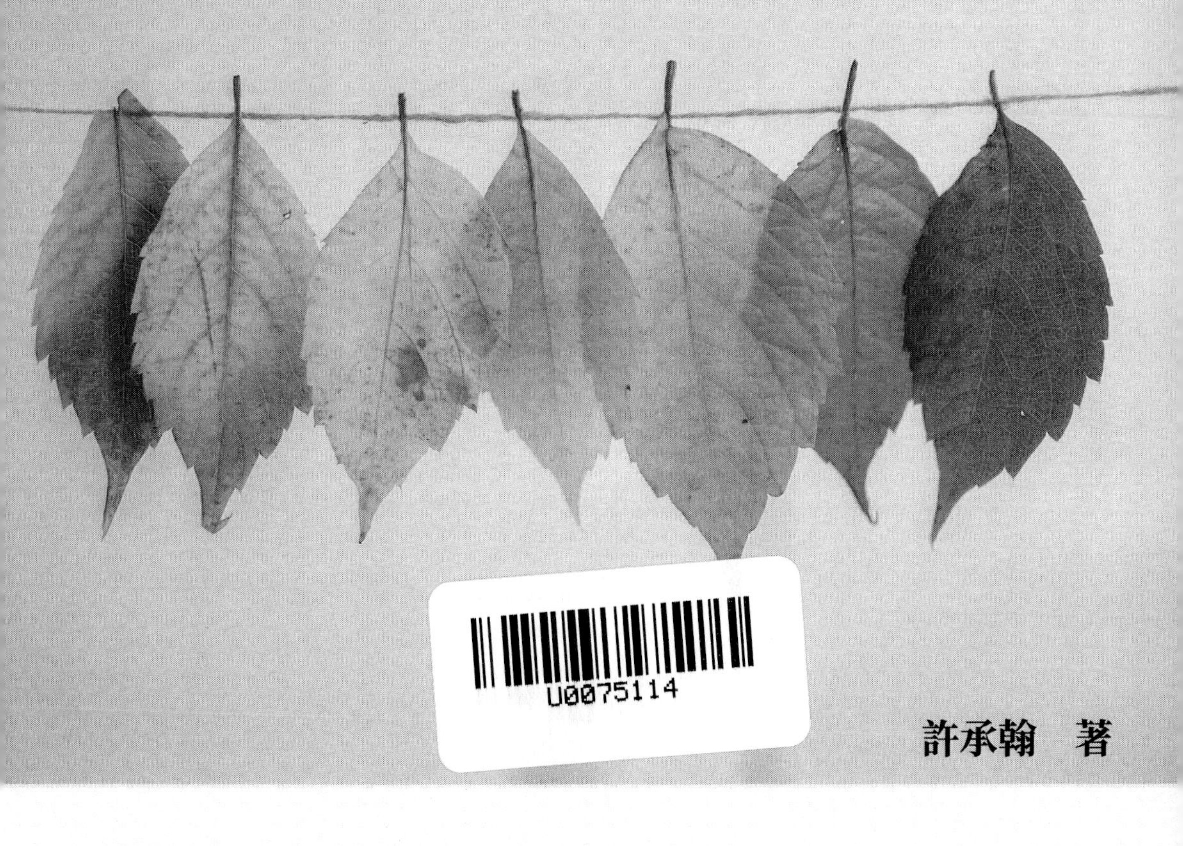

許承翰　著

二十四節氣

春暖、夏暑、秋涼、冬寒

如何飲食，如何穿衣，如何運動，甚至如何行房——古人其實超講究！

自然界的興衰枯榮與人的生理、心理機能有著密不可分的關聯？

順應四時的養生之道讓你呷百二，反之減壽又殃及後代？

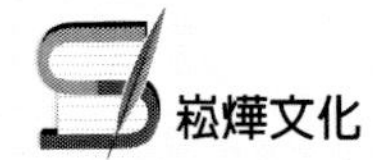

跟著節氣養生

夏天做空氣浴，秋天洗冷水澡……

顛覆想像的四季養生！零成本的自然保健法

目錄

跟著節氣養生

夏天做空氣浴，秋天洗冷水澡……
顛覆想像的四季養生！零成本的自然保健法

春分篇

清明篇

穀雨篇

春季六節氣養生總結篇

立夏篇

小滿篇

芒種篇

夏至篇

小暑篇

大暑篇

跟著節氣養生
夏天做空氣浴，秋天洗冷水澡……
顛覆想像的四季養生！零成本的自然保健法

前 言

24節氣在中國的來源極為久遠，是中華民族古代先賢的智慧結晶。據《易·繫辭》記載，伏羲氏仰觀府察，觀河圖、洛書而畫卦。河圖、洛書中已明確提出四時五方、八卦九宮概念內含二至（冬至、夏至），二分（春分、秋分）及八節（二至、二分和四立，即立春、立夏、立秋、立冬）等內容。

在春秋時代，一年中有立春、立夏、立秋、立冬、春分、秋分、夏至、冬至8個節氣。到了《禮記·月令》和西漢劉安所編著《淮南子·天文訓》裡，就已有24節氣了。

24節氣主要表示氣候變化，物象差異，並且每個節氣都與農業生產有關。中國古代人民正是根據24節氣來掌握季節的變化，並由此決定對農作物的適時播種與收割。

24節氣的制定，是中國古代天文和氣候科學的偉大成就。它不僅是指導農業生產的「聖經」，而且也是指導人們養生、保健的祕寶。

人和自然界是有關聯的，一年365天的變化隨時影響著人體，四季的寒暑交替也必定會引起人們生理和心理機能不斷發生更替。因此，我們非常有必要順從24節氣的要求，進行人體的養生與保健。

隨著社會的發展、科技的進步，人們的生活方式已發生了很大的變化。隨著現

跟著節氣養生

夏天做空氣浴，秋天洗冷水澡……

顛覆想像的四季養生！零成本的自然保健法

代生活帶來的「文明病」、「富貴病」的困擾，人們的養生保健意識越來越強烈，而養生保健的發展趨勢顯示，自保自療是最好的養生保健方式。根據24節氣進行養生保健，正是一種符合時代潮流的自保自療方法。

為了使大家掌握24節氣的變化規律，選擇順應時節要求，符合人體所需的養生方法，從而達到預防疾病，延長生命時限的目的，我們特為大家奉獻此書。

本書是以「一年365天，健康每一天」的觀點為出發點，著眼於四季寒暑變化及24節氣的氣候特徵對生命健康的影響，告訴人們在保健養生時應注意保持人體的陰陽平衡狀態，結合自身的實際情況，在不同的節氣裡，從飲食、起居、防病、精神、運動等方面對自己的健康進行全方位的護理！

本書從歷代經典著述中輯錄鉤沉，薈萃精妙要論，將現代醫學知識與傳統養生理念有系統的融合，為人們在不同季節時令裡如何養生提供了依據。本書融趣味性、經典性、知識性與實用性為一體，讓讀者在輕鬆愉快的閱讀中掌握養生保健的祕訣！

總論：人生應遵循時序養生

《黃帝內經》中記載：「四時陰陽者，萬物之根本也，所以聖人春夏養陽，秋冬養陰，以從其根。」

《養老奉親書》中記載：「人能執天道生殺之理，法四時運用而行，自然疾病不生，長年可保。」

《老子》中記載：「人法地，地法天，天法道，道法自然。」

由此可見，我們的祖先在幾千年以前就認識到了人應順應四時，效法自然的養生之道。在中國古代，一年 24 個節氣中，哪個節氣應該怎樣飲食，怎樣進行運動，是很有講究的。中國古代的 24 節氣，不僅是古人天文觀察上的成就及生活經驗的總結，而且包含著周易八卦及五行的辯證思想。

現代醫學研究已證實了氣候變化對人體健康的影響，人的養生也要順從自然，順從春暖、夏暑、秋涼、冬寒的變化，順從 24 節氣的變化。人與自然界是統一的整體，人的生命活動也必然與 24 節氣緊密相連自然界的興衰枯榮都會對人體健康產生影響。就其氣候而論，春季 6 節氣溫和，夏季 6 節氣炎熱，秋季 6 節氣乾燥，冬季 6 節氣寒冷。24 節氣形成了氣象萬千的自然現象，24 節氣的變化也必定會引起人的生理和心理機能不斷發生更替。

因此，我們非常有必要順從 24 節氣的要求，根據節氣的不同而採用不同的養生方法，進行人生的養生與保健。

《素問·四時調神大論》中記載「夫四時陰陽者，萬物之根本也」、「陰陽四時者，萬物之終始也，死生之本也，逆之則災害生，從之則苛疾不起」、「是故聖人春夏養陽，秋冬養陰，以從其根，故與萬物沉浮於生長之門，逆其根則伐其木，壞其真矣」。這是告訴我們，如不能順應自然氣候的變化，就容易受到病邪的困擾而滋生疾病。自然界的陰陽變化對人體有很大影響，人體皮膚腠理的開合，脈象的變化，十二經脈氣血的運行，都隨著季節、時間的推移而出現有規律的變化。人應當順應自然變化，合理養生。

《素問·四時調神大論》中說：「春夏養陽，秋冬養陰。」此為四時調養的宗旨，它是根據自然界和人體陰陽消長、氣機升降（氣的升降出入）、五臟盛衰的不同時間的特點狀態，而制定的四時養生原則。

張景嶽在《類經》中說：「陰根於陽，陽根於陰，陰以陽生，陽以陰長。所以聖人春夏養陽，以秋冬之地；秋冬則養陰，以為春夏之地，皆所以從其根也。今人有春夏不能養陽者，每因風涼生冷，傷其陽氣，以致秋冬多患瀉泄，此陰脫之為病也。有秋冬不能養陰者，每因縱慾過度，傷其陰氣，以致春夏多患火症，此陽盛之為病也。」意思是說，若能在春夏之時養陽，可預防秋冬之寒病；而在秋冬之時養陰，可預防春夏之火症。張氏的注解展現了陰陽互根的觀點，因為養陽不能脫離陰，養陰不能脫離陽，即大醫學家王冰所說：「陽氣根於陰，陰氣根於陽，無陽則陰無以生，無陰則陽無以化，全陰則陽氣不極，全陽則陰氣不窮」。

《黃帝內經》中記載：「聖人不治已病治未病」，這是告訴人們應該在身體健康之時透過保養和鍛鍊提高自身的免疫力，達到保健的效果，這也是現代養生保健的重要方法。而節氣交換之際，氣溫變化大，是人體致病的主要因素。所以根據24節氣的各自氣候特點，有重點的保養身體對於預防疾病有著極其重要的作用。

立春篇

在每年陽曆 2 月 4 日前後是 24 節氣中的第一個節氣——立春。自秦代以來，中國就一直以立春作為春季的開始。立是見，春是蠢動，是植物開始有生氣的意思。《月令七十二候集解》說：「正月節，立，建始也……立夏秋冬同。」這就是說，它表示冬天即將結束，象徵春天的開始，可謂「律回歲晚冰霜少，春到人間草本知」。

立春養生之飲食調理

• 立春飲食要點

立春飲食要要考慮春季陽氣初生的特點，唐代醫家孫思邈在《千金方》說過：「春七十二日，省酸增甘，以養脾氣。」也就是說少吃酸味食品，多吃甜味之品，以養育脾臟之氣。《素問·藏氣法時論》說：「肝主春……肝苦急，急食甘以緩之。……肝欲散，急食辛以散之，用辛補之，酸瀉之。」在五臟與五味的關係中，酸味入肝，具收斂之性，不利於陽氣的生發和肝氣的疏泄，飲食調養要投臟腑所好，即「違其性故苦，遂其性故欲。欲者，是本臟之神所好也，即被也。苦者是本臟之神所惡也，即瀉也」。明確了這些關係，我們就應當有目的的選擇一些養護肝、疏肝理氣的草藥和食品，草藥可選用如枸杞、鬱金、丹參、元胡等，食品則應該選擇辛溼發散的大棗、豆豉、蔥、香菜、花生等，靈活的進行配方選膳可以達到很好的食療效果。

立春的飲食藥膳應以「生補」為主，適宜的膳食有首烏肝片、蝦仁韭菜、珍珠三鮮湯等，有補肝腎、益精血、烏髮明目、溫中益氣的功效。

• 立春宜吃「升發」食物

在飲食調養時要考慮到春季屬於陽氣開始升發的特點，適合多吃一些具有辛甘發散性質的食物，而少食用具有酸收作用的食物。下面是立春時節宜食的幾款食物：

1、白蘿蔔

《明宮史飲食好尚》記載：「立春之時，無貴賤皆嚼蘿蔔，名曰『咬春』。」所以，立春時節宜多食白蘿蔔，白蘿蔔是一種常見的蔬菜，生食熟食均可，其味略帶辛辣味。現代研究認為，白蘿蔔含芥子油、澱粉酶和粗纖維，具有促進消化，增強食慾，加快胃腸蠕動和止咳化痰的作用。中醫理論也認為該品味辛甘，性涼，入肺胃經，為食療佳品，可以治療或輔助治療多種疾病，本草綱目稱之為「蔬中最有利者」。

2、香菜

香菜也就是芫荽，又名胡荽。患感冒及食慾不振者、小兒出麻疹者尤其適合食用香菜。

香菜中含有許多揮發油，其特殊的香氣就是揮發油散發出來的。它能祛除肉類的腥膻味，因此在一些菜餚中加些香菜，即能起到祛腥膻、增味道的獨特功效。《本草綱目》稱「芫荽性味辛溫香竄，肉通心脾，外達四肢」。在實際生活中它確實具有芳香健胃、祛風解毒之功，能解表治感冒，具有利大腸、利尿等功能，能促進血液循環。

此外，具有辛甘發散性質的蔬菜還有油菜、韭菜、洋蔥、芥菜、辣椒、生薑、蔥、大蒜、茼蒿、大頭菜、茴香、白菜、高麗菜、芹菜、菠菜、薺菜、金針花、蕹菜、蕨菜、萵苣、茭白、竹筍、黃瓜、冬瓜、南瓜、絲瓜、茄子等。

• 立春老人如何進補

立春時節，氣溫仍然比較寒冷。此時，老人的飲食營養構成要以高熱量為主，應選用黃豆、芝麻、花生、核桃以及穀類製品等食物。還需要補充一些如雞蛋、魚類、蝦、牛肉、雞肉、兔肉和豆製品等優質蛋白質食品。

立春後，細菌、病毒等微生物會隨著氣候轉暖而開始繁殖，容易侵犯人體而致病。所以，老人在飲食上應攝取足夠的維他命和無機鹽，以增加免疫能力。如柑橘、檸檬、小白菜、油菜、甜椒、番茄、胡蘿蔔、莧菜等水果和蔬菜中維他命與無機鹽含量最多，

老人立春進補，食補方法應根據個人體質及病情而定。一是採用清補的方法，這類食物有梨、蓮藕、百合、中華鱉等，這種方法對於有陰虛內熱的老人比較適合。對於病中或病後恢復期的老人進補，一般應以清涼、味鮮可口、容易消化的食物如米粥、薏仁粥、紅豆粥、蓮子粥、青菜泥、肉鬆等為主。二是採用平補法，這類食物有蕎麥、薏仁等穀類；豆漿、紅豆等豆類；橘子（包括金桔）、蘋果等水果以及芝麻、核桃等乾果。這種方法對於有早衰現象者，患有各種慢性病而形體消瘦者，腰痠、眩暈、面色萎黃、精神萎靡者，反覆感冒者，哮喘在春天易發作者比較適合。

跟著節氣養生
夏天做空氣浴，秋天洗冷水澡……
顛覆想像的四季養生！零成本的自然保健法

立春養生之起居宜忌

- **立春應注意防止春寒**

春寒雖不像冬臘月「三九」、「四九」那麼酷寒難耐，但若過早脫下厚衣裳，很可能使人體防禦功能受到侵襲，導致流感、肺炎、哮喘等呼吸道疾病的發生，或使原有的疾病加重。忽冷忽熱的天氣，易使人體的血管不斷收縮擴張，很不穩定，這對患有高血壓、心臟病的人危害更大，它會使高血壓患者發生「腦中風」，誘發心絞痛或心肌梗塞。忽冷忽熱的乾寒氣候更易體弱的兒童受「倒春寒」之苦，感染白喉、百日咳、猩紅熱、感冒等疾病。據醫學史料記載，早春患胃腸潰瘍的比平時多，病情易加重。

因春天主生發，萬物皆蠢蠢欲動，細菌、病毒等微生物亦隨之活躍起來，故而稍不留心就會生病。這個時候除了穿暖之外，更應該保護好「兩頭」，即顧好頭頸與雙腳。對於老年人，尤其是頭髮稀少者，更是不宜過早摘下帽子、圍巾等保護性服飾。若早春時不注意調理和保護，頸椎病、肩周炎等疾病就會乘虛而入。

早春容易使人忽視的是雙腳的保暖和保乾。不少人由於不注意腳部保暖，而受到早春的寒氣與地溼之氣侵襲，不知不覺間會感痠脹不適，走路痠痛，下肢沉重、乏力、關節僵直等。所以《老老恆言》中說：「春凍半泮，下體寧過於暖，上體無妨略減，所以養陽之生氣。」

- **立春早起晚睡覺**

俗話說：「立春雨水到，早起晚睡覺。」這概括了立春的養生內容和特點。人體氣血亦如自然界一樣，需舒展暢通。這就要求人們夜臥早起，注意室外活動，克服倦懶思眠狀態，使自己的精神情趣與大自然相適應，力求身心和諧，精力充沛。

在睡眠方位上，立春時節，頭部應朝著東方，睡前用熱水洗腳，並用雙手按摩雙足尤其是湧泉穴，能使全身暖和、舒適，睡得熟。早晨醒來時，要先使意識清醒後，再微睜雙眼，凝視屋頂、陽台。然後閉雙目，將雙手搓燙，捂於雙眼上，手心拱起防止壓迫眼球，按照朝眉毛生長的方向，做旋轉按摩，至血氣充盈之時，迅速打開雙眼，這樣能有效去除眼中的風火。

另外，立春時節，要對房間要進行除塵通風。居室緊緊關閉了一冬，室內角落、縫隙裡會累積若干微塵，如果在立春進行除塵通風，可以減少和抑制病菌病毒繁殖，達到預防疾病的效果。

- **立春性生活應適度**

《養性延命錄》中說：「春三日一施精，夏及秋一月再施精，冬常閉精勿施。夫天道，冬藏其陽，人能法之，故得長生。冬一施，當春百。」由此我們可以看出，一年四季中，春季應當是性交頻率最高的季節。但也告誡人們應該三日才能泄一次精，要適度。按照中國的陰陽八卦說法，立春時節剛剛進入有已有三個陽的「三陽開泰」時期，時臨「泰」卦。從卦象上我們可以看出，卦上有三陰三陽，由此我們可以看出此時陽氣漸漸強盛，正處於即將強於陰氣的過度時期。所以人在生理上開始出現性慾的萌動，但此節氣中，還是應當適度為好，因為陽氣還未強盛於陰氣。適度的性生活，會有助於陽氣的發散、強壯，對人身體是有很大好處的。

不過，光是性生活適度，還不足以使身體達到更好的養生保健。這還要求性生活要有正確的方法。《子都經》上告訴人們，性交時要採用弱入強出的性交方法。即在性交時，男子要在性交結束後仍然保持陰莖的強壯。如何保持呢？就是在性交過程中陰莖極其強壯快要射精時便停止性交。待陰莖變軟時再進入進行性交，如此，在女性達到高潮後，男子便可保持「強出」。

立春養生之防病抗病

- **立春謹防兒童傳染病**

春天雖然氣候適宜，但風多雨少，是各種傳染病的高發季節。尤其是兒童，很難保持機體的平衡和穩定，從而導致生理機能失調。加之各種花花草草生機煥發，這也成了一些特別敏感兒童的「感染源」。

小兒麻疹、小兒德國麻疹和水痘是兒童最易感染的傳染病。所以，我們要提早採取預防措施：室內經常開窗通風，保持空氣流暢；讓孩子進行必要的身體鍛鍊，以增強體質，提高機體對病原菌的抵抗力；注意孩子的衣著，穿衣要適當，隨氣溫變化增減，衣著要以脊背無汗為適度；在飲食上可以多讓孩子補充維他命，多喝水；嚴格按照兒童預防接種時程注射疫苗，提高對傳染病的免疫力；教育孩子講究衛生的生活方式，如養成餐前便後洗手的習慣等；孩子的被褥、衣物、手帕經常拿到陽光下曝晒，餐具、玩具和便器要定期消毒，消除病原菌的傳播。

- **立春養肝好時節**

春天最脆弱的部位是肝。春天是肝的主季，肝氣最旺，但也是這個季節最容易發生肝病。所以，在這個季節我們應該注意調養和護理肝臟。

首先，我們要避免過度勞累，保持心情愉快，休息能增加肝血流量，活躍肝臟細胞。俗云：「大怒傷肝」，平時不宜發怒，亦不可過分憂鬱及沮喪。其次，要多吃香菇、海藻、菠菜、花椰菜、四季豆、黑白木耳、馬鈴薯等含有豐富維他命及礦物質的蔬菜類，並且適量食用優質蛋白質的海魚及豬肉，避免增加肝臟的負擔。戒食辛辣、油炸及酒等刺激性食物。

此外，由於各種病毒及細菌的感染均會對肝系統造成損傷，所以，我們還應注意減少感染性疾病的發生。

- **立春要注意防「風」**

民間諺語：「春天天氣孩兒臉，一天能夠變三變。」意思是說春天氣候多變，寒暖無常。有時早晨旭日東昇，春風送暖，中午或許陽光曝晒，氣溫驟升，但傍晚可能寒流突至，冷氣逼人而易受寒。

明代醫家汪綺石說：「春防風，又防寒。」所以早春宜保暖，衣服宜漸減，不可頓減，以防天氣突變受寒。感受風寒，寒則傷肺，易發生上呼吸道感染，誘發傷風、流感、急性氣管炎、肺炎等疾病；春天風寒入骨誘發關節炎、手腳關節痠痛。

唐代醫家孫思邈說：「春天不可薄衣，令人傷寒、霍亂，食不消，頭痛。」所以，大家必須隨著天時變化增減衣著，以預防疾病。

立春養生之精神調養

- **心胸開闊，樂觀向上**

漫長的冬天裡，人們大多在室內活動，由於接觸大自然的機會少，人際交往也相對減少，此時，人都有一種鬱悶不暢、閉塞困惑的感覺。心情憂鬱會導致肝氣鬱滯，影響肝的疏泄功能，也使神經內分泌系統功能紊亂，免疫力下降，容易引發精神病、肝病、心腦血管疾病等。春季是肝陽亢盛之時，情緒有時又容易急躁，所以，從立春開始，在精神養生方面要力戒暴怒、憂鬱，做到心情舒暢、樂觀向上，保持愉快的心境。從中醫角度來講，春季屬於五行「金木水火土」中的木，而人體五臟與五行對應的是「心肝脾肺腎」。肝屬木，木的物性是生發，肝臟也具有這樣的特性，因此從情緒上講，振奮精神去迎接生機勃勃的春天有利於養護肝臟。

- **立春「上火」如何選藥**

立春以後，天氣逐漸轉暖，隨著氣溫的回升，人也容易因「上火」引發一些疾病。按照中醫理論，小兒、青年人、中年人、老年人在春天時所表現的「上火」各有特點，所以，我們應掌握這些特點，對症選藥。

對於小兒來說，在春季最易引發肺火。有些孩子在春天動不動就發燒，只要受一點兒涼，有一點兒風吹草動，體溫立刻就會升高，令人防不勝防。從中醫學的角度看，小兒發燒多是由於肺衛感受外邪所致。對這種「火」大的孩子，如肺熱鬱閉可服用通宣理肺丸、麻杏石甘草湯；陰虛肺熱可服用養陰清肺口服液或者金果飲等。同時注意平時應該讓孩子多飲水，多吃蔬菜和水果，少吃肉類及巧克力等熱量高的食品。

對於青年人來說，在春季易發肝火。青年人冬天蓄積於體內的陽氣隨著春暖轉為向上外發，若藏陽氣過多會化成熱邪外攻，如果遇到陽氣驟升，內外兩陽碰撞，易引起內熱而生肝火。對於這種肝火旺盛的年輕人，應口服龍膽瀉肝軟膠囊、杞菊地黃丸等，而且要少吃酸味，多吃甘淡性溫微辛的食物。對於肝火旺盛的年輕人，大辛大熱及海腥類食物一定要忌食，不宜吃過膩過酸及煎炸食品，以及辣椒、羊肉、海蝦、肥肉、烏梅等，以免「火」上澆油。

對於中年人來說，在春季易發胃火。中年人往往因為事業以及家庭壓力大而傷肝化火，火邪及胃，易發胃火。對於有胃火的中年人，除了用龍膽瀉肝湯和清胃散予以清肝瀉胃的治療外，平時飲食上應增加黃綠色蔬菜與時令水果，補充維他命和無機鹽的不足。

對於老年人來說，在春季易發虛火。老年人在春天肝陽旺盛，因為肝腎同源，所以容易導致腎陰虧虛。除了用知柏地黃丸給予滋陰降火治療外，平時飲食上應少吃如糯米、麵糰等刺激性及不好消化的食物，多吃如龜板膠、六味地黃口服液等清淡滋補陰液之品。還要多食如動物肝、蛋黃、番茄、胡蘿蔔、地瓜、橘子等富含維他命 B 群、C 群及富含鐵的食物。

- **春光盡在踏青中**

立春揭開了春天的序幕，表示萬物復甦的春季的開始，到處都呈現出欣欣向榮的勃勃生機。「嫩如金色軟如絲」的垂柳芽苞，泥土中躍躍而試的小草，正等待著「春風吹又生」，而「律回歲晚冰霜少，春到人間草木知」，形象的反映出立春時節的自然特色。

這時，到野外遊賞是極富情趣和養生意義的雅事。郊野的空氣新鮮，飽含著人們稱之為「空氣維他命」的負離子。負離子透過人的呼吸進入體內，作用於人體末梢感受器，對大腦神經起到良好的調節作用，從而改善大腦皮層的功能；使人感到心胸舒暢，大腦清醒，精神振奮。特別是對於長期從事體力或腦力工作所引起的氣機紊亂狀態，必能有所改善，疲乏憂愁也會在不知不覺中悄然離去。

春天乃生長的季節，人順應這一自然規律，投身於踏青運動之中，必將助陽氣之生發，改善機體的新陳代謝和血液循環，增強心肺功能，調節中樞神經系統，提高人的思維能力。常去春遊，還可改善睡眠，消耗掉一些多餘的能量，使肥胖者達到減肥的目的。

立春養生之運動休閒

- **立春宜散步**

春天是萬木爭榮的季節，人亦應隨春生之勢而動。春季的日出之後、日落之時是散步的大好時光，散步地點以選擇空氣清新的河邊湖旁、公園之中、林蔭道或鄉村為好。

散步宜以個人體力而定速度快慢，應以勞而不倦，見微汗為度。老年人以緩步為好，每分鐘約行60～70步，可使人穩定情緒，消除疲勞，亦有健胃助消化的作用。對於中青年人來說，可以快步行走，每分鐘約行走120步左右，這種散步可振奮精神，興奮大腦，使下肢矯健有力。還有一種逍遙步，就是散步時時快時慢，行走一段，稍事休息，繼而再走，或快走一程，再緩步一段，這種方法適合於病後恢復期的患者及體弱者。

散步時可配合擦雙手、揉摩胸腹、捶打腰背、拍打全身等動作，以利於疏通氣血，生發陽氣。散步時衣服要寬鬆舒適，鞋要輕便，以軟底為好。

- **立春宜練「噓」字功**

早春是肝病發病較高的季節。所以春天保肝、養肝、預防各種肝病顯得尤為重要。而「噓」字功對保肝、養肝有特殊的效果。

具體動作為：取站立或坐姿。頭慢慢轉向右側，並向右上方微微仰起，上半身也向右側轉動。轉動過程中慢慢吸氣。待轉至右側，頭向上仰，停住。然後，兩目怒睜，用力呼氣，同時發出「噓」字音。之後，頭慢慢轉向左側，微向左上方仰，上半身隨之向左轉。轉運過程中慢慢吸氣。待轉至左側，頭向上仰，停住；然後兩目怒睜，用力呼氣，同時發出「噓」字音。然後再改為向右轉動。如此反覆三遍，共「噓」6次。噓後，改為正常呼吸，鼻納口吐，平定情緒，兩目微閉，兩唇輕合，舌抵上顎，輕扣齒36次。在扣擊過程中，口中生津後用力猛咽，以意念送至下丹田。

吸氣後調氣的目的，在於補益肝因「噓」後的消耗，補養體內正氣，促進升發。這一功法對於維護肝臟健康能起到很好的作用。

跟著節氣養生
夏天做空氣浴，秋天洗冷水澡……
顛覆想像的四季養生！零成本的自然保健法

- **立春正月坐功**

本法以「立春」命名，正是順應這一時令特點而特定的氣功鍛鍊方法。在氣候變化上，春季以風的變化較為突出。《素問·風論》說：「風者，百病之長也。」風邪侵襲人體，常表現為遊走性的關節疼痛。頭頂、耳後、肩背、肘臂等處疼痛，均與春令風邪的偏勝侵襲有關。勤練此功法，有利於這些病症的祛除。

《遵生八箋》中對此功法的記載如下:「運主厥陰初氣。時配手太陽、三焦。坐功:宜每日子、丑時，迭手按髀，轉身拗勁，左右聳引，各三五度，叩齒，吐納漱咽三次。治病：風氣積滯，頂痛、耳後痛、肩臑痛、背痛、肘臂痛，諸痛悉治。」

此功法的具體動作為：在每天晚上 11：00 ～凌晨 3：00 時，運氣調息，去雜念，將呼吸調整得極其細長緩慢，然後盤腿而坐，將雙手相迭壓在腿上，向兩側轉動上肢及頭頸，同時兩肩上聳，身體上提，各 3 ～ 5 次，將口中津液咽入丹田 3 次。對於風氣積滯，頭痛，耳後及肩背疼痛，背痛，肘臂等病症的治療有不錯的效果。

- **楊力談立春養生**

立春時節白天漸長、陽光暖和，氣溫趨於上升，日照、降水也逐漸增多。農諺說得好：立春雨水到，早起晚睡覺。立春時節養生著重要順應春天陽氣生發、萬物始生的特點，注意保護陽氣，著眼於一個「生」字。按自然界屬性，春屬木，與肝相應。中國古有五行學說，以五行特性來說明五臟的生理活動特點，如肝主條理，有疏通的功能，又因為木有生發的特性，所以肝屬「木」。人們常說「肝火上升」，因此，在春季養生方面，主要是護肝。

另外，春季氣候變化較大，天氣乍寒乍暖，而此時，人體腠理開始變得疏鬆，對寒邪的抵抗能力有所減弱。《千金藥方》主張春天穿衣服適宜「上薄下厚」，《老老恆言》也說：「春凍半泮，下體寧過於暖，上體無妨略減，所以養陽之生氣。」也是說春天增減衣服應該保護好腿腳，但是上身衣物可以適當減少以適應暖氣上升的特點。所以，初春時節不宜馬上去掉冬天的厚衣服，年老體弱者換裝更應該審慎，不可驟減衣物。

雨水篇

雨水，是農曆 24 節氣中的第二個節氣，時值每年的陽曆 2 月 19 日前後。雨水原本是指冬季過去，春天來臨，天氣轉暖，冰雪融化成水，萬物開始復甦。曆書說：「斗指壬為雨水時，東風解凍，冰雪皆散而為水，化而為雨，故名雨水。」雨水時節，正是春雨綿綿的季節，也是萬物欣欣向榮、草木萌生的時候。

雨水養生之飲食調理

- **雨水飲食要點**

雨水時節氣候轉暖，然而又風多物燥，常會出現皮膚、口舌乾燥、嘴唇乾裂等現象，故應多吃新鮮蔬菜、多汁水果以補充人體水分，可多食大棗、山藥、蓮子、韭菜、菠菜等。由於春季為萬物生發之始，陽氣發越之季，應少食油膩之物，以免助陽外泄，否則肝木生發太過，則克傷脾土。唐代孫思邈在《千金要方》中說：「春七十二日，省酸增甘，以養脾氣。」五行中肝屬木，味為酸，脾屬土，味為甘，木勝土。所以，雨水時節的飲食應少吃酸味，多吃甜味，以養脾臟之氣。可選擇韭菜、香椿、百合、豌豆苗、茼蒿、薺菜、春筍、山藥、藕、芋頭、蘿蔔、荸薺、甘蔗等。

此外，以下各項食養原則也是人們必須知道的：飲食有節，忌暴飲暴食；不偏食，多食五穀雜糧；飲食清淡，忌膏粱厚味；飲食不可過冷過熱，過冷傷胃氣，過熱灼內膜；不勉強進食，不渴強飲則胃脹，不飢強食則脾勞；怒後勿進食；食後不要做劇烈運動。

- **雨水養生宜食粥**

《千金月令》中提到：「正月宜食粥」，因為粥是易消化的食物，配合一些藥物而成的藥粥，對身體很有滋補作用，且雨水時節肝旺脾胃虛弱，宜採用食粥的方法對脾胃進行滋補。李時珍所著的《本草綱目》中記載粥方達 62 種之多，清代醫家王士雄更明確指出「患者，產婦，粥養最宜」，並將粥稱為「世間第一補物」。

脾胃為後天之本，脾胃氣旺，則各臟自強；胃氣一敗，則百藥難治。人的各種生理機能隨著年齡的增大逐漸衰老，消化功能當然也會隨之衰退，所以飲食以少而精和清淡熟軟為佳。粥以米為主，以水為輔，具有補脾潤胃、祛除濁氣等功效。藥粥具有湯劑、流質、半流質的特點，不僅香甜可口，便於吸收，而且可養胃氣、助肝陽、治療慢性病。它與丸散膏丹比較起來，可長期服用，無副作用，又可根據需要加減藥物。下面推薦兩款給大家：

1、枸杞粥

適量枸杞與粳米同煮成粥，早晚適量食用。枸杞性味甘平，是一種滋補肝腎的藥食兩用之品。春季選食枸杞粥，可以補肝腎不足，治虛勞陽痿，還可以降低血糖和膽固醇、保護肝臟、促進肝細胞新生。

2、紅棗粥

取紅棗、粳米同煮為粥，早、晚溫熱服食。紅棗具有良好的補益作用，對兒童的生長發育有很大益處。特別是其性平和，能養血安神，久病體虛、脾胃功能虛弱者經常服用此粥對身體大有好處。

- **雨水養生宜輕補**

在雨水節氣中，地溼之氣漸升，清晨會有浮霜、飄露出現，所以針對其獨特的氣候特點，飲食調養應當側重於調養脾胃和去除風溼。又由於此時天氣依然寒冷，且按照中國的陰陽八卦理論，此節氣屬陰，陰具有收斂的性質，所以在這個特定的季節裡，還是可以適當進補的，只不過要輕補，如蜂蜜、大棗、山藥、銀耳、沙參等都是很適合這一節氣的補品。諺語說：「一日吃三棗，終生不顯老」，大棗亦是此時的最好補品，因此物性平味甘，含有大量的蛋白質、有機酸、維他命 B、C 及黏液質等，是補脾和胃的佳品。老年人身體衰弱，孩童及脾胃素弱的人，春季宜經常服用大棗羹、焦棗茶，可達到健脾生津、補中益氣的效用。

雨水養生之起居宜忌

- **雨水時節宜「春捂」**

雨水時節要「起居有常，不妄作勞」，即順應自然，保護生機遵循自然變化的規律，使生命過程的節奏，隨著時間、空間和四時氣候的改變進行調整，使其達到健運脾胃，後天調養，延年益壽的目的。

雨水季節，天氣變化不定，是全年寒潮過程出現最多的時節之一，這種變化無常的天氣，很容易引起人的情緒波動，及至心神不安，影響人的身心健康，對高血壓、心臟病、哮喘患者更是不利。為了消除這些不利的因素，應當繼續進行「春捂」。

至於「春捂」，指的是不要突然減衣的意思，而非如現代人所認為的，要隨著天氣變化增減衣服。古人並不認為穿得多會對身體有好處，恰恰相反，認為「重衣厚褥，體不勞苦，以致風寒之疾」。告訴人們，穿得太多，蓋得太厚，身體不運動，人體免疫力下降，才會使風寒入侵虛弱的體內，最終形成疾病。

除了繼續進行「春捂」之外，還應採取正向的精神調養鍛鍊法。保持穩定的情緒對身心健康有著重要的作用。

- **雨水老人宜保暖**

丘處機在《攝生消息論》指出：「春季天氣寒暖不一，不可頓去棉衣，老人氣弱，骨疏體怯，風冷易傷腠理，時備夾衣，溫暖易之，一重減一重，不可暴去。」意思是說，在早春時節，老年人要穿著暖和一些，根據天氣的變化，衣服應一件一件的減，以免風寒侵襲，時時做到「虛邪賊風，避之有時」。

《壽親養老新書》中記載：「春末不可令背寒，寒即傷肺，令鼻塞咳嗽」。意思是說，在早春時節，老年人一定要做好背部保暖，防止寒氣內襲，誘發各種疾病。實驗證明：針刺、艾灸、電刺激背部的穴位，可以治療各種初期的外感病和調節內臟功能。相反，寒冷刺激也會透過背部的穴位侵入人體，降低機體抗寒禦病的能力，影響內臟功能的正常運行，導致呼吸道感染，甚至心腦血管等疾病的發生。

「寒從足生，冷從腿來」，所以老年人還要注意腿部和足部的保暖，在減衣服時，宜先減上半身的衣服，再減下半身的衣服。正如《攝生消息論》所說「身覺熱甚，稍去上衣」。但是，在減上衣的同時還要做好背部的保暖，可先將厚外套換為針織背心。

- **「倒春寒」時應避免房事**

雨水節氣中，應盡量不要在「倒春寒」時進行房事，因為即使進行房事時是在溫暖的臥室，不會受到寒風的侵害，可是房事會消耗人體大量的能量，當人出門後，便不免要受到寒流的侵襲而得病。

中國古代房事養生中，講究性交中不能泄精，並且研創出很多使男子交而不泄的方法。如《仙經》上說：「男女俱仙之道，深內勿動精，思臍中赤色大如雞子，乃徐徐出入，精動便退，一旦一夕可數十為之，令人益壽。男女各息，意共存之，唯須猛念。」便是告訴人們，性交中要想不泄精，動作便要緩慢，並且將意念引導至臍中，感覺此處有一個如雞蛋大小的紅色氣團，當快要泄精時便停止性交。其實這也就是現在醫學上治療男子早洩的意念轉移法。由此可見，這套功法還是具有一定科學性的。此功法尤其適合老年人的房事生活，因為老年人體質虛弱，用此法進行不泄精的性生活，既豐富了生活，又保養了身體，確實很實用。不過，文中「一旦一夕可數十為之，令人益壽」的說法，恐怕就得因人而異了，似乎不太適合老年人，因為不泄精的性生活也如同工作一樣，應當「適度休息」才符合養生原則。

雨水養生之防病抗病

- **雨水應重視脾胃調養**

雨水時節空氣溼潤，又不燥熱，正是養生的好時機，當然調養脾胃應首當其衝。中醫認為，脾胃為後天之本，氣血生化之源。脾胃功能健全，則人體營養利用充分，反之則營養缺乏，體質下降。古代著名醫家李東垣提出：「脾胃傷則元氣衰，元氣衰則人折壽。」在他的《脾胃論》中：「真氣又名元氣，乃先身生之精氣，非胃氣不能滋」。並指出：「內傷脾胃，百病叢生。」說明脾胃虛弱是滋生百病的主要原因。《本草衍義總論》說：「夫善養生者養其內，不善養生者養其外。養外者實外，以充快、悅澤、貪欲、恚情為務，殊不知外實則內虛也。善養內者，使臟腑安和，三焦各守其位，飲食常適其宜。」可見脾胃是生命之本，健康之本，歷代醫家、養生家都很重視脾胃的護養。根據「春夏養陽」的養生原則，唐代藥王孫思邈說：「春日宜省酸，增甘，以養脾氣。」強調了這個季節調養脾胃的重要性。

現代醫學實驗證明，調理脾胃能有效提高機體免疫功能，防老抗衰。調養脾胃的方法可根據自身情況進行飲食調節、藥物調養和起居調養，在精神上還應注意清心寡欲，不妄勞作，以養元氣。

- **雨水時節常見病預防**

因冬天比較寒冷，很多人皮裘厚棉，圍爐向火，熱飲溫食，辛辣冒汗致體內鬱火或痰熱蓄積。進入春季後，鬱熱外散，人感不適，加之春風送暖，致病菌邪毒易隨風傳播。所以，如流行性感冒、流行性腦膜炎、腮腺炎、白喉、麻疹、百日咳、肺炎、肺結核、猩紅熱等呼吸系統傳染病易暴發流行。

某些中老年人中風、心肌梗死等心腦血管病，或潰瘍病、腰腿痛、癌、精神病等也會因氣候的變化使病情惡化或加重。所以，早春應特別注意及時清除冬天的積熱，預防傷風外感的發生。

由於雨水是草木生長發芽期，生物激素正處於高峰期，因此容易發生皮膚病等過敏性疾病。人體血液循環系統在這個時期也開始處於旺盛時期，所以，容易發生高血壓、痔瘡出血、女性月經失調等疾病。對此應當引起高度的重視。

此外，由於雨水時節氣候多變，關節組織往往隨氣候改變而收縮和鬆弛，容易造成關節痠痛。所以，關節炎患者，特別是曾經骨折或有外傷史的患者更應引起注意，要注意保暖，適當按摩患部，加強局部血流暢通，以緩解疼痛。

- **雨水體檢好時候**

春天的到來，好像是新生命的開始，自然界萬物萌發，草長花開；此時也是人體內臟和器官生理功能活躍的最好時節。因此為適應季節變化，首先就應進行體檢，對身體情況做個盤點。健康檢查是預防疾病最有效的手段，三類人群更應在春季重視健康檢查：

第一類人是辦公室族。有一份資料顯示：在辦公室族的職員中，脂肪肝發生率高達 12.9%，肥胖症盛行率達 31.6%，高血脂症盛行率為 12.8%，冠心病盛行率為 3.1%。如果每年做一次認真的體檢，就能夠發現相關的指標異常，做到及早發現、及時糾正，將疾病扼殺在萌芽中。

第二類人是 40 歲以上的中年人。過了 40 歲，潛疾病狀態的比例陡然攀高，55 歲前後有明顯疾病症狀的越來越多，滑向疾病的步伐迅速加快。肩負事業和家庭重任的中年人，千萬不要忽視健康檢查。

第三類人是指一些已患有心腦血管疾病、糖尿病、肝炎、哮喘、胃病等慢性疾病的人，他們的病情可能在醫生的治療下暫時得到緩解，但絕非能得到一勞永逸的良方。因此，這些患者仍應定時進行疾病的複診和檢查。

雨水養生之精神調養

- **雨水養生「十二少」**

雨水季節是全年寒潮過程出現最多的時節之一，而且天氣變化無常，很容易引起人的情緒波動，及至心神不安。所以，保持情緒的穩定對身心健康有著重要的作用。

《少有經》上說：「少思、少念、少欲、少事、少語、少笑、少愁、少樂、少喜、少怒、少好、少惡，行此十二少，養生之都契也。多思則神怠，多念則志散，多欲則損志，多事則形疲，多語則氣爭，多笑則傷臟，多愁則心懾，多樂則意溢，多喜則忘錯亂，多怒則百脈不定，多好則專迷不治，多惡則憔煎無歡，此十二多不除，喪生之本也。無多者，幾乎真人。大計奢懶者壽，慳勤者夭，放散劬吝之異也。田夫壽，膏粱夭，嗜欲少多之驗也。處士少疾，遊子多患，事務繁簡之殊也。故俗人競利，道士罕營。胡昭日：目不欲視不正之色，耳不欲聽醜穢之言，鼻不欲向膻腥之氣，口不欲嘗毒辣之味，心不欲謀欺詐之事，此辱神損壽。又居常而嘆息，晨夜而吟嘯，干正來邪也。夫常人不得無欲，又復不得無事，但當和心少念，靜身損慮，先去亂神犯性，此則嗇神之一術也。」

因此，我們在養生保健中要做到「少思、少念、少欲、少事、少語、少笑、少愁、少樂、少喜、少怒、少好、少惡」才是關鍵。經中說「多笑則傷臟」，指的就是肝臟，所以說，春天應保持樂觀的精神狀態，但是不能使志過於喜樂，心存淡泊才是養生之要點。

- **雨水養生宜「靜」**

雨水時節，有時會出現嚴重的「倒春寒」現象。春天隨著天氣的變暖，人的毛孔開始擴張，當冷空氣突然來臨，極易使人患病。在這種惡劣的天氣中，我們要保持平和的心情。人的肝氣旺而生發，使人顯得精神煥發。但是，人的肝氣升發太過，就會出現面紅目赤、煩躁不安、四肢抽動等現象。其實，肝氣升發太過與肝氣鬱結都與人的情緒有著密切的關係。人因精神煥發，過於勞累不加節制，會使肝氣升發過甚；人因陰雨連綿，心情不快，也會使肝氣鬱而不升發，由此導致心臟病、高血壓的患者病情加重，甚至引發舊病等。所以，靜心養性，求得性平氣和，使肝氣有升有節，是有益健康的。

在春季，肝旺而脾弱，脾弱又使得脾胃的運輸、消化功能受影響，如精神憂鬱，腹脹腹痛等。因此，春季的養脾健脾也很重要。養脾也要靜心，心平氣和，使肝氣不橫逆，使脾胃安寧，讓脾胃的運化功能正常。

- **常在花間走，能活九十九**

春天，百花盛開，正是賞花的大好時節。當人們見到五彩繽紛而芳香宜人的鮮花時，自然會停下腳步，細細觀賞一番。花草不僅是美化生活的大使，給人美和藝術的感受，同時也是改善環境，陶冶情操，增進健康的良友。

現代科學證明，花卉是天然的「芳香製造機」，花的香氣可以鎮靜安神，調和血脈。當您勞累煩悶之際，漫步公園花叢，就像飲了一劑精神營養劑，頓時感到輕鬆、愉快，精神為之一振。此外，時常身處寧靜的花園有利於中樞神經系統的調節，進而改善機體的各種功能。例如：能使皮膚溫度降低 1 ～ 2℃，脈搏平均每分鐘減少 4 ～ 8 次，呼吸放慢而均勻，血流減緩，心臟的負擔減輕，嗅覺、聽覺和思維活動的靈敏性也會得到增強。以花為伴更能使人健康長壽。

據科學家觀察，經常從事園藝工作的人較少罹癌，而且壽命比一般人要長。這是由於花草樹木生長的地方，空氣清新，負離子累積也多，人吸進這些負離子後，能夠獲得充足的氧氣；同時經常醉心於種植、培土、澆水、收穫之間，容易忘卻其他不愉快的事，從而調節機體神經系統功能，為防癌與癌症的自癒提供有利的條件。

雨水養生之運動休閒

- **老人春練勿忘「四注意」**

春節剛過，公園裡、廣場上，眾多的老年人又開始了春季鍛鍊。適量運動確實能起到延年益壽、愉悅身心的功效，春季空氣中負氧離子較多，能增強大腦皮層的工作效率和心肺功能，防止動脈硬化。但是，鑑於特殊的身體條件，老年人在春季鍛鍊時應注意以下四點：

首先是不要太早。初春天氣乍暖還寒，清晨和晚間的氣溫都很低，空氣中的雜質也比較多，過早鍛鍊容易患傷風感冒或哮喘病、慢性支氣管炎；應在太陽升起後再外出鍛鍊，太陽出來，氣溫回升，空氣中的二氧化碳濃度會減少，這樣可以預防各種疾病的發生。

其次是要注意保暖。人在運動後身體會發熱，這時如果不做好保暖措施，就很容易著涼感冒。尤其是身體水準相對差的老年人，在鍛鍊的過程中和結束後一定要注意保暖，防止感染風寒。

第三是春練不能空腹。老年人早晨血流相對緩慢，體溫偏低。在鍛鍊前適當進一些如牛奶、麥片等熱量高的食物，還可以補充水分，以加速血液的循環。但是一次不要進食太多，而且在進食後還應稍作休息，隨後再鍛鍊。

最後一點就是運動要舒緩，運動量和運動幅度不要太大。由於冬天很多老年人的活動量相對於平時大大減少，因此，剛進入春季的鍛鍊，應當以恢復為主，做一些活動軀體、關節的運動。

- **放風箏，靜心養神更養眼**

中醫認為，因為冬天天氣寒冷，人們不願出門，久居室內容易氣血積鬱，所以春天透過戶外的健身運動可以促進人體血液循環，加快新陳代謝。而在陽春三月裡，最適合做的時令運動莫過於放風箏。春季放風箏是集休閒、娛樂和鍛鍊為一體的養生方式。踏青出遊，一線在手，看風箏乘風高升，隨風翻飛，實在是一件快事。

放風箏的好處古人早有認知，宋李石《續博物志》說：「春放鳶，引線而上，令小兒張口而視，可以泄內熱。」清富察敦崇《燕京歲時記》：「兒童放之空中，最能清目。」

春季到室外放風箏，可以呼吸到負離子含量高的新鮮空氣，清醒頭腦，促進新陳代謝。放風箏時，人不停的跑動、牽線、控制，透過手、眼的配合和四肢的活動，可達到疏通經絡、調和氣血的目的。風箏升起後抬頭抑望，凝視拉線，外娛眼目，內娛心志，形體活動，有疾有徐，使整個身心沉浸在既鬆又緊的舒暢之中，對身體非常有益。

對於中老年人來說，放風箏時要注意保護頸部，後仰的時間不宜太長，可仰視和平視相交替。放風箏最好以2～3人為宜，選擇平坦、空曠的場地，不要選擇湖泊、河邊以及有高壓線的地方，以免發生意外。

- **雨水正月坐功**

本法是根據這一時令特點而特定的氣功鍛鍊方法，適宜於雨水時節鍛鍊。人們在雨水節氣容易出現耳聾，咽喉腫痛，目痛，頰部痛，耳後痛，肩及前臂痛，汗出、上肢肌肉痙攣以及心慌、煩躁不安、胸脅滿悶、甲狀腺腫大等病症。練好本法，對於這些病症有很好的療效。

《遵生八箋》中對本功法記載如下：「運主厥陰初氣，時配三焦手少陽相火。坐功：每日子丑時，迭手按髀，拗勁轉身右偏引，各三五度，叩齒，吐納，漱咽。治病：三焦經絡留滯邪毒，嗌乾及腫，噦，喉痺，耳聾，汗出，目銳眥痛，頰痛，諸候悉治。」

具體意思為：每天晚上11：00至凌晨3：00進行修練，自然盤坐，全身肌肉放鬆，兩手握拳，彎肘上提，與胸平。調息用意念引氣運行於手少陽三焦經脈絡（手少陽三焦經，起於無名指尺側端，上手腕，經前臂外側中線，過肘，上肩，向前行入缺盆，布膻中，散絡心包，過膈膜。依次屬上中下三焦）。練功時，兩肘後引，含肩縮頸，頭部慢慢向左轉，吸氣；頭復正後，兩手前伸，收下顎，提耳根，頭部慢慢向右移，呼氣。如此反覆各15次。練完後，叩齒、漱口、咽津、伸腿踢足，站立後自然散步。勤練此功法，具有很好的防病健體之功效。

- **楊力談雨水生**

根據雨水節氣對自然界的影響，雨水節氣要著重「調養脾胃」。中醫認為，脾胃為「後天之本」，「氣血生化之源」，脾胃的強弱是決定人之壽夭的重要因素。明代醫家張景嶽提出：「土氣為萬物之源，胃氣為養生之主。胃強則強，胃弱則弱，有胃則生，無胃則死，是以養生家必當以脾胃為先。」

所以，雨水養生，主要以調養脾胃為主。調養脾胃的具體方法可根據自身情況進行飲食調節、藥物調養和起居調養。

飲食調節：由於春季氣候轉暖，氣候比較乾燥，故應多吃新鮮蔬菜、多汁水果以補充人體水分。春季為陽氣發越之季，應少食油膩之物，以免助陽外泄，克傷脾土。唐代養生學家孫思邈在《千金方》中說：「春七十二日，省酸增甘，以養脾氣。」所以，春季飲食應少吃酸味，多吃甜味，以養脾臟之氣。可選擇韭菜、蘿蔔、香椿、茼蒿、薺菜、春筍、百合、豌豆苗、山藥、藕、芋頭、荸薺、甘蔗等。

藥物調養：要考慮脾胃升降生化機能，用升發陽氣之法，調補脾胃。可選用沙參、花旗參、白菊花、決明子、首烏粉及補中益氣湯等。

精神調養：「凡憤怒、悲思、恐懼，皆傷元氣」，所以在精神調養方面要靜心寡欲，以養元氣。

起居調養：起居有常，不妄作勞。也就是說，要順應自然，遵循自然變化的規律，讓生命過程的節奏隨著時間、空間和四時氣候的改變進行調整，使其達到健運脾胃、延年益壽的作用。

跟著節氣養生

夏天做空氣浴，秋天洗冷水澡……
顛覆想像的四季養生！零成本的自然保健法

驚蟄篇

每年陽曆 3 月 6 日左右是 24 節氣的驚蟄。蟄是藏的意思，3 月上半月，農曆 2 月上半月，天氣漸漸回暖，春雷開始震響，蟄伏在泥土裡的冬眠動物和多種昆蟲有感春季溫暖，震驚而出。驚蟄處於冬春季節交替時期，氣溫變化幅度較大，並出現雷雨或連續陰雨。

驚蟄節氣正處乍寒乍暖之際，相關的天氣諺語有「冷驚蟄，暖春分」等。驚蟄節氣的風也有被拿來作為預測天氣的依據。如「驚蟄刮北風，從頭另過冬」、「驚蟄吹南風，秧苗遲下種」。所以務農人家自古很重視驚蟄節氣，把它視為春耕開始的日子。

驚蟄養生之飲食調理

• 驚蟄應多吃清淡食物

《黃帝內經》指出：「正氣記憶體，邪不可干。」意思是說在人體正氣強盛的情況下，邪氣不容易侵入機體，也就不會發生疾病，所以增強體質，提高人體的抗病能力十分重要。在日常飲食中注意做到飲食品種的多樣化，以保證人體能夠得到豐富而充足的營養素供給。

由於驚蟄後的天氣明顯變暖，不但各種動物開始活動，微生物（包括能引起疾病的細菌、病毒）也開始生長繁殖，所以人們需要進行飲食調養，增強體質以抵禦病菌或病毒的侵襲。

驚蟄節氣是傳染病多發的日子，要預防季節性的傳染病的發生，應多吃清淡食物，如糯米、芝麻、蜂蜜、乳品、豆腐、魚、蔬菜、甘蔗等。

維他命對人體的生理功能有著重要的作用，特別是維他命 C 的攝取，能夠明顯提高人體的抗病能力，維他命 C 含量豐富的食物（每 100 克食物含有維他命 C30 毫克以上）有：白蘿蔔、辣椒、甜椒、苦瓜、蒜苗、白菜心、紅菜心、油菜心、甘藍（高麗菜）、花椰菜、青花菜、芥菜、芥藍、菠菜、蘿蔔纓、落葵、香菜、莧菜、蘆筍、地瓜葉、山楂、黑加侖、沙棘、柑橘、刺梨、芭樂、桂圓、荔枝、木瓜等。

• 驚蟄宜適當進補

驚蟄的飲食原則是保陰潛陽，可以適當選用一些補品，以提高人體的免疫功能。一般選服具有調血補氣、健脾補腎、養肺補腦的補品。如鵪鶉湯，白木耳煮麻雀，清補菜鴨，枸杞銀耳羹，荸薺蘿蔔汁，枸杞蛇肉湯，蟲草山藥燒牛髓，扁豆粥等。或食用一些海參、龜肉、蟹肉、銀耳、雄鴨、冬蟲夏草等，燥烈辛辣之品應少吃。下面給大家介紹兩款進補食療方：

1、豬心棗仁湯

豬心 1 個，酸棗仁 15 克，茯神 15 克，遠志 5 克，味精、精鹽各適量。先將豬心剖開，洗乾淨；茯神、酸棗仁、遠志用細紗布袋裝好，綁緊袋口與豬心同入砂鍋，加水適量，先用武火燒沸，打去浮沫，後改文火慢燉，至豬心熟透後，加入少許精鹽、味精調味即成。此湯有補血養心，益肝寧神之功效。適用於心肝血虛所致的心悸不寧，失眠多夢，記憶力減退；以及陣發性心動過速、風溼性心臟病、神經衰弱、歇斯底里等而屬血虛心神不寧者。

2、燉龍眼黨參鴿肉湯

龍眼肉 30 克，黨參 30 克，白鴿肉 150 克。先將鴿肉洗乾淨，切成小塊，與龍眼肉、黨參同入砂鍋，加水適量燉湯，鴿肉熟後飲湯，食肉和龍眼。此湯有滋肝腎，益脾氣之功效。適用於肝腎陰血虧虛、脾氣不足所致的腰膝痠軟、形體消瘦、頭暈耳鳴、心悸不寧、失眠健忘、氣短食少等。

- **驚蟄多食鍋巴好**

春天肝氣旺易傷脾，故驚蟄季節要少吃酸，多吃甜食以養脾。鍋巴屬甜食，可以多吃一點。

鍋巴是煮米飯時鍋底所結之物經低溫烘烤而成，又香又脆。據現代科學分析，焙鍋巴所用的粳米，含有澱粉、蛋白質、脂肪、維他命 A、B1、E、纖維素和鈣、磷、鐵等礦物質。除澱粉外，其他成分大多藏於米粒胚芽和外膜裡。經過低溫烘烤，外層的營養成分多被破壞，部分的澱粉也分解了，故食時極易消化；而且，在吃鍋巴時，必須細嚼慢嚥，這樣可以分泌大量的唾液酶以幫助消化吸收，促使腸胃蠕動，增強其功能；再外，微炭化後的鍋巴，還能吸附腸腔裡的氣體、水分和細菌的毒素，以達到收斂止瀉的作用。

中醫學認為，焙烤成鍋巴的粳米有補脾、養胃、滋養的功效，最宜病後調理。粳米經炒、烘、烤之後，食之味香，促進食慾，還有消食導滯，收斂止瀉的功效。因此，春天多食鍋巴好。

驚蟄養生之起居宜忌

- **重視居室庭院綠化**

家庭居室綠化是春季養生的一個重要部分，現代科學研究認為，綠化有益於人體健康長壽。若能常在靜謐、芬芳、優美的綠色環境中生活，這對於心、腦血管病、高血壓、神經衰弱以及呼吸道疾病有良好的輔助治療作用。綠色植物還可以淨化空氣。尤其是綠色植物可過濾吸收放射性物質，消除噪音，改善和調節人體生理功能。植物的青綠色能吸收陽光中對眼睛有害的紫外線，有益於眸明眼亮和消除疲勞，並使嗅覺、聽覺以及思維活動的靈敏性得到改善。

因此，我們在驚蟄之時，一定要重視居室庭院綠化。家庭綠化的重點是在陽台。在陽台上種些花卉，擺上盆景，既可以美化環境，又能對人體健康有好處。其次是室內，室內宜栽些能淨化空氣之花，美國環境專家經過反覆對比實驗，認為吊蘭最適合的，這是因為吊蘭吸收空氣中有毒化學物質的能力在所有實驗植物中首屈一指，效果甚至超過空氣篩檢程式。房間裡只要放一盆吊蘭，在 24 小時內便會神奇的將室內環境中的一氧化碳、二氧化氮和其他揮發性氣體「吞食」精光，並將它們輸送到根部，經土壤裡的微生物分解成無害物質時作為養料吸收了。

- **加強顏面美容保健**

驚蟄時節，天氣變暖和以後，人們的室外活動開始增多，經常受陽光的照射，使得尚未適應陽光照射的皮膚在紫外線的作用下產生各種變化，例如，異位性或接觸性皮炎。所以，對於女性來說，顏面美容保健顯得更為重要。

美國的皮膚病專家認為，陽光、空氣及環境氣候均能引起皮膚的老化。為了避免皮膚老化，春天盡可能不要長時間在陽光下曝晒，戶外活動應先塗上防晒油、潤膚劑，並注意補充水分。在做日光浴時應撐上遮陽傘、天氣太冷或有強風時則要圍上紗巾保護。春天風沙大，易使面部皮膚含水量降低，這樣就會出現乾燥、緊縮、顯現出皺紋及局部脫皮的現象。因此，春天一定要多喝些水。早晨空腹或飯前宜飲水，而睡前不要喝水，以免引起眼皮腫脹，進而發展成眼袋。飲水以礦泉水和鮮果汁為最佳，白開水、清淡的茶也是很好的飲品。

- **性生活注意衛生**

由於驚蟄節氣是疾病多發的日子，所以此節氣中的性生活一定要注意衛生。光身體上的清潔還是不夠的，還要注意雙方身體的健康情況，如果一方患有傳染性疾病，會使性生活成為疾病傳染的途徑，或者如果有一方身體健康狀態不佳，性生活會使健康狀況更加惡化，使身體抵抗能力降低，極容易被傳染上此季節流行的各種疾病。

其次，性生活不當也會影響身體健康，甚至會使身體患有各種疾病。如過於頻繁的性生活，尤其是一次性生活中數次泄精，對男子的身體健康都是很有害的。女性無法達到性高潮也會影響身體的健康，甚至會誘發各種疾病的發生。可是女性如果一味的追求性高潮，使得每次性生活中多次性高潮，造成性高潮過度，對身體也是有害的。輕則會使皮膚失去光澤，渾身乏力，嚴重則會使身體患有各種婦科疾病。

此外，男女交合最忌諱酒足飯飽，可損人百倍。如果憋尿進行交合，會使男子陰莖疼痛、小腹痛、小便點滴難出等疾病。怒後交接使人易患急性化膿性皮膚病。剛洗完頭，剛遠行歸來，或大喜大怒之中，都不能夠有性行為。中國魏晉時期的《道林》上說：「房中之事，能生人，能殺人。」這是告誡我們房事不可不慎重，美滿和諧的性生活，對人的身體是有好處的。

驚蟄養生之防病抗病

- **天氣轉暖小心肝炎**

進入驚蟄時節，擺脫掉沉重的冬裝後，人們開始感覺到活力重新回到身上。不過，這時候細菌和病毒也漸漸的活躍起來，進入肝炎多發期。

冬季天氣寒冷，各種細菌病毒的活性都會降低，患肝炎的患者較少，但是春天是肝炎多發的一個季節，不少年輕人會患急性 A 型或 E 型肝炎，出現黃疸增加、轉氨酶升高等症狀。而已有慢性肝炎的患者則會出現肝區疼痛、噁心、乏力等症狀。

要防止肝炎上身，首先是注意個人衛生，飯前便後要洗手。另外，皮膚有傷口的時候到公共場所時不要到處亂摸，否則 B 肝、C 肝等的病菌會從破損處透過血液或體液進入人體，造成感染。

而對於慢性肝炎患者，由於春季一般會有症狀加重的情況發生，所以除了休息好之外，還要戒菸限酒，同時少吃油膩的食物。除了蔬菜水果之外，多吃一些酸味的東西，比如山楂、食醋等，能促進對肝臟的保護。

- **驚蟄洗手防感冒**

驚蟄時節雖然氣候轉暖，但氣溫變化無常，人們稍不注意，就會被感冒病毒擊倒。在這裡我們向大家提出一種有效的防感冒方法——勤洗手。

在過去，醫學專家一直認為，口腔是傳播感冒的主要途徑。但最新的流行感冒理論顯示，感冒過濾性病毒最容易經雙手傳染，而非口腔。南斯拉夫醫學研究所的一位教授指出，感冒患者在咳嗽和打噴嚏時，帶出的病毒會在很短的時間內降落到地上，健康的人只要不是長時間的和感冒患者待在一起，被傳染的機會並不大。

真正導致感冒病毒傳播的是手和手的接觸，當健康者和手部有大量病毒的感冒患者握過手後，自己也就成了帶菌者，如果再摸鼻子，感冒病毒就會從手部跑到呼吸系統中，所以預防感冒在於勤洗手。而且洗手時最好使用肥皂或洗手乳，因為感冒病毒外面有一層油性物質，光用水是洗不掉的，只有肥皂或洗手乳才能把這層油性物質溶解掉。

- **提防「桃花癬」**

驚蟄為春季的第三個節氣。這個時節已經進入仲春，是桃花紅、李花白、鳥兒高飛的時節。可每到這個時候，有些人的臉上常常會出現一片片紅斑或白斑，呈糠狀鱗屑，有時有不同程度的痛癢和灼熱感，尤其是被春風吹了或洗完臉以後更加明顯，這種皮膚病因多發生在桃花盛開季節，故也叫「桃花癬」。

「桃花癬」並不是真菌感染，不能聽說是「癬」就把它當成真菌感染而塗抹一些抗真菌的藥物，那只會刺激病變部位，使皮損更嚴重。它的發生與內分泌紊亂、吃刺激性食物、飲食結構不妥、使用劣質或不合適的化妝品、風吹日晒等有關。

「桃花癬」其實是一種過敏性的皮炎，是春季好發的單純性糠疹、脂漏性皮炎和春季皮炎的總稱，在治療的時候應該區別對待，不能隨意用藥。如果感覺瘙癢，不要用手去抓，更不要用水燙；避免食用辛辣刺激性的食物；忌菸酒；不用劣質化妝品；多吃新鮮的蔬菜與水果。

驚蟄養生之精神調養

• 遇事須戒怒

春天，大自然生機勃發、蟄蟲甦醒，萬物欣欣向榮，真可謂「天地俱生」，我們應順應春天陽氣升發，萬物始生的特點。在精神調養方面，應做到心胸開闊，精神愉快，而要精神愉快，必須遇事戒怒。「怒」是歷代養生家最忌諱的一種情緒，它是情志致病的魁首。在《老老恆言·戒怒》篇中這樣說：「人借氣以充身，故平日在乎善養。所忌最是怒，怒氣一發，則氣逆而不順，窒而不舒，傷我氣，即足以傷我身。」因為怒不僅傷肝臟，還傷心、傷胃、傷腦等，從而導致各種疾病。所以，一定要把戒怒放在首位。

怎樣才能戒怒呢？一是意識控制法，即當你怒從心頭起，將要和人吵架的時候，就要趕快提醒自己，吵架只會為雙方帶來更多的煩惱，不能解決任何問題。這樣，用理智的力量來控制自己的怒氣。二是運用疏泄法，即把積聚在心中的不良情緒，透過適當的方式、正當的管道宣達、發洩出去，以盡快恢復心理平衡。三是採用轉移法，即透過一定的方法和措施改變人的思想焦點，或改變其周圍環境，使其避免接觸不良刺激因素，從而自情感糾葛中解脫出來，或轉移到別的事物上。

• 激發活力趕跑「春睏」

春風輕拂，氣溫回升，到處欣欣向榮，呈現出一派勃勃生機。但是，這時人們卻感到睏乏無力，提不起精神。這就叫做「春睏」。

「春睏秋乏夏打盹」。「春睏」不是病，它是人體生理機能隨著自然氣候變化而發生的一種現象。在冬天，由於人體的皮膚血管受到寒冷刺激，血流量減少，而大腦和內臟的血流量增加；進入溫暖的春天以後，皮膚毛孔就會得到舒展，血液供應增多，而供應大腦的氧氣相應減少，從而抑制了中樞神經系統。於是出現了無精打采，昏沉欲睡，懶洋洋，軟綿綿的表現，也就是「春睏」現象。

不少人的「春睏」也是由於睡眠的時間不夠造成的。按正常標準來說，成年人需要的睡眠時間大約為 6 ～ 8 個小時。少於 6 個小時，人就沒什麼精神。但是睡得太多如同吃得太飽一樣，也有害健康，睡眠多於 8 個小時的時候，人更容易感到精神疲勞。

要克服「春睏」，最好的辦法就是順從人體的自然變化規律，遵守春季養生原則。做到起居、精神調養，順應春天陽氣生發、萬物萌生的特點，使精神、情志、氣血亦如春天的自然陽氣，舒展暢達，生機勃發。

要合理安排睡眠時間。最好的入睡時間是晚上 10 點半或 11 點以前，因為 12 點是睡眠的高峰，在這段時間裡睡眠品質比較高，如果錯過了，就可能出現難以入睡、睡眠品質差等問題。而且白天的精神很差，不能振作。

老人應當安排一定的時間午睡，以便緩解「春睏」帶來的疲勞感。在保證睡眠時間的同時，還要注意居室空氣的新鮮流通。室內空氣不流通，氧氣含量減少，二氧化碳等有害氣體增多，會助長「春睏」的發生，使人感到頭暈，不舒服，睏乏煩悶。所以，勤開門窗，保持室內空氣流通，對克服「春睏」也能起到一定的作用。

- **老人要「隨遇而安」**

春天氣候多變，會使人的情緒波動較快。特別是對於老年人來說，更加突出。人進入老年，對社會、家庭以及他人承擔的義務減輕，人際關係收縮。再加上神經系統功能的衰退，對外界因素的應急能力大大降低，容易導致心理嚴重失衡，輕則影響生活品質，重則可成為高血壓、冠心病、癌症等身心疾病的誘發因素。所以，老人對於生活中的變遷重要的在於學會適應，隨遇而安，避免心理危機。

首先，要安於社會地位上的變化。老人應當客觀、正確的評價自己所走過的道路，要有良好的自我感受，坦然的接受和適應角色、地位的轉換，保持豁達樂觀的心境。其次，要安於人際關係上的變化。對於人際關係上的變化，老人應多方面的理解，冷靜客觀的看待問題，意識到這些事不可能都以自己的意志為轉移。最後，老人應當正向對待生理上的變化，意識到生老病死雖然是人生的必然規律，但延緩衰老的主動權掌握在自己手中，因此，要樂觀爭取健康的體態，勇於接受生命歷程中的一切挑戰！

驚蟄養生之運動休閒

- **驚蟄釣魚好時光**

按照一般氣候規律，驚蟄前後各地天氣已開始轉暖，並漸有春雷出現，冬眠的動物開始甦醒並出土活動。雨水漸多，是春播的有利時機。此時魚兒也不例外，紛紛從蟄伏的深水區游向淺水區覓食、求偶、產卵，正是釣魚的大好時光。

釣魚可以修身養性。春天垂釣，沐浴著陽光，面對粼粼清波和兩岸隨風飄蕩的垂柳，鳥語花香蟬鳴，呼吸著清新的空氣，臨風把竿，心曠神怡。可見垂釣兼有賞畫的情趣、吟詩的飄逸、弈棋的睿智和遊覽的曠達，可以陶治性情，培養穩健的性格，克服急躁輕浮，具有修身養性的作用。

釣魚可以調養情志。由於現代人工作節奏快，常常處於緊張之中。在緊張工作之餘，離開嘈雜的都市，來到幽靜的曠野，屏息靜氣的拋鉤垂釣，既可以呼吸著沁人心脾的新鮮空氣，又能欣賞著青山綠水美好景色，還不時有魚兒上鉤，使人感到無比舒暢。

釣魚可以去除雜念，舒緩神經。釣魚時要求腦、手、眼配合，靜、意、動相助，置身於此，種種雜念均棄於九霄雲外，它對提高人的視覺敏感度和大腦反應的靈敏性都起到了正向作用。

因此，在春風和煦的春天，約上親朋好友，帶上釣具，來到湖濱河畔的大自然中垂釣，不失為養生的好方法。

- **春陽助發勤梳頭**

《養生論》說：「春三月，每朝梳頭一二百下，壽自高。」

春天是自然陽氣萌生升發的季節，這時人體的陽氣也有向上向外升發的特點。所以，春天養生保健就要順應天時，順應生理，務使肢體舒展，氣血調暢。春天梳頭，正是符合這一春季養生的要求，有著宣行鬱滯、疏利氣血、通達陽氣的重要作用。

中醫學認為，人體內外上下、臟腑器官的互相連結，氣血輸養，全靠經絡在起作用。人體中有十二經脈、奇經八脈等許多經絡，這些經絡或直接彙集於頭部，或間接作用於頭部。所以，透過梳頭，內練精神，激發元氣，外導經絡，疏通氣血，可使精神臟腑得到修整，全身氣血得以疏利，從而起到滋養和堅固頭髮，健腦聰耳，散風明目，防治頭痛等作用。

《聖濟總錄·神仙導引》說，梳欲得多，多則去風，血液不滯，髮根常堅。《延壽書》也認為，發多梳能明目袪風。現代研究顯示，經常梳頭，加強對顏面和頭的摩擦，可疏通血脈，並改善頭部血液循環，使頭髮得到滋養，防止脫髮；能明目聰耳，緩解頭痛，預防感冒；有助於降低血壓，預防腦溢血等疾病的發生，還可以起到提神健腦、解除疲勞等作用，從而保持大腦清醒，防止大腦老化延緩衰老。

- **驚蟄二月節坐功**

驚蟄時節，地溫逐漸升高，冬季的生物也紛紛爬出來活動，天地間一片生機勃勃。本法以「驚蟄」命名，正是順應這一時令特點而制定的氣功鍛鍊方法。驚蟄時節，人體疾病多表現在手陽明大腸經。手陽明大腸經起於食指，經手背行於上肢伸側前緣，上肩，經大椎，下入缺盆，進入胸腔絡肺，透過膈膜下行，屬大腸。其分支由鎖骨上窩上行，經頸部至面頰，進入下齒中，還出口角上唇，左右交叉於人中，至對側鼻旁迎香穴。其主要病症有咽候腫痛，鼻衄（流鼻血），鼻流清涕，下牙痛，口乾，目黃，頸腫，上肢伸側前緣及肩部疼痛，運動障礙等。這些病症中的「遍身疙瘡」即與風勢蘊結肌膚有關的各種皮膚病。只要堅持鍛鍊本功法，對於防治這些疾病能起到很好的效果。

《遵生八箋》中對本功法記載如下：「運主厥陰初氣，時配手陽明大腸燥金。坐功。每日丑、寅時，握固轉頸，反肘，後向頓掣五六度，叩齒六六，吐納，漱咽三三。治病：腰膂肺胃蘊積邪毒，目黃，口乾，鼽衄，喉痺，面腫，暴啞，頭風，牙宣，目暗羞明，鼻不聞臭，遍身疙瘡悉治。」

此功法的具體運動為：每日凌晨1：00～清晨5：00，盤腿而坐，運氣調息，全身放鬆，雙手用四指握住大拇指，曲肘。配合手少陽三焦經絡運氣，將上肢向左右各盡力扭轉30次，然後叩齒36下，繼續進行調息吐納，當口中津液滿口時，分3次咽下至下丹田，這樣反覆做3遍。收功。對於人體經胳中滯留的毒邪之氣，咽喉乾澀及紅腫，痰多喉痛、耳聾、出虛汗，眼角、兩腮疼痛等症有良好的功效。

- **楊力談驚蟄養生**

驚蟄節氣的養生要根據自然物候現象，自身體質差異進行合理的精神、起居、飲食的調養。《素問·異法方宜論》指出：「東西南北中五方由於地域環境氣候不同，居民生活習慣不同，所形成不同的體質，易患不同的病症，因此治法隨之而異。」

朱丹溪的《格致餘論》說：「凡人之形，長不及短，大不及小，肥不及瘦，人之色，白不及黑，嫩不及蒼，薄不及厚。而況肥人多溼，瘦人多火；白者肺氣虛，黑者腎不足。形色既殊，臟腑亦異，外症雖同，治法迥別也」。

在《醫理輯要·錦囊覺後篇》中又有：「要知易風為病者，表氣素虛；易寒為病者，陽氣素弱；易熱為病者，陰氣素衰；易傷食者，脾胃必虧；易老傷者，中氣必損」。

從這裡我們可以看出，人體發病的主要原因，取決於體質的不同，也就是說體質決定著對某些致病因素的易感性。在驚蟄節氣我們向大家重點介紹幾種不同體質的人應採取的不同養生方法。

陽虛體質：這種人多形體白胖，或面色淡白，手足欠溫，小便清長，大便時稀，怕寒喜暖。

養生方法：陽氣不足的人常表現出情緒不佳，善恐或善悲。這種人要善於調節自己的情緒，多聽音樂，多交朋友。

陽虛體質的人，春夏秋冬都應加強體育鍛鍊，可採取散步、慢跑、太極拳、五禽戲等項目的運動。日光浴、空氣浴是不可缺少的強體衛陽之法。

飲食調養：應多食壯陽食品，如羊肉、雞肉、鹿肉等，根據「春夏養陽」的原則，特別是在夏日三伏時，每一伏吃一次「附子粥」（附子 10 克，先煎 30 分鐘，加人粳米 150 克同煮至熟）或羊肉附子湯（附子 150 克，先煎 30 分鐘，加入焯好的羊肉 500 克，同燉熟加適量食鹽），配合天地旺陽之時，以壯人體陽氣之功。

陰虛體質：這種人的體質特點為形體消瘦，手足心熱，心中時煩，少眠，便乾，尿黃，不耐春夏，多喜冷飲。

養生方法：陰虛體質的人性情急躁，常常心煩易怒，這是陰虛火旺、火擾神明之故，應遵循「恬淡虛無、精神內守」的養生法。加強自我涵養，養成冷靜、沉著的習慣。少參加爭勝負的文娛活動，節制性生活。有條件的人，每逢春夏季，可到海邊、林區、山區去旅遊、休假。住房最好選擇居室環境安靜、坐北朝南的房子。

飲食調養：驚蟄時節可多吃清淡食物，如糯米、芝麻、蜂蜜、乳品、豆腐、魚、蔬菜、甘蔗等。有條件的人可食用一些海參、龜肉、蟹肉、銀耳、雄鴨、冬蟲夏草等，燥烈辛辣之品應少吃。

痰溼體質：形體肥胖，肌肉鬆弛，嗜食肥甘，神倦身重，是痰溼體質人的明顯特徵。

養生方法：痰溼之人多形體肥胖，身重易倦，故應長期堅持散步、慢跑、各種舞蹈、球類等活動，活動量應逐漸增強，讓鬆弛的皮膚逐漸轉變成結實、緻密的肌肉。

飲食調養：應該多吃健脾利溼、化痰祛溼的食物，如白蘿蔔、扁豆、高麗菜、蠶豆、洋蔥、紫菜、海蜇、革薺、銀杏、枇杷、大棗、薏仁、紅豆等。少食肥甘厚味、飲料、酒類之品，且每餐不宜過飽。

血淤體質：凡是面色晦滯，口唇色暗，肌膚乾燥，眼眶黑暗者多為血淤體質之人。

養生方法：血淤體質的人多有氣鬱之症，培養樂觀情緒至關重要。精神愉快則氣血和暢，經絡氣血的正常運行，有利於血淤體質的改變。反之，苦悶、憂鬱會加重血淤傾向。

飲食調養：應常吃具有活血化淤作用的食品，如桃仁、黑豆，油菜、慈姑、醋等，經常煮食一些山楂粥和花生粥。也可選用一些活血養血之藥品（當歸、川芎、丹參、地黃、地榆、五加皮）和肉類煲湯飲用。

春分篇

陽曆 3 月 21 日左右是 24 節氣中的春分，為春季的中分點。《春秋繁露·陰陽出入上下篇》說：「春分者，陰陽相半也，故晝夜均而寒暑平。」所以，春分的意義，一是指一天時間白天黑夜平分，各為 12 小時；二是古時以立春至立夏為春季，春分正當春季三個月之中，平分了春季。

春分養生之飲食調理

- **春分食療要點**

春分節氣平分了晝夜、寒暑，因此人們保健養生也應保持人體的陰陽平衡狀態。思仙問曰：「夫修養之士，何物所宜食之充飢，得不傷矣？」真人曰：「酸、鹹、甘、苦各歸其時，春、夏、秋、冬順之勿逆。其藏所食大過，成疾亦深節戒作，方延益無限。其傷損之事前已具言，延益之宜，今爲子說。勿令脫畧，子宜志之。」

在此節氣的飲食調養，應當根據自己的實際情況選擇能夠保持機體功能協調平衡的膳食，禁忌偏熱、偏寒、偏升、偏降的飲食誤區，如在烹調魚、蝦、蟹等寒性食物時，其原則必佐以蔥、薑、酒、醋類溫性調味料，以防止本菜餚性寒偏涼，食後有損脾胃而引起脘腹不舒之弊；又如在食用韭菜、大蒜、木瓜等助陽類菜餚時常配以蛋類滋陰之品，以達到陰陽互補之目的。

春分時節適宜的膳食有白燒鱔魚、杜仲腰花，大蒜燒茄子等，有補虛損、降血壓、涼血止血的功效。此時節應忌食大寒大熱之品，如過食魚蝦產品和羊肉、牛肉，而又不注意烹調的配伍。當然還要根據每個人身體的實際情況選擇飲食。

- **春分宜吃春芽食物**

春芽食物包括香椿芽、春韭、柳芽、馬蘭頭、鮮薺菜……這些都是只有在春天才能享用的美好食物，非常珍貴。更加奇妙的是，這類食物正能切合人體此季對營養的特殊需求，彌補春季飲食中諸多的缺損和不足。

像最早返青的報春菜——薺菜，鮮嫩味美、營養豐富，其中維他命、鈣、磷、鐵的含量都很高，而且還含有大量的葉綠素和膳食纖維。薺菜不僅是營養豐富的美味食品，而且還能治療多種疾病，民間不僅有「陽春三月三，薺菜當靈丹」的諺語，還流傳著「春食薺菜賽仙丹」的說法。在中藥裡，被譽為「菜中甘草」。常吃薺菜，對防治軟骨病、麻疹、皮膚角化、呼吸系統感染、前列腺炎、泌尿系統感染等均有較好的效果。薺菜食用方法很多，可拌、可炒、可燴，還可用來做餡或做湯，均色澤誘人、味道鮮美，不愧是一味藥食同源的美味佳蔬。

再如香椿芽，不僅質地脆嫩、食後無渣，令人唇齒留香、四季常思，更為春季所獨有。香椿芽中含有非常豐富的維他命C。香椿的吃法很多，最常見的有香椿炒蛋、香椿炒肉片、香椿拌豆腐等。香椿芽以穀雨前食用為佳，應吃早、吃鮮、吃嫩，穀雨後，其纖維老化，口感乏味，營養價值也會大大降低。香椿不僅是一道很好的家常菜，而且也有一定的藥用價值，現代醫學研究顯示，香椿對金黃色葡萄球菌、痢疾桿菌、傷寒桿菌都有明顯的抑制作用和殺滅作用。

- **一日吃三棗，終生不顯老**

唐代藥王孫思邈說：「春日宜省酸，增甘，以養脾氣」，意思是當春天來臨之時，人們要少吃點酸味的食品，而要多吃些甜味的飲食，這樣做的好處是能補益人體的脾胃之氣。大棗性味甘平，尤宜於春季食用。

《本草綱目》中說：「大棗氣味甘平，安中，養脾氣，平胃氣，通九竅，助十二經，補少氣，少津液，身中不足，大驚四肢重，和百樂，人服輕易延年。」人們一直都把棗視為補氣佳品，數千年來，小小紅棗世世代代為人珍愛。有些人將大棗稱為「天然維他命丸」，其維他命P的含量為百果之冠，所含磷和鈣比一般果品多得多。棗也是滋養血脈，強健脾胃的食品。有位英國醫生在163例虛弱患者中做對比實驗，凡是連續吃棗的，其健康恢復的速度比單純吃維他命類藥物快三倍。

民間亦流傳著「一日吃三棗，終生不顯老」說法，因此，在春天到來之際，您不妨多吃幾顆大棗，讓自己健康又長壽。

春分養生之起居宜忌

- **春分須注意居室衛生**

在時節，暖溼氣流活跌，冷空氣活動也比較頻繁，因此，陰雨天氣較多。將居室安排得舒適而有序，對身心的健康也很有益處。比如將客廳布置得溫和舒暢，和室外的陰雨天氣形成反差，又與風和日麗的天氣相和諧；將臥室布置得溫馨適意，給人一種溫柔靜謐的感覺；將書房布置得明亮溫和，空氣清新，但又不溼氣太重；飯廳注重色彩搭配，會喚起人的食慾；將陽台布置成一個「小花園」，鮮花絢麗，清香四溢，空氣清新，悅人心目。這種營造出來的小氣候既可以助人解除疲勞，又能使人心曠神怡。

環境衛生不僅僅指室內衛生，也包括室外的衛生，不管是室內還是室外，一定要把不起眼的角落和陰暗死角的汙垢清掃乾淨。可以經常噴灑一些殺蟲劑殺死病菌；居室裡保持乾淨和空氣流通，餐具茶具天天洗，餐前最好是用開水將碗筷沖洗一下。廚房、廁所的異味要排除掉，減少空氣汙染。另外，調節好溫溼度，室內擺放物品注意溫溼度的調配。

- **每天三次晒太陽**

一年之中，春天是養陽的大好時機，所謂「春夏養陽」。春夏處於陽長陰消的階段，秋冬是陰長陽消時期，順應自然規律，春夏就應養陽。陽光對人體的免疫系統和大腦有益。人體如果缺乏陽光的照射，就會導致精神壓抑和缺乏生機。因此經常晒晒太陽是有益於身體健康的。但晒太陽也是有竅門的：

日出時：面向東方，做深呼吸，兩手臂伸展，讓陽氣從口鼻及皮膚上的毛孔和手心的勞宮穴進人人體。

正午日頭當頂時：此時陽氣最濃，可站於院子中，做深呼吸，讓日精從口鼻及頭頂百會穴進入人體。

傍晚日落前：走到戶外，面對夕陽做深呼吸，讓日光進入人體。

特別是對於老年人來說，一定要多在藍天白雲下多做深呼吸。要到向陽光處、高處呼吸陽氣，因為這些地方陽氣最足。

- **房事養生應選良辰吉日**

春分時節春和景明，各種花卉已開放，大地上一片生機，往往會使人性慾勃發。

《養生延命錄》中說：「月二日、三日、五日、九日、二十日，此是王相生氣，交會各五倍，血氣不傷，令人無病。仍以王相日，半夜後，雞鳴前，徐徐弄玉泉，飲玉漿戲之。若合用春甲寅、乙卯、夏丙午、丁未，秋庚申、辛酉，冬壬子，癸亥，與上件月宿日合者，尤佳。若欲求子，待女人月經絕後一日、三日、五日擇中王相日，以氣生時，夜半之後乃施精有子皆男，必有壽賢明。其王相日，謂春甲乙，夏丙丁，秋庚辛，冬壬癸。凡養生，要在於受精。若能一月再施精，一歲二十四氣施精，皆得壽百二十歲。若加藥餌，則可長生，所患人年少時不知道，知道亦不能信行，至老乃始知道，便以晚矣，病難養也。雖晚而能自保，猶得延年益壽若少壯而能行道者，仙或冀矣。」

由此可以看出，古人認為，在不生育的情況下，應當交而不泄，才符合養生法則。在欲得子的情況下，應選擇良辰吉日，這樣不但對夫婦雙方有好處，對將來的孩子也有益處。欲得子女的夫婦還應該注意一點，就是要應當在雙方身體處於最佳狀態中交合，一般來說會使將來的孩子身體健康，聰明伶俐。

春分養生之防病抗病

- **春分防失眠**

春天由於氣壓低，加上天氣多變，忽冷忽熱，常常人的情緒波動較快，從而導致人體內分泌的改變，尤其是影響人體睡眠的「褪黑激素」的變化而導致失眠。

失眠可分為一過性失眠（臨時性失眠）、失眠時間為 2 週以內的短期失眠和失眠超過三個月的慢性失眠。一過性的失眠和短期失眠毋須治療，只要改變生活習慣就可以矯正，慢性失眠則需要專業治療。下面為大家介紹兩款治療失眠的食療方：

1、燈心竹葉茶

燈心草、鮮竹葉各 60 克。將上 2 味洗淨，水煎取汁，代茶飲用。每日 1 劑。可安神定志，清心鎮驚。適用於心膽氣虛型失眠，症見心慌不寐，寐易驚醒，膽怯驚恐，多夢等。

2、酸棗仁茶

酸棗仁 9 ～ 15 克，白糖適量。將酸棗仁搗碎，水煎取汁，調入白糖，代茶飲用。每日 1 劑。可補肝益膽，寧心安神。適用於心膽氣虛型失眠。

- **春分防支氣管擴張**

支氣管擴張是一種感染性疾病，因支氣管或慢性肺炎（浸潤型肺結核）的損害而造成支氣管壁破壞和管腔擴張及變形而發病。春天因氣候多變，乍暖乍寒，人們很容易引發支氣管擴張。有支氣管擴張宿疾的，更會因為天氣的冷暖無常，而引起復發咳血。

對於有支氣管擴張的患者，應絕對臥床休息，最好是側臥位，要鎮靜，注意環境安靜。保持大便通暢，防止便祕。胸部放置冰袋。可用小量止咳鎮靜劑。此外，患者還應借助飲食做輔助調養，下面為大家介紹兩款治療支氣管擴張食療方：

1、海蜇胡蘿蔔茶

陳海蜇、胡蘿蔔各200克。將海蜇漂洗乾淨，切碎，胡蘿蔔洗淨切片，共置鍋內，加水煎湯，代茶飲用。每日1劑。可清熱平喘，軟堅散結，化滯下氣。適用於支氣管擴張。

2、川貝雪梨燉豬肺

豬肺60克，雪梨2個，川貝母15克，冰糖少許。將豬肺洗淨切塊，雪梨去皮、核，切塊，與川貝、冰糖共置沙鍋內，加水燉熟服食。每日1劑。可滋陰潤肺，除熱化痰。適用於支氣管擴張。

- **春分應注意平衡養生**

《素問·至真要大論》中記載：「謹察陰陽所在而調之，以平為期。」便說人體應該根據不同時期的陰陽狀況，使「內在運動」（也就是臟腑、氣血、精氣的生理運動）與「外在運動」（即腦力、體力和體育運動）相一致，保持「供銷」關係的平衡。由於春分節氣平分了晝夜、寒暑，人們在保健養生時也應注意維持人體的陰陽平衡狀態。

在這個時節，人體血液正處於旺盛時期，激素平均值也處於相對高峰期，所以，最易引如高血壓、月經失調、痔瘡及過敏性疾病等常見的非感染性疾病。對於這些疾病我們也應當給予高度的重視。《素問·骨空論》中所說：「調其陰陽，不足則補，有餘則瀉。」所以，我們在情志、運動及飲食上以「虛則補之，實則瀉之」為原則，對身體陰陽的平衡進行調整，從而達到杜絕疾病，健體強身。

春分養生之精神調養

- **「善弈者長壽」**

春分之日，天地間陰陽交合，春氣調和，萬物新生。人們可以晚睡早起，多去庭院散步，使情緒舒暢，賞心怡情，這樣才能與「春生」之機相適應，符合春季保養「生」機的道理。這段時間也是精神病的好發時間，所以調養情志頗為重要。下棋就不失為此時一種有益身心的活動。

下棋可以養性斂神。下棋時需要集中精力，全神貫注，要隨著棋路的變化，在瞬間做出反應。下棋中將凝神斂神與用神養神融為一體，是集休息、消遣、娛樂為一身的養生活動。

下棋可以健腦益智。下棋時需要開動腦筋，是智力的角逐，也是思維的較量。所以，經常下棋，有助開發智慧，鍛鍊思維，保持智力聰慧不衰。

下棋可以調和情志。透過下棋結交朋友，可以密切人與人之間的關係。特別是老年人，透過下棋可以促進朋友交往，減少寂寞感，提高生活樂趣，使精神有所寄託，從而有益身心健康。

所以，古人有「善弈者長壽」之說。對於精神情志曾受過損傷及老年退休者最為適宜。

- **憂鬱很會「挑」天氣**

憂鬱很會「挑」天氣。入春後萬物復甦，到處都是欣欣向榮，本應是人們心情開朗、情緒舒暢的時候，可卻正是憂鬱症的高發期。特別是天氣轉暖，花開之後，人們的社會活動會日漸增多，生活習慣也有了較大變化，人的情緒也容易因此而波動。如果再遇上某些應激性的社會生活事件，很容易使人患上憂鬱症。

出現憂鬱的人常會感覺到壓抑、無望，總是高興不起來，不願意接觸人，和家人、朋友都開始疏遠。心情憂鬱不單是讓人心理鬱悶、情緒低落，思維遲緩，還會對身體帶來各式各樣的不良影響。如出現明顯的心悸、胸悶、胃腸不適、便祕、食慾下降和體重減輕等症狀，最明顯的就是越憂鬱越容易失眠，而越失眠越會加重憂鬱。

想要對付和預防「憂鬱」，除了做專業的心理輔導和藥物治療外，最重要的當然是自己調整心情了。讓自己快樂起來，什麼憂鬱情緒都會被一掃而光。當發現自己情緒低落時，應注意轉移不良情緒，感覺鬱悶時，不妨聽聽音樂或參加體育活動。同時，可在風和日麗的天氣裡多去郊外走走，呼吸新鮮空氣。

- **培養你的幽默感**

要想在春天擁用一個良好的心態，首先就要保持精神愉快，而培養幽默風趣感是保持精神愉快的一大良方，因為幽默的直接效果是產生笑意。而笑是人的健康妙藥，它能促進肌肉和五臟六腑舒適，能調節人的情緒，能促進血液循環、筋骨舒展、呼吸通暢、氣血平和。俄羅斯有句諺語，笑是力量的親兄弟。

據說在 18 世紀發生過這樣一件事：有一位紅衣主教患了可怕的膿腫病，瀕臨死亡。恰在這時，主教養的猴子戴上了紅衣主教的紅色方帽，穿上了主教的袍子，在大廳裡學著主教的樣子走路、祈禱，十分滑稽。主教看了哈哈大笑，病情頓時減輕了一半。猴子一連表演了幾天，主教的病竟不治而癒。

研究顯示，100 次的捧腹大笑中所吸收的氧氣相當於做 10 分鐘滑船器運動的吸氧量。愛笑，是長壽者的共同特點，這是日本學者在印度調查長壽老人時得出的結論。

高爾基說：「只有愛笑的人，生活才能過得更美好。」笑的好處和對健康的作用已為越來越多人認識。人在笑時，下頜處於下移狀態，該部位的下移是人體放鬆的關鍵。能使人從緊張狀態中放鬆的方法，莫過於一笑，平時萬念紛飛的大腦只有在笑的時候，才進入了無念無為的純淨狀態。德國科倫大學的烏倫克魯教授說，笑一分鐘，相當於一個患者進行了 45 分鐘的鬆弛鍛鍊，這就是精神放鬆法。

世界衛生組織認為，健康是身體的、精神的健康和社會幸福的完善狀態，不難看出，笑是唯一能涵蓋身體、精神、社會這三個方面的「全能」高手。

春分養生之運動休閒

- **養成伸懶腰的習慣**

俗話說：「春睏秋乏」，特別是在春日的下午，人們工作學習時間長了，就感到特別疲乏。這時候伸個懶腰，會覺得全身舒展，精神爽快。即使在不疲勞的時候，有意的伸幾個懶腰，也會覺得舒適。

伸懶腰時，可使人胸腔內的心、肺等器官得到充分運動，使更多的氧氣輸送到各個組織器官，同時，能將更多含氧的血液供給大腦，因此會使人感到清醒舒適。人腦的重量雖然只占全身體重的 1/50，但是腦的耗氧量卻占到全身耗氧量的 1/4。人類由於直立行走等因素，身體上部和大腦較易缺乏充分的血液和氧氣供應，久坐不動，更易引起大腦缺血、缺氧症狀，使人昏昏欲睡、腿麻腰痠，導致工作效率降低。所以經常伸伸懶腰，活動活動四肢對恢復疲勞絕對是有好處的。

伸懶腰可以說是春季最簡單有效的養生功法。每天早晨睡醒後在床上伸個懶腰，會使人感到渾身輕鬆，睡意頓消；工作疲勞時伸個懶腰，會使人立刻恢復精力。動作簡單，功效顯著，所以，大家要養成常伸懶腰的好習慣。

- **科學旋轉巧養生**

對於從事腦力工作或較輕體力工作的人來說，在工作間隙常常轉動相關部位，可起到強身健體的效果。

轉目：雙目同時以遠處某一大型固定物體為目標，由左經上方再至右到下方回到左方，眼動頭不動，運目 10 圈。然後再由右經上方至左到下方回到右側，運目 10 圈。此法可清除眼疲勞、提高視力。

聳肩：自然站立，身正腰直，雙目微閉，在吸氣的同時，雙肩胛先後向上抬起，再向前、向下、向後運動 10 次，然後反方向運動 10 次。此法可活絡肩關節，防止頸肩症候群。

轉掌：自然站立，雙手抬起至胸腹前，先按順時針方向同時轉動雙掌 10 圈，然後按逆時針方向轉動手掌 10 圈。此法可舒筋活血、增強手腕活力。

扭腰：雙腳開立，與肩同寬，雙手叉腰，四指在前，拇指在後緊頂腎俞（在腰部第二椎棘突下，旁開 1.5 寸）處，先按順時針方向轉動 10 圈，再以逆時針方向轉動 10 圈，此法可防治腰肌勞損、腰痛等病症。

- **春分二月中坐功**

進入春分時節，萬物生長茂盛，機體的功能活動轉向加強。本法以「春分」命名，正是順應這一特點而制定的氣功鍛鍊方法。春季在氣候變化上以風氣變化較大，在人體中以肝氣變化較為突出，肝病較多見。本法主治病症雖較複雜，但不外乎肝經鬱勢，風邪侵入。肝與腎同居下焦，肝腎同源，肝病及腎，有耳聾、耳鳴等症。採用本功法鍛鍊，有利於防治這些病症。

《遵生八箋》中對本功法記載如下：「運主少陰二氣，時配手陽明大腸燥金。坐功：每日丑、寅時，伸手回頭，左右挽引，各六七度，叩齒六六，吐納，漱咽三三。治病：胸臆、肩背、經絡虛勞邪毒，齒痛、頸腫、寒慄、熱腫、耳聾、耳鳴、耳後肩臑肘臂外背痛、氣滿、皮膚㱿㱿然不堅而痛，搔癢。」

具體動作為：每日凌晨 1：00 ～清晨 5：00 時，盤腿靜坐，運氣調息，雙手握拳頭頸肩肘向後活動。用力做 5 ～ 6 次，叩牙 36 次，深呼吸，津液入丹田 9 次，可治：頭悶，牙齦腫痛，流鼻血，喉部痛，面部浮腫，嗓音啞，目迷鼻塞，腰肩痠麻、肺胃邪毒積蘊、眼珠發黃、口乾及皮膚疙瘡等病症。

- **楊力談春分養生**

由於春分節氣平分了晝夜、寒暑，人們在保健養生時應注意保持人體的陰陽平衡狀態。辯證唯物主義告訴我們：「物體相對靜止的可能性，暫時平衡的可能性，是物質分化的根本條件，因而也是生命的根本條件。」我們為了求得這種「暫時平衡狀態」的「生命的根本條件」，保持人體的陰陽平衡就成為養生的一條重要法則，這一法則無論在精神、飲食、起居等方面的調養上，還是在自我保健和藥物的使用上都是至關重要的。我們在養生中如何運用陰陽平衡規律，協調機體功能，達到機體內外的平衡狀態，使人體這一有系統的整體始終保持一種相對平靜、平衡的狀態，是養生保健的根本。

《素問·至真要大論》：「謹察陰陽所在而調之，以平為期。」是說人體應該根據不同時期的陰陽狀況，使「內在運動」（也就是臟腑、氣血、精氣的生理運動）與「外在運動」（即腦力、體力和體育運動）相一致，保持「供銷」關係的平衡。避免出現不適當的運動而破壞人體內外環境的平衡，加速人體某些器官的損傷和生理功能的失調，進而引起疾病的發生，縮短人的壽命。現代醫學研究證明：人的壽命在活動過程中，由於新陳代謝的不協調，會導致體內某些元素出現不平衡狀態，即有些元素的累積超量，有些元素的含量不足致使早衰和疾病的發生。而一些非感染性疾病都與人體元素平衡失調有關。如當前在世界上危害人類健康最大的心血管病和癌症的產生，都與體內物質交換平衡失調密切相關，究其原因，無一不是陰陽失調之故。平衡保健理論研究認為，在人生不同的年齡層裡，根據不同的生理特點，調整相應的飲食結構，補充必要的微量元素，維持體內各種元素的平衡，將會有益於身心健康。

另外，春分對人體而言，重要意義僅次於夏至、冬至，對健康也有較大的影響。春分之日，天地間陰陽交合，春氣調和，萬物新生。人們可以晚點睡，早些起，多去庭院散步，使情緒舒暢，賞心怡情，才能與「春生」之機相適應，符合春季保養「生機」的道理。春天高血壓病多發，也容易產生眩暈、失眠等症。在此時節，人們應「春捂秋凍」為養生原則，不可暴去衣服，應適當保暖，使人體在活動後稍有微汗，以開泄皮膚，使陽氣能外泄，氣機暢達。這段時間也是精神病的好發時間，所以調養情志也很重要。

在思想上要保持輕鬆愉快、樂觀向上的精神狀態。在起居方面要堅持適當鍛鍊、定時睡眠、定量用餐，有目的的進行調養，方可達到養生的最佳效果。

跟著節氣養生

夏天做空氣浴，秋天洗冷水澡……

顛覆想像的四季養生！零成本的自然保健法

清明篇

每年 4 月 5 日或 6 日為清明節氣。《月令七十二候集解》說：「三月節，……物至此時，皆以潔齊而清明矣。」故「清明」有冰雪消融，草木青青，天氣清澈明朗，萬物欣欣向榮之意。「清明時節雨紛紛」正是唐代著名詩人杜牧對江南春雨的寫照。

清明養生之飲食調理

- **清明養生忌發物**

《孝經緯》中說：「萬物至此，皆潔齊清明。」春天氣候潮溼，容易使人產生疲倦嗜睡的感覺，而乍暖乍寒的多變天氣容易使人著涼感冒，發生支氣管炎、肺炎、扁桃體炎；春季又是呼吸道傳染病，如百日咳、麻疹、水痘、白喉、猩紅熱、流腦等疾患的多發季節。清明以後，如關節炎、精神病、哮喘等多種慢性疾病易復發，有慢性病的人在這段時間內要忌食易發病食物，如筍、雞等。

春季正是冬筍、春筍相繼上市的時節，筍味鮮美，人多喜食。但它性寒，滑利耗氣。《本草從新》說：「虛人食筍，多致疾也。」人有痼疾，其氣多虛。食筍更耗其氣，因虛而益虛，易於發病。每見食筍引起咳嗽，導致咳血、哮喘的復發。雞能動風助肝火。春季正值肝陽上升時節，食雞就易動風助肝火，引起肝木偏亢，每多導致遷延性、慢性肝炎及高血壓等病的復發。可多食些柔肝養肺的食品，如薺菜，益肝和中；菠菜，利五臟，通血脈；山藥，健脾補肺；淡菜，益陰，可以滋水涵木。

- **清明宜服滋補品**

清明，正是冷空氣與暖空氣交替相遇之際，亦日漸趨暖，所以天氣一會兒陽光燦爛，一會兒陰雨綿綿。人體常溼困、四肢麻痺，在湯品調理中，除了要利水滲溼外，還要適當補益，因而養血舒筋最為重要。所以，清明時節還應服一些適時的滋補品，如銀耳，甘平，無毒，能潤肺生津，益陰柔肝。春升之際，常服銀耳，可以收到柔肝養肺的效果。據現代科學研究，銀耳多醣，具有治癌防癌的功效，能促進肝臟蛋白質的合成。還有人們熟悉的菊花茶，菊花能疏風清熱，有平肝、預防感冒、降低血壓等作用。現代藥理研究認為，它有擴張冠狀動脈、增強心肌收縮力、改變心肌缺血的功用。但是，久服菊花，疏泄太過，又會使肝木失於滋養。菊花可與桑葚一起泡茶喝，桑葚有養血柔肝、益腎潤肺的作用，可以收到肝肺同養的效果。

- **清明宜吃種子食物**

什麼是種子食物？燕麥、稻米、扁豆、各種堅果、花生、黃豆、咖啡豆……都是種子食物，它們是最適合春天食用的植物性食物。

如燕麥，燕麥麵是一種高蛋白、高脂肪的穀類食品，營養價值居稻米、小米、白麵、高粱粉、玉米粉等九種糧食之首。中醫認為燕麥性溫味甘；能益肝和脾，滑腸催產，補虛損，止虛汗。所含皂甙有降低膽固醇、三醯甘油（三酸甘油酯）的作用。因此，常食燕麥煮粥或以粉做麵食，可用於病後體虛，食慾不振，大便祕結，尤有益於肺結核患者，還可預防動脈硬化、糖尿病、冠心病及心血管疾病，而且對脂肪肝、糖尿病、便祕以及浮腫等有很好的輔助治療作用，可增強人的體力、延年益壽。

又如葵花子。葵花子含有豐富的油脂，是重要的榨油原料。葵花子油是營養學家大力推薦的高級健康油脂。葵花子子仁中富含脂肪，平均達到 40%，最高可達 60%，這些脂肪中的 90% 都是不飽和脂肪酸，而其中人體必需脂肪酸亞麻油酸占全部不飽和脂肪酸的 55% ～ 70%；含有比較均衡的蛋白質和醣類，其蛋白質的數量和品質可與一般肉類相媲美；此外，還含有比較豐富的胡蘿蔔素、鉀以及維他命 E、B3 等多種維他命。

清明養生之起居宜忌

• 清明提防溼氣致病

「清明時節雨紛紛」，每年清明節前後的潮溼天氣是避無可避的。過於乾燥的空氣對人體有害，相對的，過於潮溼的空氣也讓人體由內到外都有不適反應。清明節前後溼氣非常重，需要提防溼氣致病。

中醫學認為，「溼邪」是「六淫」（風、寒、暑、溼、燥、火六種外感病邪的統稱）之一，在人體正氣不足，抵抗力下降時，就會成為致病因素，並侵犯人體導致疾病。陰雨綿綿時或久居霧氣之地，都容易有「溼邪」，外溼表現為身體沉重、疼痛，尤其是關節伸縮不順，引發腰背病或關節痛；內溼則表現為脾胃不佳，尤其是本身脾胃就不好的人，口淡、食慾下降，胸腹感到很悶，容易發生拉肚子、功能性腸胃炎發作的情況。

那麼，應該如何提防溼氣致病呢？

1、要注意保暖，不要吃太寒涼的食物，多吃健脾胃、去溼食物，適當溫補，讓溼氣隨大小便外排。

2、陰雨天、溼氣大時不要常開窗，但還是要通風。注意室內的抽風和除溼。

3、不要久居潮溼之地，也不要在潮溼的地方工作。

4、即使衣服難乾，也不要勉強穿不乾的衣服。

5、要多出外晒太陽，適當運動。

- **注意肝、肺保養**

在清明時節，還要注意肝和肺的保養。春天本來就是瘟疫易發期，可以說年年都會有傳染性疾病的發生，只不過侵害程度不同而已，比如感冒，可以說人們每天都在受著感冒病毒的傳染，世上每天都會有很多人患有感冒，只是由於死亡率低，所以人們不怕。一旦肝炎、霍亂等出現，人們才感到恐怖起來。事實上，根本不用太恐慌，保持一種正確的心態，對抵抗疾病反而有利。因為「春瘟」並不是今天才有的，而是自古以來就存在的。古人的養生之道在於順應四時使身體的精、氣、神充盈，認為這樣便可抵禦各種疾病的侵害。而現在社會中，卻有很多病症易發生在青壯年人。如結核病、德國麻疹、麻疹、腎衰竭、糖尿病、花粉過敏等，這是為什麼呢？其實很簡單，因為現在的青壯年並不「年輕」也不「強壯」，身體是極其虛弱的。現在的年輕人不注重養生學，他們的生活不是工作壓力大、強度大，便是生活起居不節制、沒有規律。這樣容易使身體機能過早衰退，只留下一個青春的空殼，而其真實的體質早已衰老了。這樣的「青春」當然不堪疾病一擊了。所以說加強鍛鍊，增強身體水準，提高機體免疫能力對預防疾病有著重要的意義。

- **切忌子後行房**

詩云「春宵一刻值千金」，相愛的人們對溫馨的春夜分外珍惜，總是想盡辦法創造一個溫柔寧靜的氣氛，然後共渡愛河。但是，在《修齡要旨》中有云：「切忌子後行房，陽方生而頓滅之，一度傷於百度。大怒交合成癰疽，疲勞人房，虛損少子，觸犯陰陽禁忌，不惟父母受傷，生子亦不仁不孝。」便是告誡人們不可在夜裡十一點以後性交。古人認為子時以後進行房事，會損傷體內剛剛生長的陽氣，對身體有很大損害，並且認為這種損害相當於一百次性生活對身體的損害。從現代生活來考慮，熬夜太晚，往往會影響第二天的精力，所以熬夜也是不可取的。並且人的深層睡眠時間一般都在下半夜，所以熬夜太晚也會擾亂人的生物鐘，造成神經功能紊亂。由此看來，在如此美妙的春夜也不宜熬得太晚，尤其是性生活，最好不要安排在後半夜。

清明養生之防病抗病

- **春天最美，哮喘最煩**

人們往往只注意秋冬季節易於發哮喘病，而忽視了春季也是好發的季節。一方面，由於乍暖猶寒的氣候，易於著涼；另一方面，在這春暖花開季節，各種花粉也易於引起過敏而誘發哮喘。

哮喘是一種慢性呼吸道疾病。哮喘發作時，氣管周圍的肌肉收縮，使氣道變窄、水腫，並產生很多黏液，造成空氣進出肺部受到阻礙，使人呼吸困難，並引起胸部壓迫、氣喘、咳嗽等症狀。長期發作，可導致肺功能損害、肺氣腫及呼吸衰竭，嚴重影響到患者的生活品質。

治療哮喘的藥物分為兩大類，第一類為緩解劑，如支氣管擴張劑氨茶鹼、β2 受體激動劑喘樂寧（沙丁胺醇）等，這類藥物能迅速緩解哮喘症狀，通常在哮喘急性發作時使用；另一類藥物為控制劑，如吸入型糖皮質類固醇如輔舒酮、必可酮、潑尼松等，及白三烯受體拮抗劑順爾寧、安可來等，這類藥物用於控制和預防哮喘發作，應長期堅持使用，即使患者無症狀時，也需每天服藥。

哮喘病治療重在堅持，只要按醫生的的指示正確服用藥物，哮喘病是可以控制的。而有意的遠離過敏源是預防哮喘的關鍵。

- **清明預防高血壓**

肝屬木，木生火，火為心，所以在此節氣中心臟會過於旺盛，所以這一段時期是高血壓的易發期，對此要予以高度的重視。

高血壓是指體循環內動脈壓持續增高而言，並可傷及血管、腦、心、腎等器官的一種常見的臨床症候群。當血壓波動而升高時，會出現頭痛、頭昏、失眠等症狀。因此，高血壓患者除注意在醫生的指導下堅持適度的運動與對症擇時服藥外，還要注意飲食調理。下面為大家介紹三款防治高血壓食療方：

1、芹菜汁

鮮芹菜適量。將芹菜洗淨切段，以沸水燙約 2 分鐘，切細，搗爛取汁，每服 1 小杯。每日 2 次，連續使用可見療效。此汁有平肝清熱，祛風利溼之功效。適用於高血壓之頭痛腦脹，顏面潮紅，精神易興奮等。

2、涼拌菠菜

鮮菠菜、精鹽、味精、香油各適量。將菠菜擇洗乾淨，置沸水中燙約 3 分鐘，撈出投涼，擠乾水分，切碎，加調味料拌食。每日 2 次。可斂陰潤躁，養血止血，下氣通腸。適用高血壓，便祕，頭痛、面赤、目眩等。

3、荸薺海蜇湯

荸薺、海蜇頭各 60 ～ 120 克。將荸薺洗淨，去皮切片，海蜇頭漂洗乾淨，切碎，共置鍋內，加水煮湯服食。每日 1 劑，2 ～ 3 次分服。可清熱降壓，消積化痰。適用於肝鬱化火、風陽上擾型高血壓。

- **清明避免補肝過度**

清明是一個重要的節氣，此節氣的養生對身體健康有著重要的意義。除交節的幾天有可能出現倒春寒的情況，基本上不會再有寒流出現了。在八卦中，此時為央卦，卦象中五陽一陰，可見陽氣已十分充足。有道是否極泰來，物極必返，所以在此節氣中不可對肝臟進補。

古人說：「食酸鹹甜苦，即不得過分食。春不食肝，夏不食心，秋不食肺，冬不食腎，四季不食脾，如能不食，此五臟萬順天理。」就是在告誡人們，對五臟的食物進補要適中，不可過度。其中所說的「四季不食脾」。指的便是在農曆一年中的 3、6、9 及 12 月 4 個季月中，不應吃脾，或對脾進行過度的進補，這只是大致的說法，精確的說，每個季月的最後 18 天，才是脾旺的時節。因此清明節氣儘管處於 3 月，但肝臟此時仍處於極其旺盛的狀態中，所以在此節氣要避免補肝過度。

清明養生之精神調養

- **心理疾病春季易高發**

每年的 3 月至 5 月是心理疾患的高發季節。由於春季日照和氣溫變化較大，容易影響人的情緒，加上氣溫轉暖，代謝進入旺盛期，影響到人體的內分泌，從而增大了引發心理疾患的概率。

春季心理疾患發病的前兆表現，主要有睡眠障礙和情緒障礙，如失眠、早睡、情緒不穩定、容易發脾氣、有疲勞感等。這時如不加以注意，就會引發成憂鬱症、焦慮症等「心病」。這些病症的直接表現是睏乏、感覺不適、情緒低落、壓抑鬱悶、生活乏味、食慾下降、失眠多夢、煩躁不安。

所以，有心理疾病史的人，在春季要格外注意保健和治療的方法：要應避免過度疲勞，保證有充足的睡眠時間，避免各種刺激因素；當自己情緒不好、失眠、煩躁、焦慮、憂鬱或出現反常的舉動時要特別注意，應盡快到醫院就診，並及時進行治療；多做戶外活動，適當鍛鍊身體，多參加社交活動和朋友聚會等，轉移注意力。此外，生病的人要做到堅持用藥，不要在這個季節隨便停藥。

- **心病需要「心」醫**

自殺、酗酒、吵架……一到春季，人們便容易引發眾多此類矛盾。春天氣壓較低，容易引起人腦分泌的激素紊亂，誘發精神分裂症等多種重型精神病。即便對於健康人來說，多變的天氣也會使人們情緒波動較快、容易煩躁不安。

其實，春天容易出現的自然生理反應是正常的反應，只要懂得調節，適當宣洩就能平穩度過。心理疾病的第一原則是心理治療。目前，大多數患者還是在「吃藥能治百病」的誤區中。很多患者出現失眠、健忘、心悸、背痠等情況時，認為吃一些營養性的藥物就能好，其實不然。長此以往，不但不能根治精神疾病，還會對藥物產生依賴作用。總之，心病還得「心」藥醫。

同時，預防精神疾病最有效的途徑是要有正常的生活方式，多與人溝通，多結交好友，多給自己放鬆的時間，過一種正常健康的生活。

- **女性春季謹防心理疾病**

春天是個美好的季節，但對於部分人來說，又是心理疾患高發季節。特別是對於職業女性來說，更要謹防心理疾病。職業女性要受到來自社會和家庭的雙重壓力，在事業上受到社會的偏見和歧視，在家庭中又普遍承擔著較多的家務。所以更易患上憂鬱症和焦慮症，從而出現身體不適，如背部疼痛、心裡難受、心跳加快等。

女性患病後，首先應諮詢心理醫生，正確認識心理問題出現的原因；其次，要能夠冷靜清醒的分析問題的因果關係，特別是主觀原因，職業女性一方面要在事業上盡自己最大努力，但同時應意識到家庭幸福才是最大的幸福；此外，職業女性還要學會放鬆自己，盡情享受生活，有機會多參加一些娛樂活動，提高自己的生活品質。

清明養生之運動休閒

- **春天是登山的好季節**

春天是登山的好季節。從運動量看，登山不外乎是一次遠距離的長跑。很多人都有這樣的感覺：往往山還沒爬到一半，就感覺氣喘吁吁、消耗大量體力了。登山是很好的有氧運動，不僅能讓心肺功能得到極大的鍛鍊（心跳可以達到 150 次／分以上），還能快速的消耗脂肪，加強腿部肌肉的力量。

俗話說：「人老腳先衰。」人的腳有力，能跑能跳能走，就不易衰老。腳是人體之根，經常登山可以增強下肢力量，改善關節功能，預防靜脈曲張、骨質疏鬆及肌肉萎縮等疾病，而且能有效刺激下肢的經脈及許多腳底穴位，使經絡通暢，延緩衰老。

登山能使心臟更發達。登山時，肌肉的收縮不僅要使身體向前移動，而且還要使身體向上抬高，這就讓心臟增加了更大的負擔量，因而使心臟收縮速度加快，力量加大，這對心臟是一種很好的鍛鍊，日久天長就會使其產生適應性變化。

那麼，哪些人不適合登山呢？

首先是冠心病患者。因為登山時體力消耗較大，血液循環加快，而且身體負擔加重，易誘發心絞痛、心肌梗塞。其次是腿部有疾病者。比如關節炎和骨質疏鬆。上山時，膝關節要大副度屈曲，會使髕骨負擔加重，容易引起膝關節疼痛，下山時，下身骨骼和關節要承受很大的衝擊力，這些刺激會加重病情。再來就是癲癇病患者。有癲癇病的人不宜登山，一旦癲癇發作，將會有生命危險。其他如眩暈症，內臟下垂、高血壓病、肺氣腫病，一般不宜進行登山運動。

總之，登山運動是一項有益健康的運動，登高鳥瞰城市或者鄉野美景時，那種心曠神怡的感覺還可以緩解登山時的疲勞。而向著最高峰極力攀登的同時，又能磨練人的心理素養。可以說，登山攀岩是對身心俱佳的一種戶外運動。

- **起床前的幾個小運動**

春天的氣候總是讓人身心疲憊，昏昏欲睡。所以，我們每日早晨起床之前，堅持做幾個簡單易行的動作，不但有助於使全天精力充沛，提高工作效率，而且有利於增強身體素養，促進身心健康和延年益壽。

搓臉：早晨睜開惺松睡眼之後，用手搓搓臉，對人的健康是有一定益處的。具體方法是先用雙手中指同時揉擦兩個鼻孔旁的「迎香穴」數次。然後上行搓到額頭，再向兩側分開，沿兩頰下行搓到頰尖會合。如此反覆搓臉 20 次。這個動作能促進臉部血液循環，增加臉部肌膚抗風寒能力，醒腦和預防感冒之功。

彈腦：坐在床上，兩手掌心分別按緊兩側耳朵。用食、中和無名指輕彈後腦殼，每晨彈三四下，能解疲勞、防頭暈、強聽力、治耳鳴。

挺腹：平臥、雙腿伸直，作腹式呼吸。吸氣時，腹部有力的向上挺起，呼氣時放鬆，反覆 10 多次。這個動作有增強腹肌彈性和力量，預防腹壁肌肉鬆弛、脂肪積聚腹內，促進腸胃消化吸收功能的作用。

拱身：趴在床上，撐開雙手，伸直合攏雙腿，翹起臀部，用力拱腰，放下高翹的臀部，如此反覆 10 多次，有鍛鍊腰背、四肢的肌肉和關節，促進全身氣血流暢，防治腰痠背痛的作用。

- **清明三月節坐功**

《國語》中說：「清明風屬巽，即陽氣上升，萬物至此，齊而巽。」清明，草木清季蔥籠，是萬物欣欣向榮，奮發向上的時節。本法以「清明」命名，正是順應這一時令特點而制定的氣功鍛鍊方法。清明時節人體疾病在經絡方面的表現多在手太陽小腸經。手太陽小腸經起於小指外側端，沿手背、上肢外側後緣，過肘，上行繞肩胛，交肩上，前行入缺盆，絡心，沿食道下膈至胃，下行，屬小腸。其支脈從缺盆沿頸上頰，到目處眥，轉入耳中；另有支脈從頰分出，經眼眶下緣，至目內眥，交於足太陽膀胱經。其主要病症表現為目黃，咽痛，耳聾，下頷及頸部腫痛以至頭不能轉動，肩臂及上肢伸側後緣疼痛等。對於這些病症，堅持採用本功法鍛鍊，有較好的治療效果。

《遵生八箋》中對本功法記載如下：「運主少陰二氣。時配手太陽小腸寒水。坐功：每日丑、寅時，正坐定，換手，左右如引硬弓，各七八度，叩齒，納清吐濁，咽液各三。治病：腰腎腸胃虛邪積滯，耳前勢，苦寒，耳聾，嗌痛（喉嚨痛），頸痛不可回顧，肩撥，腰折，腰軟，及肘臂諸病。」

此功法的具體動作為：每日淩晨1：00～清晨5：00時，盤腿靜坐，運氣調息，先左手朝左側平伸，右手彎曲平胸並用力向右後方向牽拉，頭眼同時朝左轉動並吸氣；恢復預備式。隨後，右手朝右平伸，左手向左後拉並呼氣，中指、食指平行伸直，大拇指扣於向掌心彎曲的小指、無名指指甲端，頭眼同時向右轉動。如此反覆7～8次，然後叩齒36次，調息吐納，津液咽入丹田9次。可治：咽候腫痛，畏寒耳聾，頸推麻木，肩痛臂折、腰腎腸胃虛邪積滯，腰臂等雜症。對於高血壓等病引起的頭昏、目眩、胸脅脹滿等症狀也能起到很好的治療效果。

- **楊力談清明養生**

就中醫養生來講，清明也是一個尤為重要的節氣。此時的天氣除交接時會出現幾天的倒春寒現象，基本上不會再有寒流出現了。只不過多雨是這一季節的特有現象，所以說，天氣會跟隨著降雨而降低，但是雨過天青，氣溫的大趨勢是不斷的升高。

古人有云：「食酸鹹甜苦，即不得過分食。春不食肝，夏不食心，秋不食肺，冬不食腎，四季不食脾，如能不食，此五臟萬順天理。」即是在告誡人們，養生中對五臟的食物進補要適中，不可過度。在八卦中，此時為夬卦，卦象中五陽一陰，足見此時的陽氣充足。肝主陽，所以說，此節氣不宜對肝臟過多進補。在這個節氣中，天氣陰涼，應以補腎、調節陰陽虛亢為本節氣養生的重點。

清明時節常見的和陰陽調節相關症狀有：陰虛陽亢症（頭痛頭暈，耳鳴眼花，失眠多夢，腰膝痠軟，面溼潮紅，四肢麻木）；肝腎陰虛症（頭暈眼花，目澀而乾，耳鳴耳聾，腰痠腿軟，足跟痛）；陰陽兩虛症（頭目昏花，行走如坐舟船，面白少華，間有烘熱，心悸氣短，腰膝痠軟，夜尿頻多，或有水腫）。針對陰陽失調，本虛標實的病理，在養生中應以調和陰陽、扶助正氣為大法，採用綜合調養的方法，如情志調養。因為這些症狀與情志因素關係密切，在情志不遂、喜怒太過之時，常常影響肝木之疏泄、腎水之涵養。

因此，在調養過程中的情志方面，應當減輕和消除異常情志反應，移情易性，保持心情舒暢，選擇動作柔和、動中有靜的運動為宜。飲食調養方面，須定時定量，不暴飲暴食。形體肥胖者需減少甜食，限制熱量攝取，多食瓜果蔬菜。

跟著節氣養生

夏天做空氣浴，秋天洗冷水澡……
顛覆想像的四季養生！零成本的自然保健法

穀雨篇

穀雨時節時值陽曆每年的4月20日前後。此時降雨對五穀生長有利，有雨生「五穀」的含意。是24個節氣中的第六個節氣，也是春季的最後一個節氣。常言道「清明斷雪，穀雨斷霜」，此時寒潮天氣基本結束了。俗話說：「雨生百穀」，雨量充足而及時，穀類作物能夠茁壯生長。穀雨節氣就有這樣的涵義。

穀雨養生之飲食調理

- **穀雨食療要點**

穀雨已是暮春時節，廿四節氣告訴我們，從穀雨到立夏、芒種的這段時間，總是一陣悶熱、一陣瓢雨，因為此時的氣候正適宜穀類作物生長。盛暑日漸迫近，雨亦多溼亦重，上蒸下溼，溼氣與熱邪相結合，稱為暑溼病邪，最容易使人體有暑溼挾溼之症。風寒溼痺之人忌食柿子、柿餅、西瓜、芹菜、生黃瓜、螃蟹、田螺、蚌肉、海帶等生冷性涼的食物；熱痺患者忌食胡椒、肉桂、辣椒、花椒、生薑、蔥白、白酒等溫熱助火之品。

過了穀雨便意味著春季快過去了，按照中醫「春養肝」的觀點，要抓緊時機調理肝血。肝開竅於目，肝血不足，不能上注於目而視物不清，或肝氣鬱結化熱，上擾頭目則頭暈目眩。此時的食療要點重在養肝清肝、滋養明目。

- **穀雨宜吃維他命 B 群食物**

穀雨，是春季的最後一個節氣，有「清明斷雪，穀雨斷霜」之說。在春季的最後一個節氣裡，人們除了透過精神養生保健的方法來調節情緒外，還可以食用一些能夠緩解精神壓力和調節情緒的食物。

近年來的營養學與心理生理學研究表明，飲食對人體的情緒有一定的影響。有研究資料證實，多吃一些含維他命 B 群較多的食物，對改善憂鬱症狀有明顯的效果。維他命 B 群含量豐富的食物有：小麥胚粉、標準麵粉、標準粉麵條、蕎麥粉、蕎麥麵、大麥、小米、黃豆及其他豆類、葵花子、生花生仁、黑芝麻、芝麻及瘦肉等。

小米，小米又叫粟米，具有健脾和中、益腎氣、補虛損等功效，是脾胃虛弱、反胃嘔吐、體虛胃弱、精血受損、產後虛損、食慾不振等患者的良好康復營養食品。小米除含有豐富的營養成分外，小米中色胺酸含量為穀類之首，色胺酸有調節睡眠的作用。中醫認為，小米味甘鹹，有清熱解渴、健胃除溼、和胃安眠等功效。用小米煮粥，睡前服用，易使人安然入睡。

再如黃豆。黃豆能寬中導滯，健脾利水，解毒消腫。適用於脾虛氣弱，疳積瀉痢，腹脹羸瘦，或貧血，營養不良，溼痺痙攣，或水腫小便不利，妊娠中毒，食物中毒，瘡癰腫毒，或肺癰（肺膿瘍）等症。黃豆所含蛋白質高達 40%，蛋白質含量相當於瘦豬肉的 2 倍、雞蛋的 3 倍、牛奶的 12 倍，營養價值頗高，有「植物肉」、「綠色乳牛」之譽。所含脂肪為稻米的 14 倍，以不飽和脂肪酸居多。黃豆還含維他命 B 群、胡蘿蔔素、大豆皂素、大豆黃酮醣苷、丁香酸，以及鈣、磷、鐵、鉀、鈉等成分。黃豆經加工可製作出很多種豆製品，是高血壓、動脈硬化、心臟病等心血管患者的有益食品。

- **穀雨夏未到，冷飲莫先行**

冷飲是夏天人們為了防暑降溫而食用的。穀雨時節天還沒熱，早晚還偏涼，並不需要冷飲消暑降溫。而且，冷飲從成份來看，營養價值並不高，在穀雨時節過早食用冷飲只能弊大於利，產生疾病。特別是對於孩子來說，過早過量喝冷飲，對身體的危害更大。

傳統中醫認為，兒童正處在生長發育過程中，臟腑發育還不完整，胃腸道運動功能不如成人。過食寒涼飲食，其胃腸道局部受冷刺激，蠕動會加快，運動功能失調，可導致脾胃虛寒，出現腹痛、腹瀉、或厭食。

此外，大家知道，吃完飯後，食物便進入胃中，需待全部食物通過胃（胃排空）之後，人才會有第二次進食的欲望。在兩餐之間，孩子如果吃進大量冷飲，對正常飲食的影響是可想而知的。日子一長，則出現消化功能下降，影響兒童的營養吸收，從而出現面色黃無光澤、乏力沒精神的「厭食症」。

所以，各位家長一定要注意，在穀雨時節少讓孩子喝冷飲。

穀雨養生之起居宜忌

- **「先睡心，後睡眼」**

穀雨為春季 6 節氣之尾，隨著氣溫升高，氣候逐漸變暖，人的皮膚鬆弛，毛孔放大，皮膚末梢血管的供血量增加，這些導致中樞神經系統發生鎮靜、催眠作用，使身體睏乏。此時，調整好睡眠，對春季養生極為重要。

人的起居作息應與日起日落相吻合。雖然我們今天人們的活動已打破時間的限制，但是毫無節制的夜生活，會為人們的健康帶來許多負面效應，亞健康已為人們帶來許多麻煩。因此，當進入穀雨節氣，自然界萬物復甦時，人們應該做到早睡早起，在春光中舒展你的四肢，呼吸新鮮空氣，舒展陽氣，以順應春陽萌生的自然規律。

睡前保健的重點是調養心神，即精神調養，「先睡心，後睡眼」就是這個意思。在睡前半小時應使情志平穩，心思寧靜，摒棄一切雜念，這是一；第二要稍事活動身體；第三睡前要洗臉、洗腳，按摩臉部和搓腳心。腳上有幾條陰陽經絡經過，人體有 66 個通往全身的重要穴位都在足部交錯彙集，所以用比體溫高（40 ～ 45℃）的熱水洗腳，如同用艾條熏灸穴位一樣，能推動血氣運行，溫補臟腑，安神寧心，能消除一天的疲勞，利於入睡。

- **穀雨加強皮膚護理**

穀雨節氣的到來，標誌春天將要過去，夏天將要到來。在這個春季將盡、夏季將至的季節，養生上要注意皮膚的保護。

由於在穀雨節氣，白天溫度比較適宜，很多人喜歡鍛鍊或做室外運動。而在這個節氣，太陽照射強度逐漸增強，在室外工作或運動的人們一定要注意皮膚的保護。有的人在陽光長時間照射下，皮膚會出現紅斑和水泡等，醫學上稱日光性皮炎或晒斑，這多見於夏季，但也有部分人在春夏之交出現。所以當需要外出時，可在皮膚上塗一些防晒霜或是戴上遮陽帽，以預防皮膚受損。如果是過敏性體質的人，運動應選擇早晚為好。

這裡有一個讓皮膚「吃」水果的方法，當你吃水果，如蘋果、鴨梨，請不要把皮拋棄，可順手敷在顏面及肢體皮膚，如能夠堅持，可以護膚養顏。一年四季都可採用，如番茄、西瓜、小黃瓜、蘿蔔、香蕉皮等均可。古人也有春季護膚的經驗方。如宋《太平聖惠方》載有桃花散：在農曆三月三日桃花盛開時，採摘桃花，去雜質後陰乾，搗研為細末，用蜂蜜調成膏，每晚睡前塗搽面部，第二天早晨洗去。連續 4 ～ 5 天可見效，能使臉部皮膚細嫩光潔。

- **房事應有節制**

穀雨節氣的性生活，應值得注意。《千金要方》說：「男不可無女，女不可無男。無女則意動，意動則神勞，神勞則損壽。」陶弘景曾言：「房中之事，能殺人，能生人。譬如水火，知用之者，可以養生；不能用之者，立可致死。」

孫思邈在《千金要方》中指出，房中之術「非欲務於淫佚，苟求快意，務存節慾，以廣養生也；非苟欲強身，以行女色，以縱情意，在補益以遣疾也。」在孫氏看來，房中之術的目的十分明確，那就是為「養生」和「遣疾」而設。如《養性延命錄》中說：「春，三日一施精；夏及秋，一月再施精；冬常閉精勿施。」

可見，穀雨節氣的房事活動可較夏、秋、冬三季為多，此其一；《宜麟策》中說：春分前後，雷將發聲，不宜行房，此其二，可作參考。所謂有度，指春季房事應有節制，不可縱慾無度。穀雨節氣裡，青壯年每週 1 ～ 2 次正常適度的房事不會影響身體健康，但性生活畢竟要消耗一定的精力和時間，過度沉溺於房事之中，必定會對健康、工作和學習帶來不良影響；而老年人的房事當視其身體強弱而定，以少為佳。

穀雨養生之防病抗病

- **穀雨小心頭痛找上你**

「春氣者，諸病在頭」，春季頭痛患者最多，這是為什麼呢？

首先是睡眠節律的改變。由於春天白晝時間明顯延長，早上天亮變早而使人早早醒來，從而造成睡眠不足，引起精神緊張，大腦血管反射性輕度擴張，引發緊張性頭痛。

其次是病毒感染和衣原體感染。春季氣溫變化大，容易導致病毒性疾病的發生。人感染病毒後肯定會發生病毒血症。此時，人體產生抵抗病毒的抗體，去殺滅和清除病毒，引起顱內血管擴張，甚至有輕度顱內壓升高，從而出現頭痛、噁心、嘔吐等症狀。而人體感染衣原體可以發生氣管炎、肺炎、眼結膜炎、尿道炎等，衣原體侵入人體會引起明顯的頭痛、關節痛。

再來是高血壓。春季萬物勃發，高血壓患者的血壓往往隨著氣溫升高而上升。

血壓升高也是引起頭痛的原因之一。

因此，春季預防頭痛應注意調整睡眠時間，抗高血壓和預防感染。此外，飲食治療對於防治頭痛也很重要，下面兩個食療方對頭痛的治療也很有效，大家不妨一試。

1、龍眼殼大棗茶

龍眼殼、大棗各 50 克。將上 2 味水煎取汁，代茶飲用。每日 1 劑。可益氣和血，養榮清竅。適用於氣虛型頭痛，症見頭痛綿綿，過勞則甚，多於上午發作，體倦無力，食慾不振，畏寒少氣等。

2、桑葚女貞子茶

桑葚子 30 克（鮮品 60 克），女貞子 20 克，冰糖 15 克。將上 3 味一起搗碎，放入杯中，用沸水沖泡，代茶飲用。每日 1 劑。可養血柔肝，養榮清竅。適用於血虛型頭痛，症見頭痛如細筋牽引，唇面蒼白，心悸易慌，目眩，怔忡等。

- **穀雨預防神經痛**

穀雨節氣後降雨增多，空氣溼度加大，因此，穀雨節氣以後是神經痛的發病期，如肋間神經痛、坐骨神經痛、三叉神經痛等等。

肋間神經痛表現為一側或兩側脅肋疼痛，中醫將其稱為「脅痛」。《靈樞·五邪》上說：「邪在肝，則兩脅中痛。」《素問·藏氣法時論》又說：「肝病者，兩脅下痛引少腹。」從病因病機上講，肝位於脅部，其脈分布於兩脅，故肝臟受病時，往往會出現脅痛的症狀。因此，在治療上都離不開疏肝行氣，活血通絡的原則。

坐骨神經痛多表現在臀部、大腿後側、小腿踝關節後外側的燒灼樣或針刺樣疼痛，嚴重者痛如刀割，活動時加重。根據臨床症狀不同，坐骨神經痛可分為四種類型：第一種是行痺，以感受風邪為主，疼痛呈遊走性；第二種稱為痛痺，以感受寒邪為主，疼痛劇烈；第三種稱為著痺，以感受溼邪為主，表現為痠痛、麻木、困重；第四種稱為熱痺，發病急劇，並伴有發燒症狀。凡是患上坐骨神經痛者，都應根據上述四型，辨證施治，以疏通經絡氣血的閉滯、祛風、散寒、化溼使營衛調和而痺病得解。

三叉神經痛是面部一定的部位出現陣發性、短暫性劇烈疼痛。該病的發病年齡多在中年以後，女性患者較多。《素問·舉痛論》說：「寒氣入經而稽遲，泣而不行，客於脈外則血少，客於脈中則氣不通，故卒然而痛。」意思是說，此病的病因多為感受風寒之邪，客於面部經絡，致使經絡拘急收引，氣血運行受阻，而突然疼痛。另有素體陰虛，房勞傷精，致陰虛火旺以及肝氣鬱結，鬱而化火，飲食不節，食滯生熱，肝胃之火上衝於面而導致本病的發生。此外，牙、口腔、耳鼻等疾病也能誘發本病。在施治過程中，對感受風寒者，要以疏通氣血為主；肝胃鬱火者，以瀉肝胃之火；陰虛火旺者，應以滋陰降火之法。

- **穀雨胃病的易發期**

春天肝木旺盛，脾衰弱，可在穀雨的十五天及清明的最後三天中，脾卻處於旺盛時期，脾的旺盛會使胃強健起來，使消化功能處於旺盛的狀態中。其實人體在每個季節交替的前十八天內，都會處於這種狀態中，消化功能旺盛有利於營養的吸收，使身體能夠適應下一季節的氣候變化。可是飲食不當卻極易使腸胃受損。所以這一時期也是胃病的易發期。

慢性胃炎常常表現為上腹部不適、燒灼感、食慾不振、口苦、倦怠、消瘦、貧血、頭暈等。如果有規律性反覆發作的上腹痛，伴有泛酸、噁心，嘔吐，並出現嘔血、柏油樣便，那就說明得了潰瘍病。

關於慢性胃炎與潰瘍病的治療，方法很多。除了藥物治療外，飲食調養也相當重要。下面為大家介紹兩款治療胃病的食療方：

1、豆漿白糖飲

豆漿 500 毫升，白糖適量。將豆漿煮沸，調入白糖即成。每日 1 劑，2 次分服。可補虛，清火，化痰，通淋。適用肝胃鬱熱型胃、十二指腸潰瘍，症見胃脘痛勢急迫，有灼熱感，食入痛無明顯緩解，或食少易痛，口苦而乾，喜冷飲，吞酸，嘈雜，煩躁易怒，便祕等。

2、羊乳山藥羹

羊乳 300 毫升，淮山藥 20 克。將淮山藥炒至微黃，研為細末，羊乳煮開後，加入山藥末調勻服食。每日早、晚溫熱服食。可滋陰益氣，潤胃補腎。適用於胃、腎氣陰兩虛所致的腰膝痠軟無力、夢遺滑精、心煩口渴、不思飲食、乾嘔呃逆，以及慢性胃炎、慢性腎炎而屬氣陰虧虛者。

穀雨養生之精神調養

- **穀雨警惕躁鬱症**

由於季節變化，尤其是時令從冬夏進入春秋兩季的時候，出現精神障礙或有精神疾患的患者發生率都會有或多或少的變化，其中躁鬱症就是春季容易出現的精神問題。

憂鬱症的症狀主要表現為情緒低落、興趣全面減退、體力腦力疲乏等。而躁鬱症和憂鬱恰恰相反，它以情感高漲，思維加快，言語、活動增多為主要表現。患有躁鬱症的人常常高談闊論，自感精力充沛，睡眠大大減少，但話題卻沒有中心，而且情緒不穩定，極易大發脾氣。一般來說，這種患者意識不到自己處於病態中，更不願意看醫生。所以只能靠家人及時發現，盡早就診和治療，注意讓患者適當休息，盡量減少外部的精神刺激。

- **精神分裂症春天易復發**

「花椰菜黃，痴子忙」，這是民間一種流行的說法。春天天氣變化多端，人體的內分泌也隨之產生動盪，精神分裂症患者在春季會出現明顯的躁動不安，發病或復發。

精神分裂症和高血壓、胃病一樣，是一種大腦的疾病，都是人體的功能紊亂，並非患者「裝瘋賣傻」。如果發現親人有以下行為：性格變得和以前不一樣，如喜歡一個人獨處，不愛理人，遠離親戚朋友，原先喜歡的事物，現在也不喜歡了；無端多疑，總覺得有人在議論他，有人要害他；聽到不存在的聲音，看到不存在的事物；情緒多變，無故發脾氣或緊張恐懼，容易激動，為一點小事就大吵大鬧講話令人難以理解，聽起來十分深奧，實際卻不合邏輯等，應當盡早到精神專科醫院諮詢。總之，能夠及早認識和發現精神分裂症復發的早期症狀，是預防精神分裂症復發的非常有效的措施。

下面是兩款治療精神病的食療方：

1、百合雞蛋黃湯

百合 7 個，蛋黃 1 個。將百合洗淨，用清水浸泡一夜，次晨以泉水煮百合，取汁 1 碗，乘沸沖調生雞蛋黃，即可飲服。每日 1 劑，2 次分服。有清心安神，養血息風的功效。適用於婦女歇斯底里，症見精神憂鬱，情志煩亂，哭笑無常，呵欠頻作等。

2、蠶豆牛肉湯

鮮蠶豆 250 克，精牛肉 500 克，調味料適量。按常法加水煮湯服食。每 2 日 1 劑。有益氣，健脾，利溼之功效。適用於痰溼內阻型精神分裂症。

祛除嗜好與欲望

穀雨節氣儘管「春瘟」流行，但也不可閉門不出，更不可在家中坐臥太久。傳統中醫認為「久視傷血，久臥傷氣，久立傷骨，久坐傷肉」，所以應當保持樂觀的心情，經常出去散步，多呼吸新鮮的空氣，並進行一些適當的體育運動。身體要注意經常清潔，尤其是手要勤洗。不可做耗費大量體力的工作，也不可思慮太多，因為身心負荷過重對肺會有一定的損傷。

《少有經》上說：「一般來說，對錢物大度而適當工作的人長壽。吝嗇錢財、過度勞苦的人短命。這是因為胸懷寬闊、適當安逸與勞苦儉吝不同的結果。種田的農夫長壽，常吃美味佳餚的人短命，這就是嗜好與欲望對人壽命的影響。有居所的人得病的少，到處流浪的人易得病，這是事務繁忙與清閒造成的區別。所以世俗的人追求名利，修道的人卻從來不謀取什麼。」這是對人之所以長壽的高度概括，只不過在現今社會，要做到這些是很難的。因為競爭激烈，不費一番腦筋是很難在社會上立足的。所以，只要懂得不過度就可以了。

穀雨養生之運動休閒

- **每天跳繩 5 分鐘**

在多雨的春季裡，跳繩是一項不錯的室內運動和健身方式。它是一項全身性的活動，手腳協調配合，可促進人體的協調性。

跳繩對活躍腦神經很有作用。跳繩時呼吸加深，手握繩頭不斷甩動又會刺激拇指的穴位，對腦下垂體產生作用，進而增加腦細胞的活動，提高思維能力。

人在跳繩時，身體以下肢彈跳和後蹬動作為主，手臂擺動，腰隨上下肢的活動而扭動，腹部肌群配合提腿。這對鍛鍊身體的靈敏性、身體姿態、平衡能力和柔韌性都有奇妙的促進作用。

腳是人體之根，有 6 條經脈及眾多穴位在這裡交錯會集。跳繩可以促進血液循環，使人精神舒適，行走有力。

如果您想擁有健康的體魄和健美的身材，如果您想鍛鍊自己的平衡和協調能力，那麼，快去買兩根「跳繩」，每天跳 5 分鐘吧！

- **騎車春遊又瘦身**

充分利用春天的氣候優勢，挑個風和日麗的休息天，約上一幫朋友騎上腳踏車遠遊，「青春作伴」的說說笑笑，不知不覺就進行了一次很好的戶外運動，而且還是一種非常有益的「環保健身運動」。

騎腳踏車遠遊，一般都要去到離市區十幾公里甚至幾十公里的郊外或者他縣，無異於一次長途旅行式的鍛鍊。一旦你察覺了騎車衝鋒的美感，便會發覺騎車原來是如此讓你精神抖擻。騎車過程中的運動量也不算小，心率高的能達到 150 ～ 180 次／分，低的也有 120 次／分，鍛鍊價值非常大。

騎腳踏車是一種很好的有氧訓練方式，如果訓練妥當，其減脂效果會非常不錯。你可以採用中等速度不間斷騎行 40 分鐘以上，同時要注意有規律的呼吸。遇到有坡度的地方時，要盡力騎上去，這樣可以提高雙腿的肌力。還可以採用間歇型騎車法，先以中慢速騎 1 ～ 2 分鐘，再以 1.5 ～ 2 倍速度騎 2 分鐘，再以中慢速騎行，再回到快速，如此交替循環鍛鍊，這樣能提高你對有氧運動的適應能力，同時也達到減脂的效果。

- **穀雨三月中坐功**

穀雨前後一般天氣較暖，雨量也較以前增加，生物生長也較以前旺盛。本法以「穀雨」命名，正是順應這一時令特點所制定的氣功鍛鍊方法。在自然界風氣偏勝的春季，人體的肝氣也相應偏盛，肝氣偏盛，則必然傳之於脾，使脾土受邪發病，而本功法主治「脾胃結痂」。《靈樞·經脈第十》說：「小腸手太陽之脈……是動則病嗌痛，頷腫，不可以顧，肩似撥，臑似折。是主液所生病者。耳聾，頰腫，頸頷肩臑肘臂外後廉痛。」採用本功法鍛鍊，對此有較好的防治作用。

《遵生八箋》中對本功法記載如下：「運主少陰二氣。時配手太陽小腸寒水。坐功：每日丑、寅時，平坐，換手左右舉托，移臂左右掩乳，各五七度，叩齒，吐納，漱咽。治病：脾胃結痂瘀血，目黃，鼻鼽衄，頷腫，肘臂外後廉腫痛，臂外痛，掌中熱。」

此功法的具體動作為：每日凌晨 1：00 ～清晨 5：00 時，盤腿靜坐，運氣調息，然後閉氣。左手用力上舉，右手移至胸前按住乳頭，慢慢呼氣後，閉氣，再換右手用力上舉，左手移至胸前按住乳頭。如此反覆做 5 ～ 7 次，然後叩齒 36 次，調息吐納，津液咽入丹田 9 次。對脾胃損傷瘀血，眼珠發黃、流鼻血、下頷腫埔、小臂外側等部位腫痛，掌心發燒等症有很好的療效。

- **楊力談穀雨養生**

《素問·保命全形論》說：「人以天地之氣生，四時之法成。」這是說人生於天地之間自然界中的變化必然會直接或間接的對人體的內環境產生影響，保持內、外環境的平衡協調是避免、減少發生疾病的基礎。因此，在穀雨節氣時，因降雨增多，空氣中的溼度逐漸加大，我們在調養養生中不可脫離自然環境變化的軌跡，要透過人體內部的調節使內環境（體內的生理變化）與外環境（外界自然環境）的變化相適應，保持正常的生理功能。

此時，我們在調養養生時要考慮穀雨節氣的因素，針對其氣候特點進行調養。

穀雨節氣中人體的消化功能正處於旺盛時期，正是身體受補益的大好時機，但不能像冬天一樣進補，而應適當食用一些具有補血益氣功效的食物，這樣不但可以提高身體水準，還能為安度盛夏打下基礎。

穀雨節氣以後，是神經痛的發病期，諸如肋間神經痛、坐骨神經痛、三叉神經痛等等。在施治過程中，要究其病因，辨其病症，辨證治療。

穀雨節氣的氣溫雖以晴暖為主，但早晚仍有時冷時熱之時，早出晚歸的人更應加倍小心，好好照顧自己，避免染上病痛。

春季六節氣養生總結篇

春季，包括立春、雨水、驚蟄、春分、清明、穀雨 6 個節氣，即農曆 1 月份、2 月份、3 月份。

《靈樞·順氣一日分為四時》云：「一日分為四時，朝則為春，日中為夏，日入為秋，夜半為冬。」一天之中的變化與四時氣候變化規律是一致的，故春季在早晨及日中應注意養陽，多參加戶外活動與身體鍛鍊，舒展筋骨，流通氣血，傍晚與夜半，陽氣開始潛藏，衛外能力減弱，注意保暖防寒，避免寒霜雨露侵襲致病。

道教養生家丘處機在《攝生消息論》中也較詳實的闡明了自己的四時養生觀念。對於春季養生，曾指出「春日融和，當眺園林亭閣，虛敞之處，以暢生氣，不可兀坐，以生他鬱，飯酒不可過多，自造米麵團餅，多傷脾胃，最難消化」，又說「天氣寒暄不一，不可頓去棉衣，老人氣弱骨疏體怯，風冷易傷腠理，時備夾衣，遇暖易之，一重漸減一重，不可以暴去」，「老人切不可以飢腹多食，以快一時之日，致生不測」。春季常有「四肢倦怠，腰腳無力」等症狀，「若稍覺發動，不可便行疏利之藥，恐傷臟腑，別生餘疾」，應「選食治方，性稍涼，利飲食，調停以治，自然暢通，若無疾狀，不必服藥」。他認為，春季應當「避風如避劍，避色如避亂，加減逐時衣，少餐申後飯」。

《素問·四時調神大論》云：「春三月，……夜臥早起，廣步於庭，被髮緩行，以使志生，此春氣之應，養生之道也。」春季陽氣生發，萬物復甦，欣欣向榮，生機盎然，順應天地，應早睡早起，散步於庭院，活動肢體，精神上要條達舒暢，如反其道，會損傷及肝。

以氣候特點來說，春季多風，故春多會因外感風邪引起發燒、惡風、咳嗽等症，治療不當，病邪初起犯肺，進而逆傳心包。如沐浴、酒後、出汗、夜臥等均須注意避免受風，以防造成外風、內風、偏風等各種風疾。春天氣溫上升，細菌、病毒隨之繁殖生長，加上春天人戶外活動增加，使得這一季節的流感、肺炎、流腦、肝炎等流行性、感染性疾病發病增加。中醫將此類致病因素稱為「虛邪賊風」，所以，隨時注意避開此類邪氣，也是養生的重要原則之一。具體方法如避免疾病流行期間到人多擁擠的公共場所，注意飲食衛生，保持室內空氣流通，必要時用食醋薰蒸消毒等。由於春季溫差較大，對血管收縮、舒張的調節要求較高，所以心腦血管病變在春季容易發作，如高血壓、冠心病、心肌梗死、腦中風等。因此，這類患者應特別注意冷暖的調節。春季亦是精神病的好發季節，民諺有「花椰菜黃，痴子忙」的說法。故要注意此類患者的藥物治療監督，以及加強精神調節和心理的疏導。此外，春風也帶來了花粉過敏症，可表現為支氣管哮喘、鼻炎、各種皮膚病、紫癜等各種病變。因此，過敏體質的人，春天要盡可能避免與過敏源接觸，可服用祛風抗過敏的中藥，如防風、蟬衣等進行預防。

根據春天氣候物候變化的特點，有針對性的調養精神情志、飲食起居，能取得事半功倍的養生效果。

精神情志調養：春令陽氣升發，呈現向上向外舒展的趨勢。從天人相應的觀點出發，中醫認為春季人的精神情志應保持舒暢、豁達，即應做到心胸開闊，情緒樂觀。中醫藏象理論認為，春與肝相應，肝主疏泄，在志為怒，與人的精神情志活動有著密切關係。如果情志憂鬱或惱怒，就可損傷肝臟，繼而發生各種病變。故春病多在肝，宜調達肝之鬱氣，適應於生發天時，其功效甚至非藥所能比。春季肝氣充盛，易出現精神疲憊、心情煩躁，故應保持樂觀愉快，調達舒暢肝氣。切忌幽居室內，孤坐獨居，自生鬱悶，應遵循春季宜暢不宜鬱，宜升不宜滯的原則。諸如陶醉於明快的音樂，開懷於相聲小品，舞劍弄扇，踏青問柳，登高賞花等方法皆使人精神愉快，體內氣血流通，是春季適用的調神養生法，可根據個人的興趣和愛好選用一二，長期堅持，必有收穫。

起居調養：《素問·四氣調神大論》指出春天的作息規律應是：「夜臥早起，廣步於庭，披髮緩行，以使志生。」意思是春天應晚睡早起（相對於冬季而言），起床後不要急於束髮更衣，應散披頭髮，著寬鬆衣服，以舒緩形體，使氣血流暢、神情怡然。如此，有助於機體快速適應季節交替的變化，保持健康身體。春季是冬季到夏季的過渡季節，冷暖交替，氣溫變化大，對於體質較弱、抵抗力差的人容易患傷風感冒等呼吸道疾病。雖然「一場春雨一場暖」，但仍要注意防寒，春捂秋凍是有一定道理的。冬季剛過，人們的肌體對冷暖多變的早春天氣還不很適應，應多穿點衣服「捂一捂」，以免天氣突變、氣溫驟降，受冷生疾。衣著更換較頻繁，增減衣服要隨氣溫變化，尤其早晚仍較涼。春季皮膚開泄，勿當風脫衣，早晚應注意保暖。早些起床進行體育活動，以舒展筋骨，疏通氣血，增強體質。老人兒童氣弱該怯，易冷易熱，尤須慎重。春季陽氣始生，應注意養護人體毛氣。平素謹遵「春捂秋凍」，性生活不宜過頻，防止因貪歡縱慾，房室過度而耗損元陽。

春天來了，萬物生長，花香草青樹葉綠，室外空氣比室內新鮮的多，室內除了有烹飪時產生的油煙，還有人呼出的化學物質，如果家中有呼吸道傳染病的人，空氣中還會漂浮病毒、病菌。因此要經常打開門窗通風透氣。天氣晴朗時多晒被褥，既可保持被褥的乾燥，又能利用太陽紫外線殺菌消毒，有利於身體健康。在行動上，春日陽和，萬物復甦，當擇融和春日，出遊踏青，以受天地之陽氣。要利用業餘時間到戶外活動，做健身操、打太極拳，活動筋骨鍛鍊身體，有利於增強體質提高抗病能力。節假日和家人外出郊遊踏青，呼吸大自然的清新空氣，調節精神和情緒。但年老體弱者，須謹慎行事，量力而行。

跟著節氣養生

夏天做空氣浴，秋天洗冷水澡……
顛覆想像的四季養生！零成本的自然保健法

立夏篇

每年5月5日或6日為「立夏」節氣。中國自古習慣以立夏作為夏季開始的日子，《月令七十二候集解》中說：「立，建始也。」「夏，假也，物至此時皆假大也。」這裡的「假」，即「大」的意思。實際上，若按氣候學的標準，日平均氣溫穩定升達 22°C以上為夏季開始。

立夏養生之飲食調理

- **立夏飲食要點**

立夏後氣溫漸熱，心臟的工作強度日漸增大，所以飲食應以順「心」為主。故宜吃些具有祛暑益氣、生津止渴、養陰清熱作用的飲食，宜吃性涼多汁的新鮮果蔬，宜適當飲水和清涼飲料；長夏暑溼之氣容易侵擾人體，使人出現倦乏力、食不振、口無味、身嗜睡的「苦夏症」，此時又宜吃些具有芳香開胃、健脾化溼作用的食品；炎夏季節，老年人因熱天消化液分泌減少、心腦血管不同程度的硬化，故宜吃些清補食物為主，輔以清暑解熱、護胃益脾作用的食物，和具有降血脂、降血壓、護血管作用的食品；嬰幼兒肌體嬌嫩，正處於新陳代謝旺盛的生長期，夏季炎熱多汗，鈣、磷代謝增強，以及鋅、鎂、鈉等隨汗丟失，當進食含鈣、鋅等微量元素豐富的清補食品，促使機體生長。

孫思邈在《攝養論》中說：「四月，肝臟已病，心臟漸壯。宜增酸減苦，補腎強肝，調衛氣；五月，肝臟氣休，心正王，宜減酸增苦，益肝補腎，固密精，臥起懼早；六月，肝氣微，脾臟獨王。宜減苦減鹹，節約肥濃，補肝助腎，益筋骨。」

在炎熱的夏季，忌吃油膩、煎爆等難以消化的食物，忌吃辛辣香燥的食品；素有脾胃虛寒之人，即使炎夏，也切忌多吃暴食生冷性寒之物；婦女在月經期間或產後期間，雖然天氣炎熱，亦忌食生冷性涼的物品；夏季微生物十分活躍，含蛋白質或脂肪豐富的動物性食品，極易腐敗變質，所以，夏季宜少吃葷腥之物，尤其是變質食品，尤當禁忌。

- **立夏喝老薑湯保腸胃**

民間有「冬吃蘿蔔，夏吃薑，不找醫生開藥方」的諺語。夏天以喝老薑湯代茶，可以溫陽散寒，保護腸胃。

現代醫學研究證實，常食生薑有利於人體各個組織器官的健康，使人益壽延年。生薑的辣味成分具有一定的揮發性，能增強和加速血液循環，刺激胃液分泌，幫助消化，有健胃的功能。生薑還可以抑制老年斑的形成，延緩衰老體徵的出現，其美容作用大大超過維他命 E。生薑可治暈車暈船：生薑一片貼於肚臍，外貼一張傷溼止痛膏，有明顯的緩解作用。生薑也是傳統的治療噁心、嘔吐的中藥，有「嘔家聖藥」之譽。

老薑湯的製作很簡單，也很有效。把老生薑切成薄片，用 3 ～ 10 克，喝湯代茶即可。

- **立夏宜食泥鰍**

泥鰍是適宜夏季食用的食品。泥鰍的肉質細嫩，味美富於營養，據測定，泥鰍含蛋白質、醣類、礦物質（鈣、磷、鐵）和維他命（A、B、C），其含量均比一般魚蝦高，脂肪成分較低，膽固醇更少，並含有不飽和脂肪酸，被譽為「水中人參」。

中醫認為，泥鰍有調中益氣，祛溼解毒，滋陰清熱，通絡益腎等功效。同時也是消腫保肝的佳品。它對皮膚瘙癢、糖尿病、陽痿、痔瘡、癬疥、盜汗、水腫及各類心血管疾病均有一定的療效。夏季多食泥鰍有助於小孩生長發育，老人多食泥鰍，可抵抗血管衰老，對高血壓等心血管病有抑制緩解作用。泥鰍滑液還有較好的抗菌消炎作用。

立夏養生之起居宜忌

- **立夏要防「溼」**

夏季天地之氣相交，酷暑當空，溼氣上蒸。由於氣溫變化較快，天晴時暴熱，下雨時陰涼，因此有「長夏多溼」之說，特別是在梅雨季節，太陽照射，不斷使水分由水面、潮溼的土壤和植物覆蓋面蒸發於大氣中，氣溫越高，空氣中水蒸氣越多，暑熱越重，空氣越潮溼，水分就更不易蒸發，這就是常說的「暑必夾溼」。夏季暑溼當令，易侵襲人體而致病，如可導致脾胃運化受制，表現為精神不振、食慾減少、汗腺關閉發不出汗和低熱纏綿。

對於夏季防溼，應做到以下幾點：

一是要改善居住環境，避免潮溼。夏季陰雨季節或霧天要少開窗戶，而當室外豔陽高照時，要適當開窗通風；夏季使用冷氣時，要經常利用其除溼功能。

二是飲食宜清淡。要多食用消熱利溼的食物，使得體內溼熱之邪從小便排出，這些食物有綠豆粥、荷葉粥、紅豆粥等。

三是要避免外感溼邪。陰雨天要及時避雨，萬一涉水淋雨，回家後可飲服薑糖水，如有頭重、身熱等症狀，可服用藿香正氣丸等藥物。衣服汗潮後，要及時洗澡更衣。梅雨過後，一定要晾晒衣被，以驅潮消霉。

- **居室布置很重要**

夏天到來之前對居室的布置也須引起重視。

首先要對居室進行一下全面打掃，該收的衣物如棉絮、棉衣等要全部收起來，要調整好影響室內通風的家具，以保持室內有足夠的自然風。

其次，在室內應採取必要的遮陽措施。設法減少或避免一些熱源和光照；窗子應掛上淺色窗簾，最好是在窗戶的玻璃上貼上層白紙或蠟紙，這樣可以求更加涼爽。如果白天太陽光強的話，應在上午 9 點至下午 6 點之間關好門窗，並拉上窗簾，使室內的空氣得到流動，從而降低溫度。

另外，要想辦法消滅蒼蠅，因為蒼蠅是傳播病菌的主要媒體，同時，消滅蒼蠅也是預防腸道傳染病的重要環節。

- **加強固精的修練**

進入立夏時節，按照中國古代的房事養生原則，便應該開始適當控制性交次數了，因為天氣日漸炎熱，需要強健的身體才能適應這種氣候。古人認為夏季應當半個月一泄精。這裡需要提醒大家一下，古人所說的泄精與性交不是一回事，因為古人認為性生活應當是多交少泄的。可是在現在，由於工作壓力大或是擾亂心神的事情太多，不要說交而不泄，就連不交而泄也大有人在。所以一進入夏季，首要任務便是要加強固精的修練。

《勿藥元詮》中為我們介紹了一種固精祕訣，書中記載如下：「一擦一兜，左右換手，九九之功，真陽不走。戌亥二時，陰旺陽衰之候，一手兜外腎，一手擦臍下，左右換手，各八十一，半月精固，久而彌佳。」

意思是說，一隻手兜住陰囊，另一隻手摩擦，左右手交換各摩擦 81 次回，可以使真陽不走，起到固精的作用。此法應當晚上 9：00 至淩晨 1：00 練習。因為此時是陰氣旺盛陽氣衰弱的時候。此時用一隻手兜住陰囊從下往上摩擦，另一隻手從肚臍往下摩擦。左右手交換，分別做 81 次，半個月便可以起到固精的作用，長期練習，效果會更好。

立夏養生之防病抗病

- **讓身體出出汗**

汗對於人的身體健康起著重要作用，人的體溫是透過汗的排泄來調整的。同時，汗還起著排泄體內廢物、調節體液的作用。另外，汗能使皮膚表面保持酸性，是防止細菌侵襲的「屏障」。

隨著夏季的到來，氣溫逐漸升高，因此人體變得容易出汗，如果汗液長時間滯留在皮膚和衣服上就會發酵變質而有臭味。所以，出汗後要及時擦乾換衣。汗足對於嬰兒和腳氣病患者來說是個大敵，不及時擦掉易患溼疹或斑疹。

一個人如果不出汗，對健康是不利的。所以，每天應適量活動一下，出點汗然後洗個澡，這樣便能使你健康的度過炎夏。

- **立夏防「上火」**

立夏之際，由於氣候比較乾燥，人體的水分容易透過出汗、呼吸而大量丟失，再加上天氣變化反覆無常，使人體的新陳代謝不能保持平衡和穩定，導致生理機能失調而致使人體的大腦——尤其是體溫中樞指揮失靈而引起「上火」。從而導致咽喉乾燥疼痛、心煩易怒、眼睛紅赤乾澀、鼻腔熱烘火辣、嘴唇乾裂、食慾不振、大便乾燥、小便發黃等症狀。

要防止「上火」，首先要注意適當休息。多吃蔬菜、水果，忌吃辛辣食物。多飲水或喝清熱飲料，促進體內「致熱物質」從尿、汗中排泄，達到清火排毒的目的。必要時可服用牛黃上清丸、三黃片、青果丸等清火藥物。

立夏要防「氣溫驟升症候群」

隨著夏季的到來，氣溫驟然升高，許多人會出現心情煩躁、注意力不集中和記憶力減退等症狀。從而患上「氣溫驟升症候群」。

氣溫驟然變化是一種對人體的惡性刺激。隨著氣溫的驟然升高，有許多人會感到心裡煩躁，午後精力難以集中。由於高溫會引起人體出汗過多，體內水和電解質平衡失調，進而影響情緒和心理。從而出現面紅氣促、毛孔弛張、食慾減退、入睡困難、心率加快的症狀，同時心理表現為心情煩躁、易於激動、注意力不集中、記憶力減退等症狀。

要防止「氣溫驟升症候群」，就應減緩外界環境對人體的刺激，增強自控能力，保持平和心態。在生理方面，要盡量壓縮外出活動時間和減少劇烈活動量，適當調節好休息時間；要注意多飲水，補充身體水分，使身體保持足夠的水分；在做戶外活動時，要注意戴好涼帽或遮陽傘，防止烈日對頭部的直接照射。在心理上，要增強自我控制能力，對因煩躁引起的易怒，要學會心理暗示，調節好氣溫驟然升高對心理帶來的不利影響。

立夏養生之精神調養

- **立夏宜護心**

進入立夏時節，天氣漸熱，植物繁盛。中醫認為此時人體的心臟機能處於旺盛時期。根據順應四時的養生法則，人在整個夏季的養生中要注重對心臟的特別養護。

心的生理特性主要表現為兩個部分：其一，心為陽臟而主陽氣。也就是說心為陽中之太陽，心的陽氣能推動血液循環，維持人的生命活動。心臟的陽熱之氣，不但維持了本身的生理功能，而且對全身有溫養作用。「心為火臟，燭照萬物」故凡脾胃之腐熟運化，審陽之溫煦蒸騰，以及全身的水液代謝、汗液的調節等等，都與心陽的重要作用分不開；其二，心與夏氣相通應。心通於夏氣，是說心陽在夏季最為旺盛，功能最強。

立夏之時，老年人氣血易滯，血脈易阻，每天清晨可吃少許蔥頭，喝少量酒，使氣血流通，心脈無阻，便能防止心病發生。夏練要以靜為主，採取不勞形神，不傷津液的方式進行鍛鍊。並且情宜開懷，安閒自樂，切忌暴喜傷心。

- **夏季養神很重要**

「冬季要藏」，「夏季要生」。神氣充足則人體的機能旺盛而協調，神氣渙散則人體的一切機能遭到破壞。《黃帝內經》裡指出：「南方生熱，熱生火」，而火熱主夏，內應於心。心主血，藏神，為君主之官。七情過極皆可傷心，致使心神不安，如《黃帝內經》裡所說：「悲哀愁憂則心動，心動五臟六腑皆搖」，這裡一方面說明了不正常的情志皆會損傷心的功能；另一方面又說明了，若心的功能受到影響，會影響人體的一切機能活動，在這個意義上說，夏季養神就顯得極為重要。

古代養生學家認為，智慧者養生之道，必定是順應四時氣候，適應寒暑，情志和平，喜怒有度，居住平安，調節運動和休息。夏天養神同樣須遵循此順時養生法則，關鍵就在於盡量使人的神志活動適應夏季陽氣旺盛之變化規律，盡量情緒外向，心胸開闊，以使「志長」。

- **老人要心平氣和**

酷暑盛夏，火氣旺盛，老年人在精神、心理等方面，應息其怒，靜其心，安其神，使神經系統處於寧靜狀態。在日常生活中，要養成心平氣和的性格，常有冰雪在心之感，切不可煩躁激動。

心平，無非分之念，見可欲而不迷狂。氣和，不卑不亢，不疾不滯，安舒寧靜。心平，會較客觀的看事物，氣和，易於體會彼我立場，聆聽弦外之音。心平氣和，和緩執中，安泰莊重，能消弭爭端於無形。

心平氣和，是身心良好的標誌，是一種胸襟氣度。它也是一種氛圍，不咄咄逼人，又廣大自在，如和風輕雲流水。它是閱歷滄桑，壯懷激勵以後的一種平和。

在快節奏的生活，忙碌的應該是身體和頭腦，心不可以迷失，氣不可以慌急，正如一座大湖，波浪起伏，水勢縱橫，而天上高懸一輪明月，寧靜無比。

立夏養生之運動休閒

- **耐熱鍛鍊克酷暑**

在盛夏酷暑的日子裡，高溫環境對人體是個嚴峻的考驗。很多人會在盛夏熱浪的襲擊中出現這樣那樣的不適，有的還可能會出現比較嚴重的症狀，如中暑等。但同樣是面對熱浪，為什麼有些人受到的影響較小呢？究其原因，主要是人的耐熱能力不同所致。

有研究顯示，獲得或提高耐熱能力的最佳方法是進行耐熱鍛鍊，即在逐漸升高的氣溫下進行鍛鍊，以達到適應更高溫度環境的目的。而初夏這一時段，日平均氣溫的變化正好符合「逐漸升高」的特點，所以是進行耐熱鍛鍊的最好時機。

那麼如何進行耐熱鍛鍊呢？每天抽出 1 小時左右進行室外活動，可根據天氣情況，選擇氣溫在 25℃左右、溼度在 70% 以下的環境，進行散步、跑步、體操、拳術等鍛鍊項目，每次鍛鍊都要達到出汗的目的，以提高機體的散熱功能。但當氣溫高於 28℃，溼度高於 75% 時，要減輕運動量，以防中暑。

經過初夏一個多月的耐熱鍛鍊，盛夏來臨之時，即使室內氣溫在 28 ～ 31℃，室外氣溫在 36 ～ 39℃以上，人體也不會感覺太熱。

- **修養心臟功法**

《黃庭遁甲緣身經》對本功法的記載如下：「且夫心者夏之用事也。天地氣交，萬物華結，亥寢丑起，無厭於養，英成實長。夏之德也，逆之則傷心。常以四月、五月、六月弦朔清旦，南面端坐，叩金梁九。漱玄泉三；靜思吸離宮之赤氣，入口三吞之，以補呵之損，植其靈府。開心穴，餌離火，溜玉女，神平體安，眾殃不害，金火不能傷，治神之靈也。」

此功法具體動作為：於農曆四、五、六月的弦朔日的清晨，面朝南方端坐，去除雜念，叩齒 9 次，然後將口中津液鼓漱 3 次，意念中想像有紅色氣體從鼻入口中，並將此氣與口中津液一起分 3 次咽入丹田。此功法使人在夏天神平體安，增強心臟功能而不傷及肺臟。

• 立夏四月坐功

立夏以後，天氣轉向炎熱，陽氣盛極，萬物旺盛而壯，人體的生理活動更加活躍。本法以「立夏」命名，正是順應這一時令特點而制定的氣功鍛鍊方法。立夏時節人體疾病多表現在手厥陰心包經。手厥陰心包經起於胸中，屬心包，下行，依次絡於上中下三焦。其分支從胸中分出，橫行至腋下三寸處，又上抵腋下，沿上肢內側中線入肘，過腕，至掌中，循中指出其端。另有支脈從掌中分出後，沿無名增出其尺側端，交於手少陽三焦經。其主要病症有目黃、面赤、上肢痙攣、胸脅脹滿、手心熱、腋腫、心悸、心煩、精神失常等。堅持鍛鍊本功法，對以上病症有較好的防治作用。

《遵生八箋》中對本功法記載如下：「運主少陰二氣，時配手厥陰心包絡風木。坐功：每日以寅、卯時，閉息瞑目，反換兩手，抑制掣兩膝，各五七度，叩齒，吐納，咽液。治病：風溫留滯經絡，腫痛，臂肘攣急，腑腫，手心勢，喜笑不休，雜症。」

此功法具體動作為：每日凌晨 3：00 ～早上 7：00 時，靜坐於床上，屏住呼吸，閉上雙眼，手心向外，十指交插抱住膝蓋向內用力，膝部向外用力，5 ～ 7 次，然後叩齒 36 次，調息吐納，津液咽入丹田 9 次。對於治療因風溼滯留經絡而引起的各種腫痛，肘臂痙攣、胸腹腫漲、手舞足蹈，喜笑難以控制等雜症有較好的效果。

• 楊力談立夏養生

《素問·四氣調神大論》日：「夏三月，此謂蕃秀；天地氣交，萬物華實」。夏三月是指從立夏到立秋前，包括立夏、小滿、忙種、夏至、小暑、大暑六個節氣。立夏、小滿在農曆四月前後，稱之為孟夏（夏之初），即夏天的開始，這時氣溫逐漸升高，百物生發。所以，立夏時對心臟的養護至關重要。

《醫學源流論》又日：「心為一身之主，臟腑百骸皆聽命於心，故為君主。心藏神，故為神明之用。」在中醫文獻中對心解釋為「生理之心」和「思維之心」，「生理之心」即指實質性的心臟；「思維之心」是指接受和反映外界事物，進行意識、思維、情志等活動的功能。《醫學入門》日：「血肉之心形如未開蓮花，居肺下肝上是也。神明之心……主宰萬事萬物，虛靈不昧是也。」暑熱的夏天，不但促進著心臟強力運作，而且溫養全身。在中國古代醫學理論中，人和自然界是統一的整體，

跟著節氣養生

夏天做空氣浴，秋天洗冷水澡……
顛覆想像的四季養生！零成本的自然保健法

自然界的四季陰陽相互消長變化，和人體的五臟功能活動相互關聯通應。「人通天，心屬夏」，也就是說，夏天這個季節心氣最旺，功能最強，同時也需要更多的養護。

心的生理功能：通血脈，舉神志。心通血脈包括了通血、通脈兩方面。血指血液，脈指脈管，又稱經脈，是血液運行的通道。心臟和脈管相連，形成一個密閉的系統，成為血液循環的樞紐。心臟不停的跳動，推動血液在全身脈管中循環無端，流而不息，成為血液循環的「動力源」。而血液運載的營養物質能供養全身，使五臟六腑、四肢百骸、肌肉皮毛以及整個全身細胞都得到營養，以維持其正常、穩定的生理功能。心臟功能正常，則脈象緩而有力，節律均勻，面色紅潤、細密、光澤;若心臟不力，則會出現血氣不暢，脈管空虛而見面色無華，脈象細弱無力，氣血凝滯，血脈受阻而見唇青舌紫，心前區憋悶和刺痛，脈象促、澀或結、代。

心舉神志，既是心舉神明，有稱心為諸神之府。所謂的神，中醫學對其有廣義和狹義之分。廣義的神，是指整個人體生命活動的外在表現，我們不妨用現代的稱謂，叫它「神韻」、「風采」，它涵概了人體的形象、面色、眼神、言語、應答、肢體活動的姿態等；而狹義的神，即心所主之神志，多指人的精神、意識、思維活動等。神的形成在古學中認為，精氣是構成人體和維持機體生命活動的物質基礎，也是「神」之依附。神由先天之精氣所化生，胚胎形成之即，生命之神也就產生了。在人體生長發育過程中，神依賴於後天水穀精氣的充養，正如《靈樞·平人絕穀》中所說：「神者，水穀之精氣也。」心主神志的生理功能也包含了兩個層面。一，在正常情況下，神明之心反映著客觀外界事物，進行精神、意識、思維活動；其二，神明之心為人體生命活動的主宰，在臟腑之中居於首要地位，五臟六腑皆在心的統一指揮之下，才能進行協調的正常活動。

心臟的生理功能表現為：其一，心為陽臟的最大統治者。也就是說心為陽中之太陽，心的陽氣能推動血液循環，維持人的生命活動，使之生機勃勃，故喻之為人身之「日」也。《醫學實在易》稱：「蓋人與天地相合，天有日，人亦有日，君父之陽，日也。」心臟的陽熱之氣，不但維持了本身的生理功能，而且通流全身，溫養五臟六腑。「心為火臟，燭照萬物」，故凡脾胃之腐熟運化，審陽之溫煦蒸騰，以及全身的水液代謝、汗液的調節等等，莫不與心相印；其二，心通夏氣。即人與自然界是統一的整體，自然界的四時陰陽消長變化，與人體五臟功能活動是相互關聯、相互通應的。

心交於夏，盛於熱，旺於暑，是說心陽在夏季最為旺盛，功能最強。故立夏之養生，應當極其專「心」。

小滿篇

小滿時值西曆 5 月 21 日前後。從小滿開始，小麥、冬小麥等夏收作物，已經結果，籽粒飽滿，但尚未成熟，所以叫小滿。小滿有「大落大滿，小落小滿」之諺語。「落」是下雨的意思，雨水愈豐沛，將來愈是大豐收。本節氣氣溫最高可達35°C以上。諺云：「小滿高粱芒種穀，立夏種上玉蜀黍」、「小滿晴，麥穗重」。

小滿養生之飲食調理

- **小滿飲食要點**

夏季萬物繁茂，生長最旺盛，人體生理活動也處於最旺盛時期，消耗的營養物質為四季最多，所以，就及時適當補充，才能使身體不受損傷。時至夏日，治病用藥時要偏於清涼，如菊花、蘆根、沙參、元參、百合、綠豆之類，配伍煎水代茶、煮粥均可，切忌過於溫熱損傷陰津；也不宜過於寒涼滋膩，反使暑熱內伏，不能透發。

對各種類似的皮膚炎患者，均宜以清爽清淡的素食為主，常吃具有清利溼熱作用的食物，如紅豆、薏仁、綠豆、冬瓜、絲瓜、黃瓜、金針花、水芹、荸薺、黑木耳、藕、胡蘿蔔、番茄、西瓜、山藥、蛇肉、鯽魚、草魚、鴨肉等；忌食高粱厚味，甘肥滋膩，生溼助溼的食物，如動物脂肪、海腥魚類、酸澀辛辣、性屬溫熱助火之品及油煎熏烤之物，如生蔥、生蒜、生薑、芥末、胡椒、辣椒、茴香、桂皮、韭菜、茄子、蘑菇，海魚、蝦、蟹各種海鮮，牛、羊、鵝等肉類。

- **選用合適的飲料**

由於夏季氣溫比較高，人體出汗多，為保持機體平衡，需補充一定的水分。人們除用開水外，也常飲些飲料來清暑消渴，清心醒腦，生津除煩。當然，大多數人喜歡冷飲，圖個爽快，但是，選用飲料，也要根據個人的體質，同時因地合理享用。

目前市場上的飲料主要有糖類、糖鹽類、中草藥類三種，從事高溫作業的人員宜飲用糖鹽類飲料，氣虛津少的人喝中草藥類飲料為宜。而對於嬰幼兒，中老年體弱者，切不可貪吃冷飲，以免驟冷驟熱，使機體平衡失調，對健康不利。

- **鴨肉助你平安度夏**

夏季飲食也可進補，關鍵在於選對補品。比如鴨肉就是很適宜夏季的補品。

鴨肉不僅富含人在夏天急需的蛋白質等營養，而且能防疾療病。《日用本草》中記載：鴨肉可「滋五臟三陰，清虛勞之熱，補血解水，養胃生津」。中醫認為，鴨肉味甘、鹹，性微寒，具有滋陰養胃、清肺補血、利水消腫的功效，從中醫「熱者寒之」的治病原則看，特別適合體內有熱、上火的人食用，如低燒、虛弱、食少、大便乾燥和水腫等，而這類疾病多見於夏季。

如鴨和海帶燉食，能軟化血管、降低血壓，可防治動脈硬化、高血壓、心臟病；鴨肉和竹筍燉食，可治痔瘡出血；鴨與火腿、海參共燉，燉出的鴨汁善補五臟之陰；鴨肉和糯米煮粥，有養胃、補血、生津之功，對病後體虛大有裨益。可見夏季應多吃些鴨肉類食品。

小滿養生之起居宜忌

- **老人不宜「坐木坐硬」**

俗話說：「冬不坐石，夏不坐木。」此節氣中，氣溫高、溼度大。木頭，尤其是久置露天裡的木料，如椅凳等。露打雨淋，含水分較多，表面看上去是乾的，可是經太陽一晒，溫度升高，便會向外散發潮氣。如果在上面坐久了，使人容易患上消化不良、皮膚病、痔瘡、風溼和關節炎等疾病。所以在此節氣中要注意不能長時間坐在露天放置的木料上。

第二個就是不要坐「硬」，老年人如果長期坐硬板凳，容易患坐骨結節性滑囊炎，屁股一接觸板凳就會疼痛，且難以治癒。所以，老年人應該常備個薄墊子，以防患病。

- **夏日防暑必備藥品**

盛夏酷暑，高溫燥熱，常使人們食無味、睡不香，容易出現頭暈、頭痛、乏力，甚至噁心、嘔吐等症狀，為了安全度夏，家庭小藥箱中準備一些防暑藥物是很有必要的。

藿香正氣水：有清暑解表之功效。對於治療暑天因受寒所致的頭昏、腹痛、嘔吐、腹瀉等能起到不錯的效果。外感風寒的患者用此藥最為受益。

清涼油：有清暑解毒之功效。對於治療暑熱引起的頭昏頭痛，或因貪涼引起的腹瀉能起到不錯的效果。

風油精：灑數滴於手帕掩鼻吸入可提神醒腦、解暑，外搽內服可治療和預防傷風感冒、頭痛、牙痛、風溼骨痛、小兒肚痛、暈舟車及蚊蟲叮咬。

十滴水：有祛暑散寒、健胃之功效。對於治療中暑所致的頭昏、噁心嘔吐、胸悶腹瀉等症能起到不錯的效果。同時，它還可外用治療痱子或輕度皮膚損傷。

金銀花：有清熱解毒，宣散風熱之功效。可開水泡代茶飲。

荷葉：有清暑利溼之功效。對於治療中暑所致的心煩胸悶、頭昏頭痛等症能起到不錯的效果。有高血壓患者尤宜。以開水泡代茶飲。

- **房事中的十修、八道、十已**

中國古代房中論述極多，這些既是古人為適應多妻制社會的性經驗，又是古代房事養生的重要成就。在此節氣中，重點向大家介紹一下古代房中的十修、八道、十已。

十修即一是導氣，二是含口中津液，三是使陰莖勃大，四是撫摸女性陰蒂，五是選擇適宜的時機，六是開始交合時不能急躁，七是交合動作要輕柔，八是等待精氣盈滿，九是要吸陰補陽，十是暫停抽送，行深呼吸鎮守精氣。

八道為一是高一點，二是低一點，三是靠左邊摩擦，四是靠右邊摩擦，五是深刺，六是淺刺，七是快速抽送，八是緩慢抽送。

十已指十個交合中的徵候，即一已（即第一個回合完畢）出現清新涼爽的感覺；二已是可聞到烤骨頭的焦香氣味；三已可聞到焦躁味；四已是陰部產生油膏狀的分泌物；五已是可聞到稻穀一般的清香氣；六已是陰部十分潤滑；七已是交合能夠持久；八已是陰部分泌物如濃稠的凝脂；九已則分泌物如膠似漆；十已則精衰氣弱，之後陰部出現滑溜的現象，清涼之氣又會出現。此時女子已達到高潮，房事已大功告成。房事告成的特徵是，女子鼻尖冒汗，嘴唇發白，手腳皆動，臀部不沾席，此時男子應當停止性交，進行採補。

小滿養生之防病抗病

- **炎夏女人要防「首飾病」**

「愛美之心，人皆有之」。隨著夏天的到來，很多女士都會選擇各種首飾來裝扮自己，讓自己更加漂亮。然而，愛美的你是否知道，佩戴首飾也要講究方法，如果佩戴不當，還可能引發各種「首飾病」。

女性常戴的金屬項鍊中不少是 K 金首飾，而 K 金首飾在製作過程中，為了取得更好的外觀效果，這些金屬中都按比例摻入了少量的鉻、鎳、銅等其他金屬。有一些價格低廉的多種金屬合金製品，成分非常複雜，且加工工藝技術程度低，常常含有一些對人體有害的元素，如長期佩戴，可能導致皮膚病。

其次是戒指，戒指套在手上後，很少取下來，而夏天出汗較多，會造成戒指周圍局部潮溼，從而使黴菌和細菌大量生長繁殖，引起皮膚病。所以，戒指一定要「常戴常摘」，並且經常清洗。

還有「穿刺型」首飾。由於穿刺受損的局部組織和首飾不斷摩擦接觸，非常容易引起皮膚感染，如果是本身屬於過敏體質的人，反應也許更為強烈。所以，一定要根據自己的體質來決定是否購買「穿刺型」首飾。

- **小滿要防日晒傷**

日晒傷又稱晒斑，是夏天易患的皮膚病。主要是由於強烈日光照射後引起的局部急性紅斑，屬水腫性皮膚炎症。一般是在日晒後數小時至十餘小時後，在外露的皮膚上出現紅斑，較重的可能會有燒灼感、刺痛和腫脹感，消退時，可有皮膚細薄脫屑，留輕度色素沉著斑。

對日晒傷廣泛而嚴重的病例可給予少量潑尼松或消炎痛口服。局部治療可作冷溼敷，外用爐甘石洗劑等。對此病的預防，主要是要經常參加戶外活動，增強皮膚對日晒的耐受性。對日光耐受低的人應當避免過度烈日曝晒，外出時注意適當遮陽，戴寬邊帽，穿淺色長袖衣褲。再就是應用防光劑，如塗用 10% 奎寧，或 5% ～ 10 % 對胺基苯甲酸（PABA）軟膏，或 5% 二氧化鈦膏等。另外， 高蛋白、高維他命飲食、生活規律可增強抗光能力。

小滿養生之精神調養

- **老人入夏須防情感障礙**

在炎熱的夏天，有些人會出現情緒、心境和行為異常，尤其是老年人，變化更為明顯，醫學稱這種變化為情感障礙。所以，對於老年來說，入夏須防情感障礙。

老人夏季情感障礙的發生與氣溫、出汗、睡眠不足和飲食不當有密切關係。在盛夏酷暑，老年人夜間睡眠縮短，食慾差，進食量少，加上出汗多，體內的鈣、鎂、磷、鉀、鈉、鋅、鐵等電解質代謝發生紊亂，影響了大腦神經系統的功能活動，進而產生情緒、心境和行為等異常。

老年人夏季情感障礙主要有以下症狀：情緒煩躁，思維紊亂，愛發脾氣，常因一點小事與家人或同事鬧彆扭。自己也覺得頭腦糊塗，手腳心發熱，不能靜下來思考問題，容易忘事；心境低落，缺乏興趣，對周圍的人和事物漠不關心，缺乏熱情，清晨時心情好一些，下午和晚上心情變壞；行為古怪，患者常固執的重複一些行為動作，如反覆洗臉、洗手、洗澡，甚至也要他人這樣做，否則就大發脾氣、不吃飯、不睡覺。

現代醫學研究顯示，當氣溫超過 30℃、日照時間超過 12 小時，老人發生情感障礙明顯上升。為此，老年人在夏季要注意午睡，補充睡眠時間，也可以利用清晨涼爽時刻多睡一會兒；當氣溫達到 33℃以上時，老年人就不宜進行劇烈運動鍛鍊，以防體能損耗；科學飲食，補充水分和鈉鹽，以防電解質代謝紊亂；在出汗較多時要增加補充鹽分，如多喝菜湯、果汁及含鉀、鈉、氯、鎂等元素的清涼飲料。

- **精神要飽滿**

夏季精神養生的基礎除了要保護好心臟之外，在精神方面還要做到精神飽滿。那麼，怎樣才能使精神飽滿呢？

首先，要時時陶冶自己的性格，檢查自己的不良情緒，如存在急躁、焦慮、憂鬱、憤怒、狹隘等情緒時，一定要設法克服。《管子·內業》裡曾說：「止怒莫若詩，去憂莫若樂，節樂莫若禮，守禮莫若敬，守敬莫若靜，內靜外敬，能反其性，性將大定。」因此，要有計畫的進行修身養性，用豁達、微笑對待不稱心的人和事。

其次，要有好的精神寄託。生活中有許多活動，如書畫、雕刻、音樂、種花、集郵、旅遊等，均能使人精神有所寄託，並能陶冶人們的情感，從而起到移情養性、調神健身的作用。

一是有較好的精神修養，可免除外界不良情緒的干擾；二是有事可做，可使精神不空虛，只要這兩點做好了，精神自然會飽滿。

- **心靜自然涼**

夏日炎炎，往往令人心煩，而煩則更熱，故寧心靜神尤為重要。

邱處機說：「夏三月，欲安其神者」，應「澄和心神，外絕聲色，內薄滋味，可以居高，朗遠眺望，早臥早起，無厭於日，順於正陽，以消暑氣。」他還說，為了避免暑熱，不僅宜在「虛堂、水亭、木陰等潔淨而空敞之處」納涼，更宜「調息淨心，常如冰雪在心，炎熱亦於吾心少減；不可以熱為熱，更生熱矣。」此說很有見地，心靜自然涼也。

《黃帝內經》裡明確指出：「使志無怒，使華英成秀，使氣得泄，若所愛在外，此夏氣之應，養生之道也。」意思是說，在夏天要使精神像含苞待放的花一樣的秀美，切忌發怒，使機體的氣機宣暢，通泄自如，情緒外向，呈現出對外界事物有濃厚的興趣，這才是適應夏季的養生之道。

小滿養生之運動休閒

- **小滿運動要點**

小滿節氣中氣溫明顯增高，要想健康的安渡苦夏，積極進行體育運動，提高身體水準也是很有必要的。古人認為身體強健的人可以「寒暑不侵」，可見中國古代養生學的重要思想便是，透過提高身體水準而適應各種不同的氣候，杜絕疾病的發生，從而得到不老之體。可是夏季應當順應夏季陽消陰長的則律，鍛鍊者應當早起晚睡，早晨鍛鍊最好在清晨。鍛鍊項目以散步、慢跑、打太極拳等為宜。根據「春夏養陽」的原則，不宜做過於劇烈的運動，因為劇烈運動可致大汗淋漓，不但傷陰，也傷陽氣，應當以剛出汗為度。

- **做做空氣浴**

所謂空氣浴，就是裸露身體或穿著短衣、短褲而讓空氣「沐浴」身體。中醫認為，時常進行空氣浴，是外練衛氣的最好方法，其中尤以肺衛病症最為需要，如久咳咳痰、肺脹喘息、易患感冒、衛虛氣弱、對氣候變化的適應力差等。

除氣溫、溼度、氣流對人體作用外，空氣中的離子對人體也有一定的作用。帶陰離子的空氣進入人體後，能改善神經系統、代謝系統、心血管系統和呼吸系統的機能，使紅血球增多，白血球下降，血鉀含量和血糖降低，血鈣含量增加，可提高人的工作效率。陰離子還具有鎮靜、催眠和降低血壓的作用，適用於神經衰弱、高血壓和糖尿病的治療。

所以在日常活動中，要有意的進行空氣浴鍛鍊，以便增進人體對外界的適應能力，獲得一個健康的體魄。

- **小滿四月坐功**

進入小滿時節以後，對於人體來說，生理功能加強，新陳代謝旺盛。本法以「小滿」命名，正是順這一時令特定而制定的氣功鍛鍊方法。暑為夏令主氣，在時為夏，在六氣為暑，在臟為心。所以，本功法主治面赤，心煩，惰動，掌中熱。又心火盛易克伐肺金，故有胸脅支滿，鼻赤等肺的病症。採用此功法鍛鍊，對於這些病症的預防和治療能起到不錯的治療效果。

《遵生八箋》中對本功法記載如下：「運主少陽三氣。時配手厥陰心包絡風木。坐功：每日寅、卯時，正坐，一手舉托，一手拄按，左右各三五度，叩齒，吐納，咽液。治病：肺腑蘊滯邪毒，胸脅支滿，心中憺憺大動，面赤鼻赤，目黃，心煩作痛，掌中熱，諸痛。」

此功法的具體動作為：每日凌晨 3：00 ～早上 7：00 時，正坐，一手手心向上用力托舉，一手手心向下，用力下按，各 3 ～ 5 次，然後叩齒 36 次。調息吐納，津液咽入丹田 9 次。適用於肺臟邪毒積滯引起胸脅漲滿、心顫心慌，心煩心痛，面紅鼻赤，眼珠發黃，掌心發熱等病症的治療。

- **楊力談小滿養生**

在這個節氣的養生中，「未病先防」的養生觀點應該大力提倡。此養生觀點中強調：「天人合一的整體觀和正氣記憶體、邪不可干的病理觀。」人體是一個有系統的整體，人與外界的環境因素密切關聯，人類需要掌握自然規律，並且順應自然界的變化，保持體內體外環境的和諧一致，這樣才能達到防病保健的目的。

中醫的觀點認為，疾病的產生，關係到正氣和邪氣兩方面。邪氣是導致疾病產生的條件，但是人體的正氣不足才是發病的內在原因和根據。這決不是否定外界的因素在一些特定的條件下會起到主導作用。因此，在養生觀中，我們應該盡量從增強機體正氣和防止邪氣入侵兩方面入手，既所謂扶正祛邪。

小滿節氣正值 5 月下旬，氣溫明顯增高，但如果睡覺時貪圖一時涼快，卻容易引發風溼病、溼疹等。

根據小滿節氣的氣候特點，在養生上要注意外調內養。既勤洗澡換衣服，皮膚保持清潔、乾爽，還可以經常進行藥浴和花草浴，精神上特別要注意內斂，力爭做到內靜而外涼。

另外，時至小滿，由於氣溫逐漸升高，人也就變得疲勞，使人精神不易集中，應經常到戶外活動，吸納大自然清陽之氣，以滿足人體各種活動的需求。

跟著節氣養生

夏天做空氣浴，秋天洗冷水澡……
顛覆想像的四季養生！零成本的自然保健法

芒種篇

芒種節氣，時值每年的陽曆 6 月 6 日前後。《月令七十二候集解》：「五月節，謂有芒之種穀可稼種矣」。意指大麥、小麥等有芒作物種子已經成熟，搶收十分急迫。晚穀、黍、稷等夏播作物也正是播種最忙的季節，故又稱「芒種」。春爭日，夏爭時，「爭時」即指這個時節的收種農忙。

芒種養生之飲食調理

- **芒種飲食宜清補**

飲食調養方面，歷代養生家都認為夏三月的飲食宜清補。《呂氏春秋·盡數篇》指出：「凡食無強厚味，無以烈味重酒。」唐朝的孫思邈提倡人們「常宜輕清甜淡之物，大小麥曲，粳米為佳」又說：「善養生者常須少食肉，多食飯」，元代醫家朱丹溪的《茹談論》曰：「少食肉食，多食穀菽菜果，自然沖和之味。」從營養學角度看，飲食清淡在養生中有不可替代的作用，如蔬菜、豆類可為人體提供所必須的醣類、蛋白質、脂肪和礦物質等營養素及大量的維他命，維他命又是人體新陳代謝中不可或缺的，而且可預防疾病、防止衰老。瓜果蔬菜中的維他命C，還是體內氧化還原的重要物質，它能促進細胞對氧的吸收，在細胞間和一些激素的形成中是不可缺少的成分。除此之外，維他命C還能抑制病變，促進抗體的形成，提高機體的抗病能力。對老年朋友來說，多吃瓜果蔬菜，從中攝取的維他命C對血管有一定的修補保養作用，還能把血管壁內沉積的膽固醇轉移到肝臟變成膽汁酸，這對預防和治療動脈硬化也有一定的作用。蔬菜中的纖維素對保持人體大便通暢，減少毒素的吸收以及防止早衰，預防由便祕引起的大腸癌的發生等都是至關重要的。

- **飲食勿過鹹、過甜**

我們在強調飲食清補的同時，也告誡人們食勿過鹹、過甜。飲食過鹹，體內鈉離子過剩，年齡大者，活動量小，會使血壓升高，甚者可造成腦血管功能障礙。甜食吃過多，對人體健康也不利，隨著年齡的成長，體內碳水化合物的代謝能力逐漸降低，宜引起中間產物如蔗糖的累積，而蔗糖可導致高血脂症和高膽固醇症，嚴重者還可誘發糖尿病。由此可見，飲食是養生防病極其重要的一種手段。因此，在夏季人體新陳代謝旺盛，汗易外泄，耗氣傷津之時，宜多吃具有袪暑益氣、生津止渴的飲食。

- **根據體質選水果**

夏季，各種水果相繼上市，水果不僅含有豐富的維他命，水分以及礦物質，而且果糖、果膠的含量明顯優於其他食品，這些營養成分對人體的健康都是非常有益的。

體質偏寒的人要多吃溫熱性的食物，體質偏熱的人，自然要多吃寒涼性的食物，吃水果的也不例外。根據不同人的不同體質，也應當有所選擇。因為水果也有寒、熱、溫、冷、平五種屬性。

寒性體質特徵的人不宜吃寒性的水果。中醫認為，凡是熱量密度低、纖維質豐富，但脂肪和糖分含量少的水果，均為寒性水果，如奇異果、香蕉、甜瓜等。這些寒性水果所含的纖維和水分會占據腸胃，因此寒性體質的人吃了，更不易吸收其他營養食物，體力也會越來越差，身體會更加怕冷。而荔枝、櫻桃、芒果等溫熱性的水果，寒性體質人則應多進食一些。

熱性體質特徵的人不宜吃如芒果、木瓜等熱性水果，這些水果熱量和糖分較高、口感較甜，吃這些水果會使身體的熱量增加，容易上火。而西瓜、火龍果、椰子等，對於熱性體質是比較適合的。

平和類的水果，如葡萄、鳳梨、木瓜、蘋果、梨、橙、橄欖、銀杏、李子等等，不同體質的人則均可食用。

芒種養生之起居宜忌

- **夏日男人別光上身睡覺**

進入芒種時節以後，天氣越來越熱，漸漸使人無法忍受，可天氣雖然炎熱，卻不宜過分貪涼。很多人在夏天喜歡光著上身睡覺，尤其是男士，其理由是不穿衣服可以獲得最大的涼快，其實這種觀念是錯誤的。

眾所周知，皮膚覆蓋在人體表面，具有保護、感覺、調節體溫、分泌、排泄、代謝等多種功能。在人體皮膚上有幾百萬個汗毛孔，每天約排汗 1000 毫升，每毫升汗液在皮膚表面蒸發可帶走 246 焦耳的熱量。氣溫升高到 28°C至 30°C時，人體皮膚水分蒸發會加快，並隨著氣溫的升高而增加。當氣溫高於皮膚溫度時，人就會從外界環境中吸收熱量，如果此時光著上身，皮膚吸收的熱量會更多，而皮膚排出的汗水也會迅速流失掉，起不到透過汗液蒸發散熱的作用。

所以，男士在夏日裡睡覺最好穿上睡衣，使衣服與皮膚之間存在著微薄的空氣層，而空氣層的溫度總是低於外界的溫度，這樣就可達到防暑降溫的效果。雖然是夏天，肚子著了涼也會引起腹瀉。因為即使皮膚上的溫度不斷變化以保持身體的恆溫，但人體的腹部和胸部的皮膚溫度幾乎固定不變，所以就算是熱得難以入睡的晚上，也常有不少人因著涼發生腹痛、腹瀉。

- **夏季驅蚊全攻略**

入夏後，黃梅天將接踵而至，討厭的蚊子又將「嗡嗡」飛舞。人被蚊子叮咬後，除了癢、疼痛外，蚊子還會傳染瘧疾、絲蟲病、登革熱、日本腦炎等多種疾病。驅除蚊子的方法，除了加強生活區域的清潔衛生以外，自身的起居生活也很重要。

吃大蒜可有效驅蚊，因為蚊子不喜歡人體分泌出來的大蒜味；蚊子害怕一些花卉以及清涼油、綠油精之類揮發的氣味，臥室裡擺放一兩盆盛開的玫瑰、薄荷、蘭花、茉莉花等花卉，或放置幾盒揭蓋的清涼油、綠油精，蚊子就會暈頭轉向，繼而逃之夭夭；穿黃色、白色等淺色衣服可減少蚊子的叮咬，穿深藍色或褐色的衣服，被蚊子叮咬的機率會大一點，所以在夏天應穿淺色衣服；蚊子還害怕橘紅色光線，夏日在室內安裝橘紅色的燈泡，或用透光的橘紅色紙套在燈泡上，蚊子會敬而遠之。

- **房事中的十功、八動**

中國古代房中論述極多，這些既是古人為適應多妻制社會的性經驗，也是古代房事養生的重要成就。在此節氣中，我們重點向大家介紹一下古代房中的十功、八動。

十功是指：第一回合不射精，能使耳聰目明；第二回合不射精，能使聲音洪亮；第三回合不射精，能使皮膚有顏色；第四回合不射精，能強健脊骨；第五回合不射精，能壯實大腿和臀部：第六回合不射精，能使尿道通暢：第七回合不射精，能使陰莖勃起堅硬；第八回合不射精，能使皮膚潤澤有光：第九回合不射精，能通曉神明；第十回合不射精，即可起到養生延年的效果。

八動是指：一是女子雙手抱人；二是伸直肘臂；三是伸直腿腳；四是從側面鉤入；

五是舉足向上鉤入；六是男女大腿相交；七是身體平展躍動；八是全身振動。女子抱人是想享受肌膚之親；伸直肘臂是想讓自己身體上部及陰部受到撫摸；伸直腿腳為深度不夠；從側面鉤入是想使陰戶兩旁受到刺激；舉足向上鉤入是想讓男子向深處刺入；男女大腿相交是由於刺入太深；身體平展躍動是想要淺刺；全身振動是高潮將到，希望能保持更久。

芒種養生之防病抗病

- **芒種養生洗藥浴**

芒種過後，午時天熱，人易汗出，衣衫要勤洗勤換。為避免中暑，芒種後要常洗澡，這樣可使皮膚疏鬆，「陽熱」易於發洩。如能在水中加一些藥物，不但讓人更覺渾身涼爽，而且有健身美容、消暑祛熱的特殊功能。

藥浴的使用方法在中國由來已久。據載，自周朝開始就流行用香湯浴潔身。宋明期間，這種香湯浴傳入民間，便出現了專供人們洗芳香浴的「香水行」，逐漸形成了一種習俗。

藥浴的方法多種多樣，常用的浸浴、薰浴、燙敷，作為保健養生則以浸浴為主。我們在這裡主要介紹一下草藥浸泡法：就是直接在洗澡水中加入乾燥的花瓣、青草，最常用的花瓣是玫瑰花；草藥方面最常用的是香茅草葉與艾葉；其他所有芳香的花草皆可用來做藥浴的材料，如薄荷等。若水溫太低，則無法讓草藥的有效成分釋出，可先將這些藥草材料加水熬煮，提取濃汁，再倒入澡盆中，加水調到適當溫度即可浸泡，適用於各種筋骨痠痛等慢性病。

女性中老年朋友可選擇美容護膚方：取綠豆、百合、冰片各10克，滑石、白附子、白芷、白檀香、松香各30克研成粗末，裝紗布袋煎湯浸浴，可使容顏、肌膚白潤細膩。

- **小心冷氣病**

炎炎夏日，許多人幾乎每天都會以冷氣為伴，享受冷氣所帶來的舒適感。但是時間一長，冷氣帶來的可能就會由舒適變成不適了。冷氣為你帶來涼爽的同時，也會為你帶來負面影響。

由於經過冷氣處理後的空氣缺乏負離子，而負氧離子是體內呼吸不可少的，它能刺激神經末梢感受器，不僅對中樞神經系統產生良好的作用，也能促進細胞代謝活躍，免疫功能增加。冷氣將空氣反覆過濾，喪失了大量負氧離子，導致免疫功能下降、人體平衡失調及神經功能紊亂，進而容易患病。

如果冷氣的溼度調得太低，會令人難以適應，導致頭痛、傷風等；氣溫太低也會使人血液循環減慢，令人手腳生硬。假如你從酷熱的街上跑回涼快的室內時，由於溫差過大，身體抵抗力差的便容易生病。同時冷氣也具有除溼功能，因此空氣中的溼度也是較低的，在乾燥環境下很容易使鼻腔黏膜乾燥，使支氣管及扁桃腺脆弱而發炎，對患有哮喘的患者來說後果更為嚴重。

所以夏季的冷氣房室溫度應控制在 26℃～ 28℃之間，最低溫度不得低於 20℃，室內外溫差不宜超過 8℃；久待冷氣房間，應定時通風換氣，讓新鮮的室外空氣進入室內。也可將門窗打開小縫，讓空氣通風對流，帶進新鮮空氣，這樣的做法不會增加室內的溫度，反而是一個預防冷氣病的好方法。長期生活與工作在冷氣房的人，一般約 2 小時即應走出室外，適當活動四肢和軀體，以加速血液循環，年老體弱者、高血壓患者，最好不要久留冷氣房。

- **夏日頭痛非小事**

進入夏季以後，很多人會有乏力和頭痛頭暈的症狀，嚴重者可影響日常生活和工作。

造成頭痛的原因有很多，一是由於夏季氣溫高，人體機能便透過汗腺排汗以散熱降溫，這使得身體丟失大量水分，如果不及時補充水分，則會使人體血容量減少，大腦因此供血不足，進而產生頭痛。其次，夏季人們習慣喝冷飲。有些人開懷暢飲後會出現頭痛的症狀，這是因為熱的口腔和胃黏膜經不住驟然而來的低溫刺激，致使黏膜下血管發生痙攣。同時反射性的引起腦血管痙攣，這種痙攣雖為時短暫，卻使大腦忍受不了突如其來的血液斷流，而來不及做出應激反應，於是讓人頭痛。此外，睡眠不佳、脾胃虛弱、食慾不振等也會引起頭痛。

每當頭痛發作的時候，很多人選擇「能忍則忍」的消極態度，這種想法是不可取的。頭痛往往是許多疾病的一個危險信號，若不及時治療甚至可能危及生命。

為防止頭痛，在夏季高溫時要注意安排好有規律的作息時間；要避免高溫、強光和噪音；冷氣房要保持空氣清新，經常通風透氣。一旦頭痛發作時，應換一個陰涼、安靜的環境，洗一個熱水澡，或服用一些鎮痛劑類藥物，這樣可緩解頭痛。研究發現，大多數偏頭痛患者腦組織中的鎂含量較低，因此可以多食含鎂豐富的食物。如香菇、紫菜、黃豆、蠶豆、豌豆、桃子、桂圓、核桃、花生等。

芒種養生之精神調養

- **中午一覺，睡出精神**

由於夏令天氣炎熱，晝長夜短，晚間睡眠不足，加上一個上午的工作或學習，腦細胞也處於疲勞狀態，故有昏昏欲睡感。所以，我們需要透過午睡來進行調節，以補償夜間睡眠不足，使人的大腦和身體各個系統都得到放鬆和休息，有利於下午、晚上的工作或學習。

午睡對保障身體健康、減少某些疾病的發生起著關鍵的作用。午睡可以使機體新陳代謝減慢，體溫下降，呼吸趨慢，脈搏減速，心肌耗氧量減少，心臟消耗和動脈壓力減小，還可使與心臟有關的激素分泌更趨於平衡，有利心臟的健康，降低心肌梗死等心臟病的發生率。

午睡雖是促進健康的一種良好手段，但也要講究方法，否則將會適得其反。睡的時間不要過長，一般來說，睡 1 個小時左右比較合適，最長不要超過 1.5 小時；不宜趴在桌面上睡，這樣會使眼球受壓，眼壓增高，易誘發眼疾；為保證午睡品質，午餐時不宜飲酒、喝咖啡、濃茶，以免過度興奮而難以入睡，並且不宜餐後倒頭便睡，應活動 10 分鐘後再睡。

- **靜思冥想提高免疫力**

在炎熱的夏季，沉思冥想是一種很好的靜養保健方法。經常沉思冥想可以消除疲勞，有益於左右腦平衡使用，為人的機體健康「充電」。

近年國外醫學專家強調，深思遐想可以預防乃至治療如癌症、愛滋病、心臟病等多種疾病。荷蘭的一項醫療調查顯示，經常沉思冥想者比很少沉思冥想者的發生率要低一半，在染上威脅生命的重病率方面要低 86%。

冥想法對免疫系統的系列化物質可起著良性的促進作用，從而提高人體抵抗力，達到預防疾病的功效。具體動作為：背靠在椅上，頭部順其自然，或靠或斜均可，閉目靜思。冥想對象最好是以往的愉快事情，也可以是大自然美好的風光，如藍天、白雲、草地等，或者是曾去過的旅遊名勝。任憑豐富的想像，使自身遊於海寬天闊之間，達到精神灑脫、飄飄欲仙的程度。

- **經穴按摩保青春**

人體有很多的經絡穴位，透過不同的手法按摩，可使各個經脈相通，增強機體免疫力，強健身體，益壽延年。下面為大家介紹幾種經絡穴位按摩保健法：

搓掌揉臉法：每天早晚雙手搓掌至發熱，揉面部各 60 次，可激發面部氣血，使面部充盈紅潤，面肌富有彈性，有防老祛皺、精神煥發之功能。

彈舌法：「心開竅於舌」，舌為心之苗。每日早晚彈舌各 60 次，彈舌是對腦的良性按摩，有健腦護腦之功。

頸項部按摩法：是人體經脈通往頭部頸部和肢體的重要通道。每日早晚按摩各 60 次，有防治頸椎病、血管性頭痛、腦血管病的功能。

上肢部按摩法：上肢部位是內連臟腑外絡肢節的重要部位。每日早晚按揉各 60 次，即從上內側腋下至腕部內側；從外側腕部至肩部。此法有疏通上肢經脈、調和氣血之功能。

芒種養生之運動休閒

- **晨練時間要適當**

夏季是一個健身的好季節，只要在運動中學會趨利避害，保護自己，你完全可以把握夏天這個時機，讓自己更強壯。

夏季晝長夜短，較早天亮，很多有晨練習慣的人都是天一亮就出門鍛鍊。實際上，早晨太陽出來之前，空氣中的二氧化碳濃度較高，難以呼吸到新鮮氧氣。此外，經過一夜的睡眠，人體在早晨的血液黏度比較大，流動不暢，再加上天熱，身體內的水分蒸發較多，過早進行晨練，容易導致心血管疾病。

所以，習慣晨練的人早上鍛鍊的時間最好固定，夏季可以起得比冬天稍稍早一點，但不能太早，以免影響正常睡眠時間。

- **夏季旅遊話保健**

夏季，是人們外出旅遊的好季節，而旅遊的主要目的是消夏避暑，根據此原則，夏季旅遊的目的地應是海濱和山區。

首先，海濱和山區的氣溫相對較低。夏日裡內陸已是烈日炎炎，海濱卻涼風習習。而山地氣候的特點是氣溫較低，但晝夜溫差大。海拔高度每上升 100 公尺，氣溫約下降 0.5℃～ 0.6℃，所以山上的氣溫一般都比山腳低，夏季更是如此。

其次，海濱與山區的環境宜人。炎炎夏日，清涼的海風拂面而來，使人頓覺爽快，倦意全消。此外，在海濱空氣中，碘、氯化鈉、氯化鎂和臭氧含量通常較高。其中碘含量是大陸空氣含碘量的 40 倍，不僅能補充人體生理需求，還有殺菌作用。因此，夏季去海濱旅遊，十分有益於身心健康。去山地旅遊也有不少好處，山區壯闊的自然景觀、寧靜透明的天際或變幻無窮的雲海，令人心曠神怡。山中草木散發出的芳香性揮發性物質有一定的殺菌作用。此外，山上氣溫、氣壓較低、風速較大、太陽輻射，尤其紫外線含量充沛，有助於鈣、磷代謝和機體免疫力的提高。

- **芒種五月坐功**

進入芒種節氣以後，生物代謝旺盛，生長迅速。本功法以「芒種」命名，正是順應這一時令特點而制定的氣功鍛鍊方法。芒種時節，人體疾病在經絡方面的表現多在手少陰心經。心痛，咽乾，口渴，胸脅疼痛，善笑，喜忘，心悲，驚悸，乃至目黃，消渴，均與手少陰心經的病變有關，勤練本功法，對上述病症有較好的防治效果。

《遵生八箋》中對本功法的記載如下：「運主少陽三氣。時配手少陰心君火。坐功：每日寅、卯時，正立仰身，兩手上托，左右力舉，各五七度，定息，叩齒，吐納，咽液。治病：腰腎蘊積，虛勞，嗌乾，心痛，欲飲，目黃，脅痛，消渴，善笑，善驚、善忘，上咳吐，下泄，身勢而股痛，心悲，心項痛，面赤。」

本功法具體動作為：每日凌晨3：00～早上7：00時，立正仰身，雙手向上托捧。向左右用力，各5～7次，平心靜氣，然後叩齒36次，調息吐納。津液咽入丹田9次。對於腰腎類疾病、體虛、咽乾、心痛、眼珠發黃、脅間疼痛、糖尿病、心悸健忘、上吐下瀉、腰痠腿痛、心煩、頭頸痠痛、面紅耳赤等症有很好的防治效果。

- **楊力談芒種養生**

芒種時節，雨量增多，氣溫升高，臺灣的梅雨季差不多結束，進入午後雷陣雨的季節，空氣十分潮溼，天氣異常溼熱。另外，端午節多在芒種日的前後，民間有「未食端午粽，破裘不可送」的說法。此話告訴人們，端午節沒過，禦寒的衣服不要脫去，以免受寒。另因夏季氣溫升高，空氣中的溼度增加，體內的汗液無法通暢的發散出來，即熱蒸溼動，溼熱瀰漫空氣，人身之所及、呼吸之所受，均不離溼熱之氣。所以「暑令溼勝，必多兼感」，使人感到四肢睏倦，萎靡不振。因此，在芒種節氣裡不但要注意雨期的防晒防潮，更要注意增強體質，避免季節性疾病和傳染病的發生。

因為芒種時節常常下雨，因此，芒種的養生重點要根據季節的氣候特徵而定：在精神調養上應該保持輕鬆、愉快的狀態，不要惱怒憂鬱，如此機體得以宣暢，通泄得以自如。起居方面，要早睡早起，適當接受陽光照射（避開太陽直射，注意防暑），以順應陽氣的充盛，利於氣血的運行，振奮精神。夏日晝長夜短，中午小憩可助恢復疲勞，有利於健康。芒種過後，午時天熱，人易汗出，衣衫要勤洗勤換。為避免中暑，芒種後要常洗澡，這樣可使皮膚疏鬆，「陽熱」易於發洩。但需注意的一點，在出汗時不要立即洗澡，有句老話「汗出不見溼」，若「汗出見溼，乃生痤瘡」。

夏至篇

夏至是 24 節氣中的第十個，時值每年的陽曆 6 月 22 日前後。《漢學堂經解》所集崔靈恩《三禮義宗》記載：「夏至為中者，至有三義：一以明陽氣之至極，二以助陰氣始至，三以明日行之北至，故謂三至。」這一天太陽幾乎直射北迴歸線北半球，這一天是北半球白晝最長、黑夜最短的一天。

夏至養生之飲食調理

• 夏至飲食要點

在飲食調養方面，有夏至時心火當令，心火過旺則剋肺金之說（五行的觀點），故《金匱要略》有「夏不食心」的說法。根據五行（夏為火）、五成（夏為長）、五臟（屬心）、五味（宜苦）的相互關係，味苦之物亦能助心氣而制肺氣。

夏至是多汗的季節，出汗多，則鹽分損失也多，若心肌缺鹽，心臟搏動就會出現失常。中醫認為此時宜多食酸味，以固表，多食鹹味以補心。《素問·藏氣法時論》曰：「心主夏……心苦緩，急食酸以收之」，「心欲耎，急食鹹以耎之，用鹹補之，甘瀉之」。就是說藏氣好軟，故以鹹柔軟也。從陰陽學角度看，夏月伏陰在內，飲食不可過寒，如《頤身集》所說：「夏季心旺腎衰，雖大熱不宜吃冷淘冰雪，蜜水、涼粉、冷粥。飽腹受寒，必起霍亂。」心旺腎衰，即外熱內寒之意，因其外熱內寒，故冷食不宜多吃，少則猶可，貪多定會寒傷脾胃，令人吐瀉。西瓜、綠豆湯、烏梅紅豆湯，雖為解渴消暑之佳品，但不宜冰鎮食之。按中醫學的臟與臟之間的關係講「腎無心之火則水寒，心無腎之水則火熾。心必得腎水以滋潤，腎必得心火以溫暖。」從中不難看出心、腎之間的重要關係。

夏季氣候炎熱，人的消化功能相對較弱，因此，飲食宜清淡，不宜肥甘厚味，要多食雜糧以寒其體，不可過食熱性食物，以免助熱；冷食瓜果當適可而止，不可過食，以免損傷脾胃；厚味肥膩之品宜少勿多，以免化熱生風，激發疔瘡之疾。

• 老弱者夏至飲食

進入夏至，天氣已經非常炎熱，而暑熱最使人傷津耗氣，加之體表毛細血管擴張，血液大部分集中於體表，胃腸血液相對不足，易使老弱者消化不良，食慾減退。所以，老弱者在夏至以後應多吃清暑益氣、生津、易消化的食物。

如紫菜湯（水發紫菜 15 克，水發香菇 50 克，蘆筍 10 克，味精、料酒適量），不僅能清暑熱、補身體，對動脈硬化、高血壓也能起到很好的治療效果；蓮子粥（蓮子 20 克，薏仁芡實各 10 克，白木耳少許）有能滋陰養神，清熱解暑的功效，還能治療燥熱失眠；用茯苓、糯米製成的陽春白雪糕是胃腸虛弱之人最好的補品；綠豆粥有清熱解毒利水消腫之功效。

雖說老弱者盛夏飲食宜清淡，但也不能過於清淡，因為隨著汗水排出的除了水和鹽之外，大量的蛋白質和維他命也會隨之排出，特別是鈣和鋅也會隨汗液排出來，老弱者夏至之時適當吃些瘦肉、魚類、蛋類也是很有必要的。

- **夏至宜喝酸梅湯**

夏令喝湯既可獲得養料，又能補足水分，一舉兩得。尤其是酸梅湯，除了清熱解暑之外，還有其他很多功效。

酸梅中含有一種特殊的枸櫞酸，它能有效抑制乳酸，並驅除使血管老化的有害物質。身體內乳酸含量過高，是導致人疲勞的重要原因。因此，當熬夜工作或覺得精神疲憊時，喝杯酸梅湯可以起到很好的提神作用。另外，酸梅中還含有檸檬酸、蘋果酸等有機酸，這麼多酸性物質還可以促進唾液腺與胃液腺的分泌，有生津止渴、避免暈車和醒酒的作用。中醫認為，肝火旺的人宜多吃酸梅。它不但能平降肝火，還能幫助脾胃消化、滋養肝臟。

下面為大家介紹兩種製作酸梅湯的方法：用酸梅 20 克，甘草 10 克，紅棗 10 個，加白糖適量，煮點紅棗酸梅湯，可起到解渴健脾的作用；或者用綠豆 100 克、酸梅 50 克，加白糖煮成綠豆酸梅湯，能夠清熱解暑、生津止咳。

夏至養生之起居宜忌

- **夏至預防「冰箱病」**

夏季還要預防「冰箱病」。盛夏，冰箱門頻繁的開啟，使冰箱裡的溫度驟變，為細菌大量繁殖創造了適宜的環境；很多家用冰箱很少進行過認真的清洗、消毒，更為細菌的繁殖創造了條件。吃了這種被細菌汙染，而又未煮透的食物。就會染上「冰箱腸炎」，出現噁心、腹疼、腹瀉、發燒等症狀。

要預防「冰箱腸炎」，一是定期對冰箱進行清洗、消毒，冰箱每使用 1 ～ 2 星期，最好對箱內及放置食品的架子附件等進行澈底的擦洗，以確保箱內環境清潔，避免異味產生。特別是夏季，對冰箱的清洗、消毒，更要每星期一次。可用 0.5% 的漂白粉擦洗，特別注意擦洗箱縫、拐角、隔架，然後再用乾淨溼布抹乾淨，也可以在排氣口和電冰箱下方的蒸發器內放置大蒜，用來殺菌消毒。二是生熟分倉分放，並用塑膠袋加以封裝，防止互相感染。三是存放時間不宜過長，存放的熟食一定要加熱煮沸再吃，存放的瓜果要洗滌乾淨後再吃。

此外，從冰箱裡取食冷凍的肉、魚、禽等葷食時，最好用多少拿多少，避免解凍後用不完又放回冰箱繼續冷凍，這種反覆解凍的葷食會產生致癌物質，嚴重影響人體健康。患有胃炎、心臟病的人宜少吃或不吃長時間存放在冰箱內的食物。

- **穿著打扮應合理**

在炎熱的夏季裡，合理的穿著打扮對身體健康也很重要。

有些愛美的女性認為，夏季穿的衣服比較少，腋毛露在外面不雅觀，就用剪刀或刀片去除腋毛。其實，這樣做是不對的，因為這樣極易造成腋窩的細菌感染。

在夏季最好穿紅色的衣服。因為紅色可見光波長最長，可大量吸收日光中的紫外線而保護皮膚，防止皮膚老化甚至癌變。

對於愛戴首飾的朋友來說，一定要注意，有些金屬首飾如耳環、項鍊、手鐲等含有鎳、鉻，可引起接觸性皮炎，所以一定要常摘常洗。

夏至後陽光變得極為強烈，有人用戴變色鏡來保護眼睛，可事實上這樣反而對眼睛不利。日光中包括紫外線、紅外線和可見光，戴上變色鏡後，由於可見光減弱，瞳孔長時間處於擴大狀態，使紫外線進入眼睛的量成倍增加，對眼睛造成傷害。特別是少數對紫外線過敏的人，還可能引起中心視網膜炎等眼部疾病。

- **房事之「七損八益」**

在此節氣中，我們為大家講一講古代房事中的「七損八益」，以便大家在性生活時參考。

《天下至道談》對「七損」說得很清楚：「一曰閉，二曰泄，三曰竭，四曰勿，五曰煩，六曰絕，七曰費。」即一損是性交時陰莖疼痛，精道不通，甚至無精可瀉，這叫內閉。二損指性交時大汗淋漓，這叫陽氣外泄。三損是性生活不加節制，交接無度，徒使精液虛耗，稱為「竭」或「衰腆」。四損是交合時陽痞不舉，故日「勿」。五損指交按時呼吸梗促，氣喘噓噓，心中懊惱，神昏意亂，這就叫煩。六損是說在女方根本沒有性衝動或性要求時，男方性情急躁，不善於等待，甚至態度粗暴，強行交合，這樣的性生活自然極不協調，將會為女方帶來很大痛苦，不僅損害其身心健康，還會影響胎孕的優劣，對下一代造成危害，因而叫「絕」，意即陷人絕境。七損是指交接時急速圖快，濫施瀉泄，徒然耗散精氣而已，所以叫做「費」。

「八益」指的是寓氣功導引於兩性交烤活動中，使身體受益的八個事項。《天下至道談》中寫道：「一日治氣，二日致沫，三日知時，四日蓄氣，五日和沫，六日積氣，七日持贏，八日定頃。」即一益是指性交之前應先練氣功導引，導氣運行，使周身氣血流暢，故日「治氣」。二益是說舌下含津液，不時吞服，可滋補身體；又指致其陰液，亦為交合之所不可少者，這些都叫做「治沫」。三益是說要善於掌握交合的時機，這就叫做「知時」。四益即蓄養精氣，做到強忍精液不瀉。五益是指上吞唾液，不含陽液，雙方在交合中非常協調。六益是說交合適可而止，不可精疲力竭，以便積蓄精氣。七益是說交合之時留有餘地，保持精氣充盈，做到不傷元氣，叫「持贏」，即持盈。八益是說兩性交合時，男方不要戀歡不止，稱為「定頃」，即防止傾倒之意。由上可知，這裡所說的「七損八益」是非常有益健康的，對男女健康的性生活，減少性交隱患，乃至下一代的優生優育，都有著重要的意義。

夏至養生之防病抗病

- **幫助心臟恢復陽氣**

中醫提倡「冬補三九，夏養三伏」。夏天是大部分心血管病患者病情穩定的季節，正是調理體質的大好時機，因此必須抓住「夏養三伏」的機會。心血管系統疾病中有不少病症，如心力衰竭、冠心病心絞痛、高血壓病等具有在冬季病情加重的現象，而在夏天，由於氣溫較高，周圍血管擴張，心血管負擔減輕而病情趨於穩定。因此，心臟患者在治療中應充分利用夏天的季節優勢，抓緊病情相對穩定的大好時機，幫助心臟恢復陽氣。

1、夏宜補氣。夏天氣溫高，往往汗出較多，心臟患者汗出較多則傷心氣；而且，心臟患者大多有心氣虛，表現為動則出汗，汗多則心氣更加受損。因此，在夏天，尤其是三伏天內，適當服用人參或中藥以補益心氣，對心臟患者來說是十分重要的。

2、夏宜養肝。肝與心是相生的，肝為心之母，調養肝臟有益於心的臟氣得到恢復和充養。在夏天食用些枸杞、麥冬、棗仁、菊花、決明子等養肝、柔肝、清肝的藥茶或藥粥，對心臟也是很有益的。

但有一點要注意的是，高血壓和心衰患者在補充鹽分時要慎重，以免引起水鈉瀦留、加重心血管負擔。葷菜也不宜吃得過多，肥甘厚味易生痰濁，使血脈失於通暢，引起心血管急性事件的發生。冠心患者應避免貪食冷飲或冰西瓜等，由於食道緊貼著心臟，冰冷的食物可能導致心臟表面的血管（冠狀動脈）痙攣，引起心絞痛，甚至心肌梗死。

- **夏至預防尿路感染**

從夏至開始，人體的泌尿系統特別容易發生問題。人體的泌尿系統包括腎臟、輸尿管、膀胱、尿道。腎臟製造尿液，經由輸尿管輸送到膀胱儲存，再經由尿道排出，其中任何一個器官出問題都會造成尿路阻塞，滋生細菌，產生結石，結石細菌又互相依存，最後可能會造成腎功能不全、尿毒症等。而夏天出汗多，每天至少補充 2500 ～ 3000 毫升的水分，才能使泌尿系統通暢。

尿路感染的症狀一般會產生頻尿，小腹漲痛，尿急，尿道灼熱，甚至產生血尿現象。一般來說，成年女性比男性易患尿路感染，這是因為女性的尿道較短，來自腸道的細菌常在女性外陰部滋生，再由尿道侵入膀胱。還有些女性有不愛飲水或憋尿的習慣，這樣更易導致尿路感染。預防之道只有多喝水、多上廁所和不憋尿。

天氣炎熱，人體排汗量將會大大增加，如沒有及時補充水分，集尿系統內便會有結晶物產生，進而造成結石，所以，想預防結石就要多喝水。一般戶外工作者、司機、上班族及外勤業務員等均較易患有尿結石，所以從這一節氣開始，這些人應特別注意，提前做好預防。

- **冬病伏治夏至後**

夏天進補，冬病夏治，是夏季養生保健的一項重要原則。自夏至日至立秋後的三伏天，是一年中最炎熱之階段，也是人體調補和治療宿疾的絕佳時刻之一。夏至日，是一年中陰陽氣交的重要關鍵。冬季易發的慢性疾病，利用夏季病情平穩時期進行調補，對治癒或減輕慢性病的復發有較好的作用。

各類關節疼痛及肢體麻木的病症，往往天氣寒冷時發作，天熱時消失。因此，在夏季不要洗冷水浴，禁止睡地板，不要夜間在室外露宿。

慢性腹瀉及虛寒性胃痛患者，如慢性腹瀉，如腸炎、結腸炎、腸功能紊亂等症。往往夏季病情穩定深秋後發作，故夏季除注意上述禁忌外。還須忌過度食用各類瓜果及冷飲冷食，以免傷脾胃之陽氣。

慢性支氣管炎、哮喘的患者一般有冬發夏止的現象。這類患者除注意並做到以上禁忌事項外，還要少食甚至禁食冷飲。

夏至養生之精神調養

- **遠離不良情緒**

據報導，在 2010 年海地地震中，有一名嬰兒在廢墟中不吃不喝活了 7 天之久，當人們將她救出時，發現她身邊的大人幾乎都已死亡。為什麼會這樣呢？據科學家分析，這是由於嬰兒對所發生的一切，不存有太多的恐懼，人的心理負擔與人體的能量消耗是成正比的，所以嬰兒在心理負擔極小的情況下消耗體能少，因此能存活較長時間。而她身邊的大人，卻由於過度的緊張、恐懼、憂慮及煩躁等各種不良情緒使體能過度消耗，無法使他們在缺水缺食的情況下存活很長時間。

嵇康在《養生論》中說「更宜調息靜心，常如冰雪在心，炎熱亦於吾心少減，不可以熱為熱，更生熱矣。」這是說在炎熱的夏天，應當調整呼吸，運用氣功，使心神安靜，想像心中存有冰雪一樣，便不會感到天氣極其炎熱了，如果被暑熱擾亂心神，使心情煩躁，這樣只會讓身體覺得更熱。

跟著節氣養生

夏天做空氣浴，秋天洗冷水澡……
顛覆想像的四季養生！零成本的自然保健法

- **老人夏至忌久臥**

由於夏季天氣比較炎熱，很容易使人感到疲乏無力，所以，夏天時很多老年人會利用臥床休息來緩解疲勞。

傳統醫學注重人體的「精、氣、神」。「氣」是維持生命延續的能源。因此，養氣將有助於提高生命的品質，益壽延年，老人在夏季適當躺臥休息或睡眠，可使肢體筋骨五官司竅之氣以及內在臟腑之氣充盈。

但是，如果經常躺著休息或睡眠，不進行肢體活動鍛鍊，則會出現身體懶散、萎靡不振的症狀，時間一長必定會影響健康。當然，老年人精力不濟，適當增加休息時間和次數是應該的，適可而止的睡眠對老人頗有益處，然而一味多睡或臥床不起，則會導致身體軟弱，因此，要順應「春夏夜臥早起，秋季晚臥早起，冬季早臥晚起」的規律，這對防病保健是很重要的。

- **健康長壽，想像養生**

在炎熱的夏季找一個安靜的地方進行一下想像養生，也能讓人達到延年益壽的效果。

想像養生，即是利用各種不同的想像來達到調節精神、愉悅身心的目的。

想像藍天草地，令人心曠怡、舒暢豪放；想像五彩霞光，給人溫暖、悠閒、安寧和美好的聯想；想像皓月當空，思念之情便會油然而生；想像青山幽谷，使人神清氣爽；想像長江黃河，令人神情激盪，促人奮進；想像甘甜的泉水，使人心平氣和。

想像雄鷹展翅，能激發人奮發向上；想像以往喜悅之事，喜悅之情油然而生；回憶昔日趣聞，可放鬆神經，消除人與人之間的隔閡。

想像童顏之天真活潑，可糾成人過於拘謹之偏；想想女子的文靜與溫柔，有利於改掉粗俗之陋習；老人想像青壯年之朝氣，可掃暮氣和沮喪。

……

由於每個人的生活經歷不同，所想像的事物雖然相同，產生的結果卻不盡相同。所以，每個人可結合自己的體會，盡量想像能娛悅身心的事物，以利於調節和放鬆精神，從而達到養生的效果。

夏至養生之運動休閒

- **夏至運動要點**

在夏季運動時，最好選擇在清晨或傍晚天氣較涼爽時進行，場地宜選擇在公園庭院、河湖水邊等空氣新鮮的地方。

不宜做過分劇烈的活動，運動的項目以散步、慢跑、太極拳等為好。若運動過於激烈，會導致大汗淋漓，汗泄太多，不但傷陰氣，也宜損陽氣。

在運動過程中，如果出汗過多，切不可飲用大量冷開水，更不能立即用冷水沖頭、淋浴，否則會引起寒溼痺症、黃汗等多種疾病。可適當飲用綠豆鹽水湯或淡鹽開水。

- **消夏納涼話游泳**

游泳是夏季最好的運動，游泳時水的浮力使全身關節不受身體重力的影響，處於完全放鬆的狀態，因此對肩關節、膝關節大有裨益。此外，游泳還被譽為「血管體操」，它可以加快血液循環，防止心血管病的發生。

但是游泳不宜在空腹或飽食後立刻進行，那樣容易引起消化不良或低血糖昏厥。游泳前應充分活動肢體，以免發生抽搐的情況。

游泳時應戴防水眼鏡，若游泳後感眼部不適，可點用消炎眼藥水或 0.25% 氯黴素眼藥水進行預防，注意勿用手揉眼或用不潔毛巾擦眼。

中耳炎易在游泳後發生，多因水進耳或屏氣、呼吸氣不勻所致。當水入耳後，可將頭向入水側傾斜，或輔以單腳跳動，使其自然流出，切忌用手或物去摳。為防止池水進耳，最好是戴上耳塞。

結膜炎也是游泳中常見疾病之一，表現為眼紅腫、異物感、疼痛不適等。其中最常見的是游泳池性結膜炎和細菌引起的急性結膜炎。

還有鼻及鼻竇炎，它們主要是由於嗆水或吸氣時鼻內入水引起，可出現鼻塞、鼻痛、鼻流黏涕或頭痛等症狀。治療時可用 1% 麻黃素滴鼻藥水與鏈黴素滴鼻藥水交替滴鼻。池水進鼻後，應指壓單側鼻孔逐一輕擤，或內吸後自口中吐出，不可用手捏緊兩鼻孔使勁擤。

- **夏至五月坐功**

進入夏至時節後，氣溫繼續升高，生物生長十分旺盛。本法以「夏至」命名，正是順應這一時令特點而制定的氣功鍛鍊方法。手少陰心經經脈直行者，從心系直行上肺，出腋下，沿上肢內側後緣。過肘，經掌後銳骨，至小指內側端，交於手太陽小腸經。本法所治病症腕膝、臑臂，後廉等處疼痛，常中勢而痛，與心經病變有關。至於腰背痛，腿膝痛，身體重及腎內痛，則可究原於風溼積滯。採用本功法鍛鍊，對以上病症均能到不錯的防治效果。

《遵生八箋》中對本功法的記載如下：「運主少陽三氣，時配少陰心君火。坐功：每日寅、卯時，跪坐，伸手叉指，屈指腳換踏，左右各五七次，叩齒，納清吐濁，咽液。治病：風溫積滯，腕膝痛，臑臂痛，後廉痛，厥，掌中熱痛，兩腎內痛，腰背痛，身體重。」

此功法的具體動作為：每日凌晨3：00～早上7：00時，跪坐、伸手按地，雙腿輪換呈蹬踏狀。左右各5～7次。然後叩齒36次，調息吐納，津液咽入丹田9次。對於治療風溫積帶、腕膝痠痛、肩背及肌肉痠痛，氣閉昏厥，掌心發熱，兩腎及腰背內痛，體重乏力等病症能起到較好的治療效果。

- **楊力談夏至養生**

從中醫理論講，夏至是陽氣最旺的時節，養生要順應夏季陽盛於外的特點，注意保護陽氣，著眼於一個「長」字。

夏季炎熱，要保持神清氣和，快樂歡暢，心胸寬闊，精神飽滿，如萬物生長需要陽光那樣，對外界事物要有濃厚的興趣，培養樂觀外向的性格，以利於氣機的通泄。與此相反，舉凡懈怠厭倦，惱怒憂鬱，則有礙氣機通跳，都是不好的生活習性。《養生論》對炎炎夏季有其獨到主見，認為夏季炎熱，「更宜調息靜心，常如冰霄在心，炎熱亦於吾心少減，小可以熱為熱，更生熱矣。」即「心靜自然涼」，這裡所說就是夏季養生法中的精神調養。

另外，夏天進補，冬病夏治，也是夏季養生保健的一項重要措施。自夏至日至立秋後的三伏天，是一年中最炎熱之階段，也是人體調補和治療宿疾的絕佳時刻之一。夏至日，是一年中陰陽氣交的重要關鍵。冬季易發的慢性疾病，利用夏季病情平衡時期進行調補，對治癒或減輕慢性病的復發有較好的作用。故中醫學對冬病夏治非常重視。古書云：「春夏養陽」，即是說在夏天調補時要偏於溫補人體的陽氣，順應春夏陽氣旺盛的變化，這對於易感受陰寒之氣及陽虛患者尤為重要。

跟著節氣養生

夏天做空氣浴，秋天洗冷水澡……
顛覆想像的四季養生！零成本的自然保健法

小暑篇

每年的陽曆 7 月 7 日左右為小暑。此時天氣已經很熱，但還不到最熱的時候，所以叫小暑。時至小暑，已是初伏前後，到處綠樹濃陰，時有熱浪襲人之感，暴雨也時常在小暑節氣光顧臺灣。由於這段時間的雨量集中，所以防洪防澇顯得尤為重要。有農諺「大暑小暑，灌死老鼠」之說，更有「小暑南風，大暑旱」、「小暑打雷，大暑破圩」的經驗總結。小暑若是吹南風，則大暑時必定無雨，就是說小暑最忌吹南風，否則必有大旱；小暑日如果打雷，必定有大水沖決圩堤。

小暑養生之飲食調理

- **小暑飲食要點**

小暑是消化道疾病多發季節，在飲食調養上要改變飲食不節，飲食不潔，飲食偏嗜的不良習慣。

首先，飲食應以適量為宜。過飢，則攝食不足，化源缺乏，而致氣血不足，引起形體倦怠消瘦，正氣虛弱，抵抗力降低，繼發其他病症；過飽，會超過脾胃的消化、吸收和運化功能，導致飲食阻滯，出現脘腹脹滿噯腐泛酸，厭食，吐瀉等食傷脾胃之病。《素問·痺論篇》曰：「飲食自倍，腸胃乃傷。」即飲食要有節制之理。

其次，飲食不潔是引起多種胃腸道疾病的元兇，如痢疾、寄生蟲等疾病，若進食腐敗變質的有毒食物，還會導致食物中毒，引起腹痛、吐瀉，重者出現昏迷或死亡。

並且，飲食偏嗜是造成營養不良的原因之一，只有飲食調節適當，才能保證人體所需的營養物質。飲食偏嗜有過寒過熱之偏，五味之偏。多食生冷寒涼，可損傷脾胃陽氣，因寒溼內生發生腹痛泄瀉，偏食辛溫燥熱，可使胃腸積熱，出現口渴，腹滿脹痛，便祕最終釀為痔瘡；五味之偏是說人的精神氣血都由五味滋生，五味對應五臟，如酸入肝，苦入心，甘入脾，鹹入腎。若長期嗜好某種食物，就會使臟腑機能偏盛偏衰，久而久之可損傷內臟而發生疾病。如偏食鹹味，會使血脈凝滯，面色無華；多食苦味，會使皮膚乾燥而毫毛脫落；多食辛味，會使筋脈拘急而爪甲枯槁；多食酸味，會使皮肉堅厚皺縮，口唇乾薄而掀起；多食甘味的食物，則骨骼疼痛，頭髮易脫落。

重要的是飲食偏嗜不但會導致營養不良，還會傷及脾胃以及其他臟腑，而致腳氣病、夜盲症和癭瘤等疾病。所以建議大家在食療養生中，飲食五味（酸、苦、甘、辛、鹹）要適宜，平時飲食不偏食，病時飲食講禁忌。如《千金要方·養性序》所說：「不欲極飢而食，食不可過飽；不欲極渴而飲，飲不可過多。飽食過多，則結積聚，渴飲過多，則成痰澼。」人在大飢大渴時，最容易過飲過食，急食暴飲。所以在飢渴難耐之時，亦應緩緩進食，另外在沒有食慾的情況下，也不能勉強進食，過分強食，梁代醫家陶弘景在《養性延命錄》中指出：「不渴強飲則胃脹，不飢強食則脾勞。」

- **補水要科學**

夏季應當科學補水，防止血液濃縮帶給身體的各種疾患。

水在人體內起著至關重要的作用。多喝水可以促進腸胃的蠕動，預防便祕，使腸胃消化後的廢物順利排出，對於預防腸胃的新陳代謝很有幫助；多喝水可以促進排毒與幫助新陳代謝，體內水分充足才能使血液流通順暢，身上的每個器官都需要大量的水分才能順利運作，並且將體內代謝的老舊廢物與毒素一併帶出體內；多喝水可以調節體溫，人體的體溫之所以可以維持恆定，不受外界的氣溫所影響，靠的就是大腦下視丘的體溫調節中樞，因大腦中的水分占 75% 之多，當水分不足時，體溫就會上升，尤其是當身體出現發燒或是中暑時，更要多喝水來維持體溫的恆定；此外，多喝水可以安定精神，當體內水分足夠時，體內老舊廢物可以隨著水分排出，體內各機能可以正常的運作，所以會覺得精神舒爽。

因此大家在盛夏要及時科學補水。那麼每天該喝多少呢？一般來說，每天最好能飲用 8 大杯的水（2000 毫升）。幾乎所有的食物都含有水分，會在消化時被身體所吸收。水果和蔬菜是水分的良好來源。當然，要補充水分，最好的飲料依然是白開水或礦泉水。

此外，豆漿、淡茶水也為盛夏補水佳飲。

- **啤酒並非人人皆宜**

啤酒在夏季飲用，可以起到消暑利尿的作用，冰鎮啤酒更是如此，有些男士每餐必飲啤酒，以啤酒代替飲料、湯羹。啤酒素有「液體麵包」之譽，在墨西哥召開的世界第九次營養食品會議上被正式列為營養食品。不過，啤酒並非人人皆宜。有些人不宜喝啤酒。

如痛風患者，因為啤酒內含大量嘌呤核酸，可誘使痛風急性發作。痛風是嘌呤代謝失常，使嘌呤核酸的最終代謝產物尿酸增多，引起高尿酸血症，導致發生痛風性關節炎、尿酸性腎結石、腎功能減退。

再就是慢性胃炎患者，啤酒進入人體以後，會使胃壁減少分泌可保護胃黏膜的前列腺素 E2，造成胃黏膜損害，引起食慾減退，上腹脹滿。所以萎縮性胃炎患者不宜飲用啤酒。

此外，心臟功能不好的患者也不宜喝啤酒。因為啤酒含有大量水分，會增加心臟負擔，使心臟組織出現脂肪細胞，引起心肌肥厚，從而造成人的心力衰竭。

小暑養生之起居宜忌

- **小暑養顏從排毒開始**

青春痘、色斑，這些都是夏季常見的皮膚問題。僅靠化妝品來遮掩不是好辦法，只有透過「體內環保」才能帶來「顏面」的光潔健康。中醫認為，皮膚是人體健康的「晴雨錶」，人體排毒管道不暢，表現在外就是油脂分泌失衡導致青春痘，或因氣血不旺、瘀積體內而出現色斑等症狀。

而且，皮膚還承擔著大量的排泄廢物的功能，一旦體內排毒管道阻塞，就會使皮膚因不堪重負而產生各種皮膚問題。因此，要使皮膚「乾淨」，關鍵是要讓體內「乾淨」，也就是說要進行體內排毒。

夏季排毒的方法很多，如民間常用的方法有喝綠豆湯、茶水、西瓜皮水等。還有中醫研究的內服排毒法，這種方法是從根本上調理脾胃功能，如服用純中藥製劑排毒養顏膠囊，既能健脾益氣，又能通便排毒，具有以通為用、通補結合、通不致虛、補不留邪的特點，以達到排毒解毒、調理人體脾胃功能的目的，是夏季養生保健的良藥。

- **室外露宿不好**

小暑時節，有人喜歡露宿在外，覺得非常舒適，其實這種習慣對於人體來說十分不利。

因為當人入睡以後，身上的汗腺仍會不斷向外分泌汗液，整個肌體處於放鬆狀態，抵抗力下降。加之後半夜氣溫下降，風也會更涼，人體此時極易遭受風邪的侵襲。受了風邪，可引發燒傷風、面癱、關節痛、坐骨神經痛、肩周炎、腹痛、腹瀉等疾病。

所以，為了健康，您最好別露宿在外。

- **房室養生「十節」**

在房事上，夫妻如果想要提高性生活的品質，與正確的性交姿勢、體位也有關係很大關係，這一點，古代房室養生家有很多論述。早在長沙馬王堆漢墓竹簡《養生方》中就已有詳細記載，名曰「十節」。「十節」即夫婦交合時採用的十種不同的姿態和體位。一曰「虎遊」，即如虎之遊走；二曰「蟬附」，即如蟬之附背；三曰「尺蠖」，即如尺蠖之屈伸；四曰「困桷」，為類似鶡鵲的交尾；五曰「蝗磔」，如鳳凰的翔交；六曰「猿捕」，即似猿猴之捕搏；七曰「蟾賒」，如蝦蟆的交合；八曰「兔鶩」，如兔之奔突；九曰「蜻蜓」，即似蜻蜓之尾交；十曰「魚嘬」，如魚之曝口吞物。

上述十種性交姿勢，是古代仿生學在房事生活中的具體運用，可見古人研究房中術既要使其科學化，又要使其藝術化。其目的在於防止交合時的單一呆板姿勢，如一般人認為，夫婦交合只能採取女仰男俯的平臥位，並認為這是夫婦同房時惟一合理的體位。其實，這種看法是錯誤的。夫婦同房採用不同於往常的合宜姿態，既可以避免損傷身體，又能增進夫婦之間的感情。

小暑養生之防病抗病

- **暑天也會得感冒**

大家別以為感冒一般都會在天氣冷的時候出現，其實夏天也會感冒，這是因為，夏季天氣炎熱，為了散發體內的熱能，人體的表皮血管和汗腺孔擴張，出汗很多，人睡後易使身體著涼而發生感冒。暑天感冒俗稱「熱傷風」，病情較輕的一般無發燒及全身症狀，或僅有低燒、頭痛、全身不適等症狀；病情較重的常有高燒，而且出汗後燒仍不退，並伴有頭痛、沉重如裹、身體疲懶、倦怠無力、口乾但不想喝水、小便黃赤、舌苔黃膩，有些患者還會出現嘔吐或腹瀉等。

因此，在夏季大家也要注意身體的保暖，特別是在入睡時，不可大意。特別對於老年人來說，這個節氣還不宜貪涼而露天睡覺，更不要在大汗後而裸體吹風以防感冒，而引發其他疾病。

對於暑天發生的感冒，病情較輕時適當服些感冒藥，一般 2 ～ 3 日即可痊癒。對於較重的暑熱感冒可用香薷飲、三仁湯等中藥治療。預防暑熱天感冒，主要是鍛鍊身體，增強機體的抗病能力，使身體能夠適應暑天的多變性。

- **小暑警惕心力衰竭**

隨著天氣越來越熱，人們應警惕心力衰竭。心衰通常是由高血壓、冠心病、糖尿病等心血管疾病引起的。進入高溫天氣，由於心臟排血量明顯下降，各臟器的供氧能力明顯減低，不少「內心脆弱」者會引發心衰。患者最初會出現活動後氣短的症狀；隨著病情的加重，患者對活動的耐受力越來越差；到最後，患者便只能臥床休息。另外，患者還可能出現易疲勞、食慾減退等症狀。因此，進入高溫天氣一定要注意養「心」。

要想預防心力衰竭，平時就要養成好的生活習慣，一定要戒菸、戒酒，保持心態平衡，不讓情緒過於興奮波動，同時還要保證充足的睡眠。對已確診為心衰的患者，除應堅持藥物的終身治療外，患者的行為和生活方式需要做一系列的調整和改變，比如，要選擇清淡少鹽飲食，少油膩，多吃蔬菜水果，控制水分的攝取，進食不可過飽；做一些力所能及的體力活動，但切忌活動過多、過猛，更不能從事較劇烈的活動，以免心力衰竭突然加重。

- **小暑防高溫小心四過**

由於夏季氣溫高，人們為了對付酷暑高溫，想出了很多辦法。但是，有些方法雖然能使人享受到暫時的愜意，卻也能損害人健康。如：

1、降溫過快。有些人在大汗淋漓時，會轉開水龍頭，讓冷水直沖而下，或到風扇前揭開衣服猛吹，以便「快速降溫」。殊不知，這種「快速冷卻」的方式，經常會讓人「快活一時，難受幾日」。

2、冷氣過冷。人體最適宜的環境溫度為 22 ～ 24℃，很多人卻將冷氣溫度調在 20℃以下。因夏季時人全身毛孔是張開的，特別是經常從燥熱的室外突然進入冰冷的室內，寒氣長驅直入，直達骨髓，長期下去易引發疾病。

3、喝水過量。在夏季高溫天氣，人在大量出汗後，體內的鈉鹽等電解質也隨之丟失，如果此時大量飲用白開水而未補足鹽分，就會出現肌肉抽搐或肌肉痙攣性疼痛。

4、衣服過露。專家指出，只有在皮膚溫度高於環境溫度時，才能透過增加皮膚的輻射、傳導散熱起到降溫作用。穿著太少，皮膚不但不能散熱，反而會從外界環境中吸收熱量，從而使人體感覺更熱。

小暑養生之精神調養

- **小暑養生宜「平」**

小暑之季，氣候炎熱。人容易心煩不安，疲倦無力，在自我養護和鍛鍊時，我們應按五臟主時，夏季為心所主而顧護心陽，平心靜氣，確保心臟機能的旺盛。

《靈樞·百病始生》中記載：「喜怒不節則傷臟」，這是因為人體的情志活動與內臟有密切關係。不同的情志刺激可傷及不同的臟腑，產生不同的病理變化。中醫養生主張一個「平」字，也就是說，在任何情況下都不可有過激之處，如喜過則傷心，心傷則心跳神蕩，精神渙散，甚至精神失常等。喜為心之志，「喜」是在不過的情況下，舒緩緊張的情緒，使心情舒暢氣血和緩。

中國的氣功中，講究運氣調息，要求氣息出入於鼻端綿綿若無，目的是透過呼吸調整心律，因為當人的心神不安靜，心律便會不正常；心律不正常時，人的呼吸也就無法做到平緩。所以，中國古代的養生術中，雖然主要宗旨是提高腎臟的機能，而其入門的基礎，卻是從調心開始的。在炎熱的暑天，人體內的血流加快，心臟負荷大，所以保持心情的平靜與愉悅是非常重要的。

- **聽音樂舒緩精神**

聽音樂，可使人忘卻夏季炎熱的煩惱，音樂悠揚舒緩的旋律、節奏、音調，對人體都是一種良性刺激，「聽曲消愁，有勝於服藥矣。」

研究顯示，聽音樂能消除心理壓力，提高運動能力，加強神經衰弱患者的行動能力。飯後聽音樂，對老年人也大有裨益。古籍《壽世保元》中說：「脾好音樂，聞聲即動而磨食。」道家也有「脾臟聞樂則磨」的說法。聽柔和輕鬆的音樂，可以配合進食；而飯後欣賞音樂，可以使元氣歸宗，樂以忘憂，健脾消食。

1972 年，波蘭政府根據幾位病理學家和音樂學家的建議，設立了第一個「音樂治療研究所」，頗見奇效。醫生開給患者的「藥」是一張德國古典作曲家巴哈的音樂唱片，「每日三次，飯後服用」，使按時欣賞音樂的患者所患多年的神經性胃病痊癒。不久，英、美、日等國有的醫院也採用了音樂治療的方法。

從現代醫學角度來看，美妙的音樂，使人體產生和諧的共振，透過中樞神經系統，促進血液循環，增強心腦肝腎功能，增加胃腸蠕動和消化腺體分泌，有利於新陳代謝。

- **坐享清福易衰老**

很多老年人在退休之後，便逐漸變得閒散懶惰起來。他們認為，自己辛苦了大半輩子，現在也該享享清福了。卻不知，坐享清福反而更容易讓人衰老。有位科學家曾說過：「人體器官得不到應有的鍛鍊，跟器官過度緊張一樣，都會影響身體健康。」

老年人如果每天無所事事，過於追求舒適的享受，時間一久就會使體力和智力懈怠下來，讓人變得百無聊賴，思想空虛，腦中的失落感和衰老感便會油然而生。在這種消極的思緒中，精神會變得萎靡不振。而且，長期憂鬱還會導致人體各器官的生理功能紊亂，本來老年人的身體就在走下坡路，這樣下去只會使人衰老的更快。

此外，一個人終日閒坐不動，還會導致血液循環流通不暢，極易發生皮下水腫和肌肉萎縮，從而使內臟器官退化，衰老也就如影相隨，相伴而來了。

小暑養生之運動休閒

- **呵字氣訣除煩熱**

夏季氣候炎熱，驕陽如注，地熱上騰，故中醫稱夏季是「陽中之陽」。在此期間，人們常因溼熱交蒸而心火旺盛、口乾舌燥。緩解這些症狀的方法有很多，其中呵字氣訣就是一個有效的方法。

《黃庭內景五臟六腑補瀉圖》中對本氣訣記載如下：「治心臟用呵法，以鼻漸長引氣，以口呵之，皆調氣如上，勿令自耳聞之，然後呵之。心有病，用大呵三遍，細呵十遍，去心家勞熱、一切煩悶，疾差止，過度損。」

本氣訣的具體動作為：此功法大致略同六字養生訣的呵字呼氣法。要求呼吸緩和深長，以耳中聽不到聲音為度。先用力呵氣3遍，然後再全身放鬆，輕輕呵氣10遍，有治療心臟各種疾病，祛除夏日裡心中煩熱的作用。

- **老年人不宜夏練三伏**

「冬練三九，夏練三伏」，這是前人在長期鍛鍊過程中總結出來的經驗。在嚴寒天氣下鍛鍊，能增加肌體對寒邪的抵抗力；在酷熱天氣下鍛鍊，能提高人的耐熱能力，使得肌體能更好的適應炎熱的自然氣候。但對老年人來說，一味強調「夏練三伏」，則就不太適宜了。

三伏天是一年中最熱的時節，氣溫高、氣壓低、溼度大、風速小，這樣的氣候條件，對人體健康是有不利影響的。研究顯示，當環境氣溫達到33°C時，人在安靜的狀態下就會出汗，但尚能保持產熱與散熱的平衡。如果此時還進行體力活動，則出汗量就會大增，這樣將會導致汗液無法快速蒸發，人體散熱出現困難，熱量積蓄在體內，就有可能使人中暑。此外，高溫導致人體鹽分流失過多，水鹽代謝平衡失調，從而出現肌肉痙攣、尿量減少、脈搏加快等「熱痙攣」症。

老年人臟器功能減退，體內的水分比年輕人少15%左右，因此抗熱能力較差，在高溫天氣下容易很發生中暑。此外，老年人在炎熱天氣下鍛鍊後，還容易誘發腦血栓、心肌梗死等重症。所以，老年人是不宜在三伏天進行鍛鍊的。

當夏季氣溫在30～33°C時，老年人要減少運動量，最好選擇早晨進行鍛鍊，時間以半小時以內為宜。當最高氣溫高於35°C時，老年人應停止一切活動，並保持充足的飲水；同時，身邊還要存放一些常規的防暑藥品，如人丹、十滴水、清涼油、藿香正氣水等。

- **小暑六月坐功**

進入小暑以後，也代表著人們開始進入一年中最熱的時期，氣候炎熱，萬物繁榮。本法以「小暑」命名，正是根據這一時令特點而制定的練功方法。夏多心病，暑又屬火，火氣亢盛，就會乘金，所以，肺病是這個時節的常見病。堅持鍛鍊本法，有較好的防治效果。

《遵生八箋》中對本功法記載如下：「運主少陽三氣。時配手太陰脾溼土。坐功：每日丑寅時，兩手據地，屈壓一足，直伸一足，用力掣三五度，叩齒，吐納，咽液。治病：腿膝腰髀風溼，肺脹滿，嗌乾，喘咳，缺盆中痛，善嚏，臍右小腹脹引腹痛，手攣急，身體重，半身不遂，偏風，健忘，哮喘，脫肛，腕無力，喜怒無常。」

此功法的具體動作為：每日凌晨 3：00 ～早上 7：00 時，兩手按地，一腿彎曲，一腿伸直，用力活動 3 ～ 5 次，然後叩齒 36 次，調息吐納，津液咽入丹田 9 次。對於治療腰膝腿部風溫、肺脹、喉乾澀、咳喘、坐骨痠痛、打噴嚏、右小腹漲痛、手抽搐、體重乏力、半身不遂、中風、健忘、哮喘、脫肛、腕無力、喜怒無常等病症能起到較好的作用。

- **楊力談小暑養生**

小暑時節，正是人們一年中最忙的時間。這個時候，天氣已經十分炎熱，在忙碌的時候一定要適時休息，注意防暑降溫。

多飲水，是消除疲勞，緩解體內代謝的好辦法。水是人體內十分重要的、不可缺少的健身益壽之物。俗話說「寧可日無食，不可日無水」，這話不無道理。水約占人體重量的 70%，傳統的養生方法十分推崇飲用冷開水。根據民間經驗、實驗結果，每日清晨飲用一杯新鮮涼開水，幾年之後，就會出現神奇的益壽之功。日本醫學家曾經對 460 名 65 歲以上的老人做過調查統計：五年內堅持每天清晨喝一杯涼開水的人中，有 82% 的老人其面色紅潤、精神飽滿、牙齒不鬆，每日能步行 10 公里，在這些人中也從未有得過大病的，由此說來，水對人體之重要是千真萬確的。

在炎熱的伏天，人體內的血流加快，心臟負荷大，所以保持心情的平靜與愉悅便顯得極其重要。在高溫天氣中，人們最應警惕的便是心力衰竭。心衰通常是由高血壓、冠心病、糖尿病等心血管疾病引起的。進入高溫天氣，患者可能出現易疲勞、食慾減退等症狀。所以說，進入高溫天氣一定要注意養「心」。要想預防心力衰竭，平時就要養成好的生活習慣。要戒菸、少喝酒、適當控制體重、改善飲食習慣。對已確診為心衰的患者，除應堅持藥物的終身治療外，患者的行為和生活方式需要做一系列的調整和改變，比如，飲食要低鹽，控制水分的攝取，多食富含維他命、礦物質的食品，多吃蔬菜以及適當運動，並保證充足的睡眠。

在伏天，最易發生的節氣病就是中暑。中暑主要是因為氣溫高，而環境通風差，使體熱不能及時向外發散造成的。此時外出，應調整時間，避免中午高溫時外出。有些老人在此季節中常感到煩躁，疲乏無力，食慾減退，甚至頭暈、胸悶、噁心等，這些症狀中醫稱為「暑傷氣」，民間則說是「苦夏」。對此，可適當進補，以補充身體中氣的不足。並且要保證睡眠充足，可利用午睡時間彌補夜晚睡眠之不足。對於冷飲不可多吃。夏季適量吃冷飲可防暑降溫，但不宜吃得太多。胃腸受到大量冷食的刺激，就會加快蠕動，縮短食物在胃腸裡的停留時間，直接影響人體對食物營養的吸收。同時，由於夏季氣溫高，體內的熱量不易散發，胃腸內的溫度也比較高，如果驟然受到大量的冷刺激，有可能導致胃腸痙攣，引起腹痛。

時當小暑之季，氣候炎熱，人易感心煩不安，疲倦乏力，在自我養護和鍛鍊時，我們應按五臟主時，夏季為心所主而顧護心陽，平心靜氣，確保心臟機能的旺盛，以符合「春夏養陽」之原則。《靈樞·百病始生》曰：「喜怒不節則傷臟」，這是因為人體的情志活動與內臟有密切關係，有其一定規律。不同的情志刺激可傷及不同的臟腑，產生不同的病理變化。中醫養生主張「平養」，即在任何情況之下不可有過激之處，如喜過則傷心，心傷則心跳神蕩，精神渙散，思想不能集中，甚則精神失常等。心為五臟六腑之大主，一切生命活動都是五臟功能的集中表現，而這一切又以心為主宰，有「心動則五臟六腑皆搖」之說，然心神受損又必涉及其他臟腑。在情志方面，喜為心之志，「喜」是在不過的情況下，舒緩緊張的情緒，使心情舒暢氣血和緩。故夏季養生重點突出「心靜」二字就是這個道理。

跟著節氣養生

夏天做空氣浴，秋天洗冷水澡……
顛覆想像的四季養生！零成本的自然保健法

大暑篇

大暑時值每年的陽曆7月23日左右。大暑是一年中最熱的節氣，比小暑還要熱，所以稱之為大暑。大暑正值中伏前後，在這酷熱難耐的季節，防暑降溫工作不容忽視。

大暑養生之飲食調理

- **大暑飲食要點**

運用飲食的營養作用養生益壽，是減少疾病、防止衰老的有效保證。本節氣的飲食調養是以暑天的氣候特點為基礎，由於夏令氣候炎熱，易傷津耗氣，因此常可選用藥粥滋補身體。《黃帝內經》有「藥以去之，食以隨之」，「穀肉果菜，食養盡之」的論點。著名醫家李時珍尤其推崇藥粥養生，他說：「每日起食粥一大碗，空腹虛，穀氣便作，所補不細，又極柔膩，與腸胃相得，最為飲食之妙也。」藥粥對老年人、兒童、脾胃功能虛弱者都是適宜的。所以，古人稱「世間第一補人之物乃粥也」，「日食二合米，勝似參芪一大包」。《醫藥六書》贊：「粳米粥為資生化育坤丹，糯米粥為溫養胃氣妙品。」

除此之外，酒、湯、果汁等都可稱為飲品。合理選用都能對人體起到很好的強身健體的作用。盛夏陽熱下降，水氣上騰，溼氣充斥，故在此季節，感受溼邪者較多。在中醫學中，溼為陰邪，其性趨下，重濁黏滯，易阻遏氣機，損傷陽氣，食療藥膳以清熱解暑為宜。

- **大暑宜食苦味食品**

苦味食品中所含有的生物鹼具有消暑清熱、促進血液循環、舒張血管等藥理作用。熱天適當吃些苦味食品，不僅能清心除煩、醒腦提神，且可增進食慾、健脾利胃。

如苦瓜，苦瓜中含蛋白質、脂肪、醣類、粗纖維、維他命 C、苦瓜苷、奎寧，以及鈣、磷、鐵等成分，具有清熱消暑、養血益氣、補腎健脾、滋肝明目之功效，對治療痢疾、瘡腫、熱病煩渴、中暑發燒、痱子過多、眼結膜炎、小便短赤等病有一定的作用。

苦瓜中含有類似胰島素的物質，其降低血糖的作用很明顯，是糖尿病患者理想的康復佳蔬。苦瓜還含有脂蛋白成分，可提高機體免疫功能，使免疫細胞具有殺滅癌細胞的作用；苦瓜種子中提煉出的胰蛋白酶抑制劑，可以抑制癌細胞所分泌出來的蛋白酶，阻止惡性腫瘤的生長，因而苦瓜有抗癌、抗病毒的作用。

再如苦筍，苦筍味道苦中帶甜，性涼而不寒，也具有消暑解毒、健胃消積等功效。人們常用苦筍、排骨、青菜等原料做成多種佳餚，味美可口，堪稱夏日蔬中上品。

長夏養脾宜食豆類

長夏最脆弱的部位是脾。脾喜燥惡溼，長夏最大的特點是溼氣太重，脾臟最怕溼邪來犯，它喜歡乾燥一點。所以長夏是健脾、養脾、治脾的重要時期。

養脾可以多吃些豆類，能起到健脾利溼的作用。如綠豆，能清熱除溼、健脾；紅豆，能健脾、養血、養心；白扁豆、四季豆，能健脾；青豆，能滋養肝脾；黃豆，可健脾養骨；黑豆，能養脾益腎；荷蘭豆，能健脾益氣；豌豆，可滋養肝脾；薏仁，可健脾利溼。

這些豆子，可跟稻米放在一起熬粥，還可以用來燉肉吃，除溼健脾的效果非常好。

大暑養生之起居宜忌

- **預防陰暑傷人**

在夏季，人們對中暑的預防較為重視，但對陰暑症往往認識不足，正如《時病論》所說：「暑熱逼人者，畏而可避，可避者犯之者少。陰寒襲人者，快而莫知。莫知則犯之者多，故病暑者，陰暑居其八九。」

大暑時節，天氣異常炎熱，酷暑難當。人們常常喜歡晚上到屋外納涼休息，或當工作、運動出汗後立刻用涼水洗澡，有的則大量喝冷飲，更有甚者乾脆在室外鋪上涼席睡覺。一覺醒來後，卻出現惡寒頭痛或伴沉重感、鼻塞流涕、喉痛咽乾、四肢痠痛、肌膚發燒而無汗，或伴有消化道症狀，如嘔吐、腹瀉等等。這就是患了傷暑症，中醫學稱之為陰暑。

現代醫學認為，發生陰暑的原因是在炎熱的氣候條件下，體內新陳代謝旺盛，體力消耗大，抵抗力減弱，當遇到氣候突然轉涼或突然受到寒冷刺激後，病菌就會乘虛而入，引起上呼吸道感染或嘔吐腹瀉，甚至造成口眼歪斜，誘發中風及半身癱瘓等病症。

在暑天要預防陰暑的發病，切不能過於貪涼，露宿在外或長時間使用電扇、冷氣，還要節制生冷飲食和大汗之後用冷水淋浴。

- **準媽媽夏日安居**

夏季天氣炎熱，人容易出汗，特別是對於孕婦來說，新陳代謝加快，皮膚的汗腺分泌增多，夏天出汗會更多，易引起汗疹，甚至中暑。所以，孕婦如何安排好夏季的起居生活非常重要。

首先，要保證充足的睡眠。由於夏季天熱，孕婦的體力消耗較多，晚間又常因蚊子叮咬、天氣悶熱等因素出現睡眠不寧，孕婦更易感到疲勞，而過度勞累，容易中暑暈厥、胎動不安或流產、早產。所以，最好養成午睡的習慣

其次，要勤洗淋浴。孕婦皮膚的汗腺分泌旺盛，出汗較多，應經常用溫水擦洗或淋浴，預防痱子或皮膚癬子。洗澡水溫應適中，不宜用冷水或過熱的水。洗澡的時間也不要過長，以 10 ～ 20 分鐘為宜。

再次，孕婦的衣服應涼爽寬大。最好選擇真絲或棉製的衣料做貼身的襯衣和內褲，輕柔舒適，容易透氣吸汗，散發體溫。衣著要寬鬆，胸罩和腰帶不宜束縛過緊，以免影響乳腺增生和胎兒發育。

另外，現在冷氣的使用很普遍，有孕婦的家庭更要注意風不要對流，更不要直接對著孕婦吹。孕婦在冷氣較足的房間不宜待得過久，防止腹部著涼。有冷氣房間應間隔一定時間關機開窗，通風透氣。孕婦居室內相對溼度宜保持在 50% 左右，避免中午太陽直射，室內空氣乾燥時，勤灑點淨水或放置一盆清水。

- **糖尿患者的房室養生**

由於此節氣正是糖尿病的多發期，所以我們在時節向大家介紹一下糖尿患者的房室養生。

中醫認為，糖尿病是由於脾腎虧虛，氣陰受損所致，必然影響性功能。據相關資料顯示，糖尿患者的陽痿發生率可高達 40% ～ 60%，50 歲以上的糖尿患者陽痿發生率更高。糖尿患者引起性功能障礙的病因，主要是糖尿病所產生的代謝紊亂和退行性疾病，不斷損害周圍神經、植物神經和小血管所引起。有的患者由於工作壓

力、婚姻衝突、經濟困難、情緒焦躁等因素，均可增加陽痿的發生。逆行射精，也是糖尿病的常見性功能障礙。女性糖尿病患者常伴有陰道炎，尿路感染，異常氣味和性交疼痛，加上糖尿患者的陰道潤滑性降低，自主神經損害，使陰道敏感性降低，從而阻礙性高潮的發生。

對於糖尿患者來說，應與愛人互相安慰和鼓勵，生活上要互相體貼，在減少房事次數的基礎上，過好精神生活，這對恢復病情能起到不錯的效果。

大暑養生之防病抗病

- **大暑預防中暑**

大暑節氣中，炎熱的程度到達極點，中暑人數會急劇增加。中暑的誘發因素很複雜，但主要是因為氣溫高，而環境通風差，使體熱不能及時向外發散造成的。

預防中暑，最重要的是改善環境，透過自然和人工通風環境降溫。對於高溫作業者，應進行合理的營養補給。同時，應調整時間，避免中午高溫時外出。

發現有人中暑時，應立刻將患者移至陰涼、通風處，同時墊高頭部，解開衣褲，以利呼吸和散熱，然後用冷水毛巾敷頭部，或冰袋、冰塊置於患者頭部、腋窩、大腿根部等處。也可將患者呈 45 度浸在 18℃左右的水中，以浸沒乳頭為度，然後 4 個人同時用毛巾擦浸患者身體四周，一般大腦未受嚴重損害者多能迅速清醒。

- **桑拿天缺鉀可能釀大禍**

鉀是人體內不可缺少的常量元素，其主要功能是維持和調節細胞內液的容量及滲透壓，維持體液的酸鹼平衡與神經行動的傳遞。鉀還能維持神經和肌肉的正常功能，特別是心肌的正常運動。由於夏季天熱，人們出汗較多，大量出汗可帶走大量的鉀元素，會使體內鉀離子過多喪失，造成低血鉀現象，會引起人體倦怠無力、頭昏頭痛、食慾不佳、精神不振等病症。

血鉀正常濃度為 3.5 ～ 5.5 毫摩爾／升，低於 3.5 毫摩爾／升稱為低血鉀症。低血鉀症最突出的表現是四肢痠軟無力，出現程度不同的神經肌肉系統的鬆弛軟癱。一般從下肢開始，表現為站立不穩、無力或登樓困難。之後隨著低鉀的加重，軀幹、上肢肌力也逐漸明顯減弱，直至影響呼吸肌，嚴重時甚至可出現呼吸衰竭，或伴有如胸悶、心悸等血管系統的功能障礙。

熱天防止缺鉀最有效的方法是多吃含鉀食物，水果如草莓、桃子等含有較多的鉀；蔬菜中的菠菜、馬鈴薯、大蔥、芹菜、毛豆等也富含鉀。茶葉裡面的含鉀量特別高，熱天多飲茶，既可消暑，又能補鉀，可謂一箭雙鵰。

- **夏季適時治療糖尿病**

夏日，對於患有糖尿病的人來說，是治療的最佳時機。在一般的情況下，冬天血糖要比春秋高，而夏季是一年中血糖最低的季節。夏季胰島素分泌量較多，同時人體組織對胰島素敏感性也增高。按照「順水推舟」的治療疾病原理，夏季乃治療糖尿病的好時機。

糖尿患者夏季大都有乏力怕動，易出虛汗的症狀。中醫應用人參、黃芪、生地、玉竹、地骨皮、丹皮等益養陰藥物辨症施治，使糖尿患者脾氣健運，固汗養陰，增強體力。糖尿患者在服用降糖藥的同時，服用益氣養陰藥可提高機體對激素的敏感性，有助於維持正常血糖值。

由於夏季是一年中血糖最低的階段，所以很容易引起一些糖尿患者的誤解，認為血糖下降了，可以減服降糖藥，其實這是不對的。在這種情況下，切不可盲目減藥，有時還可稍加劑量，以求血糖完全降至正常一段時間後，再考慮減藥。

總之，夏季是一個天然降血糖的時節，糖尿患者應抓緊治療，這樣既有利於疾病的康復，也可以推遲併發症的出現。

大暑養生之精神調養

- **節制夜生活**

由於夏季氣溫高，就是到了晚上天氣仍然比較炎熱，而且白晝也很長，上床睡覺又為時過早，因此，不少人便陶醉於「夜生活」之中，而把睡眠時間推遲到很晚，有些人甚至熬夜也在所不惜。

從健康的角度講，熬夜就是在拿健康作賭注，是一種不折不扣的健康冒險。根據免疫學的研究:晚上11時至凌晨3時，是人體的經脈運行到肝、膽的時段，也是肝、膽排毒的最佳時期。一旦這兩個器官沒有得到充分休息，勢必會損傷你的免疫系統，使你皮膚暗淡，過早衰老。所以，無論你多麼精力旺盛，多麼熱衷於「夜生活」，最遲也要在凌晨1點的養肝時間進入熟睡期。

適當的「夜生活」無可厚非，但掌握適度至關重要。否則，就會走向另一個極端「揮霍健康」，甚至是「自我摧殘」。過度的「夜生活」，心腦血管系統、神經系統、消化系統以及新陳代謝等均會受到影響。所以，從自我保健的角度而言，請大家切莫步入「夜生活馬拉松」的誤區。

- **學會「彈性用腦」**

大暑是天氣最為炎熱之時，人很容易感到疲勞，特別是大腦，整天會變得昏昏沉沉，精神不能集中，記憶力下降。所以，在這時要學會緩解大腦疲勞，而緩解大腦疲勞最有效的方法就是要掌握「彈性用腦」。

首先，要強調適當休息。人的大腦是一部精密無比的機器，只有精心保護，靈活使用，就是工作和休息要適度調配，才能使它健康長久的發揮作用。因此工作要講節制、講效率，要有彈性。

其次，休息的方式要多種多樣，起到「潤滑劑」的作用，使疲勞的大腦得到更佳的休息。也可做些簡便的運動，使大腦的興奮中心及時轉移，增強新陳代謝，消除疲勞。還可以轉換學習、工作的內容，輪流休息大腦的功能區。最常用的方法是睡一覺，哪怕是打一會兒瞌睡，也可以使疲勞、緊張的神經得到放鬆和休息。當然外出旅遊、安排好假日和休閒生活，更不可忽視。

最後，要講究飲食營養合理，以保證腦功能運轉消耗能量的需求。

只要我們大家都有根據自己的用腦習慣選擇用腦方式，學會彈性用腦，就能使大腦在炎熱的夏季處於健康的最佳狀態。

- **每天閱讀15分鐘**

夏季的炎熱天氣總會讓人心生煩惱和憂愁。而讀書卻能讓人心平止水，樂而忘憂。所以，我們在夏季忙碌之餘選擇學習，肯定會沖淡人心中的煩惱和憂愁。深邃的哲語，博大的資訊，不僅帶來心靈的慰藉和心智的變化，更帶來工作和生活的無限生機和魅力。

美國前總統羅斯福的夫人曾說：「我們必須養成一種能夠閱讀好書的習慣，這種習慣是一種寶物，值得雙手捧著，看著它，別把它丟掉。」是的，我們一定要養成讀書的習慣，有了習慣，不管多忙，你每天一定能找出15分鐘時間來閱讀，而這15分鐘又可以成為你在繁忙的生活和工作中小憩的時間。事先把要讀的書準備好，一旦開始閱讀，這15分鐘裡的每1秒都不應該浪費。當你心生煩惱，或憂愁，或孤單，或委屈，或沮喪，或有怨恨情緒時，請把與你心境有關的書籍抽出來閱讀。

腹有詩書氣自華！滋潤靈魂的精神食糧，永遠不嫌多。

大暑養生之運動休閒

- **大暑之運動要點**

在大暑節氣中，要保持適宜的室溫，不可過冷或過熱，房中也不可有對流的空氣，即所謂的「穿堂風」。早晨醒來，要先醒心，再醒眼，並在床上先做一些保健的氣功，如熨眼、叩齒、鳴天鼓等，再下床。

早晨可到室外進行一些健身活動，但運動量不可過大，以身體微汗為度，當然，最好選擇散步或靜氣功為宜。氣溫高的中午不要外出，而居室溫度亦不可太低。不但要做好午睡，白天只要微感睏乏，即可小睡片刻。一天也不能無所事事，應當有意的進行一些活動。如下棋、練書法、繪畫、觀看演出等，但不可過度沉迷，應適可而止。

對於有公務在身的患者，要把工作安排得井然有條，且工作量不宜過大。對於身體健康的人們，在加強飲水、合理飲食及睡眠充足的前提下，可以多做些運動，讓身體出出汗，這對身體是有益的。只是根據每個人的身體情況不同，運動量亦應有所差異。

一般來說，身體健康的人，在做一些較大的運動後，大量的出汗會使身體有一種舒服的暢快感，運動量應該以此為度。值得注意的是，停止運動後，不可用冷水給身體降溫，也不能過量的喝冷飲，最好喝些熱茶或綠豆湯等防暑飲品，剛剛做完較劇烈的運動也不可馬上臥床休息，並且也不能立刻用餐。當然，如果你不怕髒，運動後躺在地上伸幾個懶腰再站起來，對身體是不會有什麼害處的。

- **玩玩瑜珈球**

瑜珈球運動有調和氣血、舒筋健骨、強壯內臟、健腦益智的作用，且運動量小，不受場地、氣候的限制，故適宜夏天練習。若經常練習，對偏癱後遺症、頸椎病、肩周炎、冠心病、手指功能障礙等疾病的治療能起到較好的作用。因為人體五指之上有許多穴位，是幾條經絡的起止點，而經絡則是連絡人腦神經和五臟六腑的紐帶。在練習時，可透過這些穴位和經絡產生不同程度的刺激，達到疏通經絡、調和氣血的目的。此外，由於鐵球與手掌皮膚的頻繁摩擦，也會因靜電及熱效應的產生，而起到增進血液循環，治療周身各部位疾病的作用。

下面我們來介紹一下瑜珈球的具體玩法：

1、單手托雙球摩擦旋轉：將雙球置於單手掌心中，手指用力，使雙球在掌心中順轉和逆轉。使雙球互相摩擦，但不要碰撞。

2、單手托雙球離心旋轉。即單手托雙球摩擦旋轉動作熟練後，逐步達到雙球互相離開旋轉。將手指伸開，用力撥弄雙球，使雙球在掌心中飛速旋轉，而不碰撞。

3、雙手四球運動。即是在單手運動的基礎上，逐步鍛鍊雙手四球運動。此動作難度大，要求技術高，但效果要比單手運動好。

4、用單手或雙手虎口使勁握球，或用手掌心使勁握球，經常這樣鍛鍊對提高指力、腕力、握力、臂力都有幫助。

5、用鐵球按摩、揉搓、錘擊身體的不適部分，可減輕疼痛，也能鍛鍊手力。

- **大暑六月坐功**

大暑是一年中最熱的時期，天陽下濟，地熱上蒸，天地之氣上下交合，各種植物大都開花結果了，展示了自然界萬物繁榮季麗的景象。本法以「大暑」命名，正是針對這一時令特點而制定的氣功鍛鍊方法。《素問·氣交變大論》說：「歲火太過，炎暑流行，肺金受邪，發病瘧，少氣咳喘，血溢血泄注下，嗌燥耳聾，中熱肩背熱，上應熒惑星。甚則胸中痛，脅支滿脅痛，膺背肩胛間痛，兩臂內痛。身熱骨痛而浸淫……痛反譫妄狂越，咳喘息鳴，下甚血溢泄不已……。」炎夏以火熱為特點，從人體五臟來說以心病為多見。火本剋金，火太過就會乘金傷肺，而使肺金受邪，出現肺的病變。勤練此功法，可對上述病症起到不錯的效果。

《遵生八箋》中對此功法記載如下原文如下：「運主太陰四氣，時配手太陰肺溼土（手太陰肺當是燥金，而非溼土，有誤）。坐功：每日丑、寅時，雙拳踞地，返首向肩引，作虎視，左右各三五度，叩齒，吐納，咽津。治病：頭項胸背風毒，咳嗽上氣，喘渴煩心，胸膈滿，臑臂痛，掌中熱，臍上或肩背痛，風寒，多汗，中風，小便數欠，淹泄，皮膚痛，及健忘，心情鬱結，風溫寒熱。」

此功法具體動作為：每日凌晨 3：00 ～早上 7：00 時，雙拳按地，頭頸向肩部方位扭動、運視，左右方向各 3 ～ 5 次，然後叩齒 36 次，調息吐納，津液咽入丹田 9 次。對於治療頭項胸背風毒，咳嗽上氣，喘渴煩心，胸膈滿，臑臂痛，掌中熱，臍上或肩背痛，風寒，多汗，中風，尿急尿頻，皮膚痛及健忘，心情鬱結，風溫寒熱等病症有很好的作用。

- **楊力談大暑養生**

大暑節氣炎熱、多雨，所以暑溼之氣比較容易乘虛而入，而且因為暑氣很盛，心氣比較容易虧耗，特別是老人、兒童、體虛氣弱者，往往難以抵擋酷熱暑溼，從而導致痙攣、中暑等病。當出現全身明顯乏力、頭昏、心悸、胸悶、注意力不集中、大量出汗、四肢麻木，口渴、噁心等症狀時，就可能是中暑先兆。一旦出現上述症狀，應立即將中暑者抬到通風陰涼處休息，最好同時讓患者喝些淡鹽開水或綠豆湯、西瓜汁、酸梅湯等。夏季預防中暑應注意：合理安排工作，注意適度休息；避免在烈日下曝晒；注意室內降溫；睡眠要充足；講究飲食衛生。

大暑是全年溫度最高、陽氣最旺盛的節氣，在養生保健中常有「冬病夏治」的說法，意思是說一些在冬季比較容易發作的病，應該在夏季治療，如慢性支氣管炎、肺氣腫、支氣管哮喘、腹瀉、風溼痺症等陽虛症，暑期是最佳的治療時機。

夏季六節氣養生總結篇

夏季，是指農曆立夏、小滿、芒種、夏至、小暑、大暑6個節氣，即農曆4月份、5月份、6月份。起於農曆立夏，止於立秋。

夏天豔陽普照，雨水充沛，天地之氣交合，是萬物繁榮，茂盛秀美的季節。人們適宜晚臥早起，不要對氣候炎熱產生厭惡，應保持心情愉快，精神飽滿，氣色秀美，使體內的陽剛宣發於外，保持對外界事物濃厚的興趣，適應夏季的氣候。如果違背了這個道理，就會損心傷氣，必然削弱人體適應秋天的能力。

在夏季，氣溫常在37～39°C之間，高達40°C，大大超出人體平常耐熱的程度，人們只有適應了如此高溫，才能安然度過高熱的夏季。夏季暑熱為陽邪，易傷人之陰，陰傷則病。病勢急速，病程短，多有壯熱，面紅目赤，口渴心煩，甚者狂躁、譫語、昏迷。人體的內熱向外排泄是靠出汗泄熱的，氣溫在28～30°C時，人體內熱就能順利外泄。如外界溫度超過了34°C，出汗受阻，體內大量內熱蓄積，很容易中暑。只有體質強健了，並能適應這種高溫，能夠散泄內熱，才不會受外熱的侵侮而致病。

中醫認為，夏屬火，與心相應。所以在赤日炎炎的夏季，要重視心神的調養，要胸懷寬闊，精神飽滿，如同含苞欲放的花朵需要陽光那樣，要培養樂觀外向的性格，以利於氣機的通泄。著名古代養生家稽康說：「夏季炎熱，更宜調息靜心，常如冰雪在心。」這裡指出了「心靜自然涼」的夏季養生法。中醫學認為：「暑易傷氣」、「暑易入冬心」。在盛夏暑日，尤其要重視精神養生。《醫書》中記載：「善攝生者，不勞神，不苦形，神形既安，禍患何由而致也。」所以，在萬物欣欣向榮的夏天，應有廣泛的興趣愛好，利用業餘時間參加一些有意義的文娛活動。如果條件許可，還可以參加夏令營、外出旅遊、消夏避暑等活動，這樣既使人們心曠神怡，又可以鍛鍊身體。

夏季天熱，起居應注意。人們往往選擇陰涼處居住，天時暑熱，注意不可貪涼太過。避免在陰涼通風處露臥，以免風襲經絡，致成風痺。躺臥應注意遮護臍部，脾胃陽氣虛弱者尤須注意，冷氣入臍可致痛泄。居處避免潮溼坐臥，不恃勇冒雨。不要坐臥於星下，最好睡眠時不開風扇，並要蓋薄被，夜晚用電扇吹，會使人體汗水蒸發加速，容易造成熱傷風感冒。夏季如在外面行走遇上雷雨，不要到樹下或有水的低窪地避雨，以防雷擊。外出活動最好避開早上 10：00～下午 4：00，因此間太陽紫外線照射最強，對人體影響較大。正午應避免日光照晒，室外工作光線過強，須注意保護眼睛；皮膚嬌嫩者不宜在烈日下曝晒，以免灼傷；多沐浴以保持腠理宣通，汗液排泄順暢，水宜溫不宜涼，以免毛竅被劇烈收斂等，汗痕於內而生痤瘡。

高溫會使人體生理功能減退，心臟供血輕度不足，常常危及人們的健康。其中最容易發生的就是中暑。一般情況下，人體產熱和散熱正好相等，所以，人的體溫總是維持在 37℃左右。但在強烈的夏日陽光下照射過久，紅外線能使人大腦喪失調節體溫的能力，發生中暑；若外界氣溫高、空氣溼度大、無風，汗液蒸發困難，體內熱量積蓄過多，也容易中暑；如出汗過多，體內水和鹽大量排出，得不到及時補充，鹽類代謝就會發生障礙，容易發生中暑。

預防中暑很重要，外出時要根據自身的體力決定行程長短，不要太疲勞；人體疲勞，抗暑能力降低，就容易中暑。烈日下要使用遮陽的鴨舌帽和陽傘。鴨舌帽要選擇透氣、散熱、通風性能好的，陽傘也要選擇散熱效果佳的。此外，還要帶防暑藥，如十滴水、霍香正氣水、六一散等。要穿寬鬆、透氣、散熱、散汗性能強的衣服，以保護皮膚不受烈日照射。

立秋篇

立秋，時值每年陽曆的 8 月 7 日或 8 日。在中國古代，有立秋迎秋的風俗，每到立秋之時，封建帝王就會親率文武百官到城郊設壇迎秋。由此可見，立秋在一年的 24 個節氣中是很重要的。有諺語說：「立秋之日涼風至」，即立秋是涼爽季節的開始。從這一天起，氣溫逐漸下降，降水逐漸減少，空氣溼度逐漸減小，因而天高氣爽，月明風清，天氣變得涼爽宜人。

立秋養生之飲食調理

- **慎吃瓜果多喝湯**

民諺「秋瓜壞肚」是指立秋以後繼續生食大量瓜類水果容易引發胃腸道疾患。夏秋之季是胃腸疾病最易復發的時節。夏季大量食用瓜果雖不至於造成脾胃疾患，卻已使人們的腸胃消化功能會有所下降，而且，天氣轉涼，胃腸容易受寒，抵抗力下降，也會造成病菌乘虛而入，導致疾病。立秋後如果再大量生吃瓜果，勢必更助溼邪，損傷脾陽，脾陽不振不能運化水溼，腹瀉、下痢、便溏等急慢性胃腸道疾病就會隨之發生。因此，立秋之後應慎吃瓜果，脾胃虛寒者尤應禁忌。

初秋天氣，夏火未消，秋燥又來。在不能大量吃瓜果的情況下，為了去燥養陰，可以多喝點滋潤除燥的湯。其中豆類湯是首選。因為豆類多具有健脾利溼的功能，而且豆類含有豐富的蛋白質，可有效補充體內的蛋白質不足，滿足機體代謝，同時由於它不含膽固醇，還沒有吃肉製品的後顧之憂，所以豆類正適合立秋時節食用。如紅豆湯、綠豆湯等，對此節氣養生都十分有益。

在立秋時適宜喝的湯還有很多，比如解暑養陰的冬瓜銀耳煲去皮老雞，健脾利溼的粟米煲豬骨，去積通便的白皮白心番薯煲大芥菜，消暑生津的海蟄馬蹄煲排骨等。

- **少辛增酸忌寒涼**

「木之為舟，無水不行；治燥之法，以潤為貴。」立秋之後在飲食上要注意滋養津液，適當選食能夠潤肺清燥、養陰生津的食物，以避免燥邪傷害。《素問·臟氣法時論》說：「肺主秋……肺收斂，急食酸以收之，用酸補之，辛瀉之」。也就是說酸味收斂肺氣，辛味發散瀉肺。肺屬金，通氣於秋，肺氣盛於秋，而金剋木，即肺氣太盛可損傷肝的功能，故秋天肺氣宜收不宜散，所以秋季飲食應當「少辛增酸」，也就是說要盡量避免吃過於辛辣的食品，以免肺氣太盛，損傷肝臟；而要多吃一些酸性食物，抑制肺氣的亢盛，以增加肝臟的功能。比如少吃蔥、薑、蒜、韭菜、辣椒等辛味食品以及油炸食品、乾燥的膨化食品和烈性酒，而多吃一些酸味果蔬，例如：

橘子、檸檬、奇異果和番茄等。當然增酸也應當適度，不能過量。

《飲膳正要》裡說:「秋氣燥，宜食麻以潤其燥，禁寒飲。」入秋以後，陽氣漸收，陰氣慢慢增加，不適合吃太多陰寒食物，尤其是老年人應避免吃寒涼食物。因為經過一個長夏後，老年人大多脾胃虛寒，因此不能為了追求清熱解暑，而使飲食偏涼，梨、小黃瓜、生菜沙拉等性味寒涼食物盡量少吃，菜最好過個火，燙一燙再吃。

- **立秋放心吃茄子**

茄子是秋季上市的大宗蔬菜之一。農諺曾有「秋敗茄子似毒藥」之稱，其實，「秋敗茄子似毒藥」是個誤區。秋天的茄子並無毒，新鮮茄子含有豐富的維他命 A、維他命 B1、維他命 C、維他命 D 及蛋白質和鈣，茄子的蛋白質及鈣含量比番茄要高出 3 倍多。另外，民間還有「立夏栽茄子，立秋吃茄子」這一說法，這也說明了秋天可以放心吃茄子。

秋季的時鮮蔬菜茄子，不光營養豐富，還是一味好藥。比如說紫茄子富含維他命 P，可改善毛細血管脆性，防止小血管出血，對敗血症、高血壓、動脈硬化、咳血、紫癜等均有一定防治作用。《滇南本草》上曾記載，茄子有清熱活血、消腫止痛、散淤寬腸的功效，可以防治大便乾結、痔瘡出血等。而且茄子中還含豐富的蘆丁，每百克含量 720 毫克，是西藥維腦路通（Venoruton）的主要成分，常吃茄子對防治高血壓、動脈硬化、心腦血管病都有一定的食療作用。現代醫學認為，老年人因血管逐漸老化與硬化，皮膚上會出現「壽斑」（老年斑），而秋季多吃茄子，壽斑會明顯減少。此外，茄子纖維中所含的皂素，還具有降低膽固醇的功效。

不過，我們在烹飪茄子時要特別注意一點，不要進行煎炸，否則會破壞茄子的營養成分，影響食用價值。

立秋養生之起居宜忌

- **立秋時節應早臥早起**

秋季，自然界的陽氣由疏泄轉向收斂、閉藏，因此，起居作息也要隨之相應調整。立秋前後，因為能量消耗過多，身體易出現疲勞、睏乏等狀況，所以應該合理安排睡眠，做到「早臥早起，與雞俱興」。早臥，以順應陽氣之收斂、陰精之收藏，以養「收」氣；早起，以順應陽氣的舒長，使肺氣得以舒展，且防收斂之太過。

立秋之時，暑熱未盡，雖有涼風時至，但天氣變化無常，早晚溫差大，白天仍然炎熱異常。此節氣中多加強夜裡的睡眠時間很有道理，正好藉此補償夏日的睡眠不足，秋季早睡，完全符合「養收之道」的養生原則。有人對腦血栓等缺血性疾病發病時間進行過調查研究，發現這類疾病在秋季發生率較高，發病時間多在長時間睡眠的後期，而秋季適當早起，可減少或縮短小血栓形成的機會，這對於預防腦血栓發病有一定意義。

俗話說：早睡早起，精神百倍。對於上班族來說，晚上10點前入睡，做到早睡早起，就能讓人在白天精神飽滿，提前進入預備狀態，防止一上班就打哈欠。

- **冷水浴從立秋開始**

立秋之後，天高氣爽，這時氣溫、水溫、人體體溫比較接近，冷水對人體的刺激較小，此時開始冷水浴鍛鍊是最為適宜的。

冷水浴有明顯的保健作用，在冬季到來之前，堅持洗冷水浴能為冬季保健養生打下良好基礎。冷水浴被稱作是「血管體操」，能使血管彈性增強，有利於預防心腦血管疾病；可以提高機體對寒冷刺激的適應能力，促進機體的新陳代謝，提高免疫力，使人不易患感冒、凍瘡等毛病；可以加強神經的興奮功能，使得洗浴後精神爽快，頭腦清晰；有助於消化功能的增強，對慢性胃炎、胃下垂、便祕等病症有一定的輔助治療作用。

在進行冷水浴時，應「循序漸進」，包括洗浴部位的「由局部到全身」、水溫的「由高漸低」以及洗浴時間的「由短漸長」。冷水浴鍛鍊應先活動身體進行熱身，如出汗時應待汗乾後才可入浴。洗時，用雙手快速摩擦全身，由上而下，從身體到四肢，均勻摩擦，用力適度。感覺發燒時，可將冷水先抹在臉、手臂和大腿等處，或將毛巾放入冷水中擰乾後擦身體，讓身體由不適應逐步轉為適應。當身體能夠適應時，便可直接用冷水進行沖洗。浴後迅速用乾毛巾擦乾，穿上寬鬆的衣服，並用雙手摩擦身體關節部位，以預防關節炎的發生。

冷水浴應該從秋天開始，一年四季堅持，只要堅持不懈，持之以恆，對冬季人體適應寒冷的能力及預防感冒等疾病大有裨益。

- **立秋應節慾保精**

《黃帝內經》說「春夏養陽，秋冬養陰」，「秋冬養陰」就是要求人們在秋冬之季，順應自然界秋收冬藏的規律，重視蓄養陰精。《素問·四氣調神大論》中也提出秋天養生要遵守「使志安寧，以緩秋刑；引咎斂神氣，使秋氣平；無外其志，使肺氣精。此秋氣之應，養收之道也」的原則。秋季氣候寒涼肅殺，人們應該順應自然主收主斂的規律，「收斂神氣」，對性生活應有所節制，避免房勞傷腎，達到「保精」的目的。

常言道：「縱慾摧人老」、「房勞促短命」，這些話並非危言聳聽，而是寓有科學道理。《素問·金匱真言論》中說：「夫精者，身之本也。」強調陰精是構成人體和維持人體生命活動的重要物質。人體陰精宜藏不宜浮，宜祕不宜泄，精氣祕藏則氣足神旺，健康無病。唐代著名醫學家孫思邈說：「悠意情慾，則命同朝霞也。」而且現代研究也認為，性生活過度會導致內分泌失調，免疫防禦功能減退，對各種疾病抵抗力減弱，致使代謝功能異常，易引起各種疾病，所以在人體陰盛陽衰的秋季，一定要對性生活有所節制。

立秋養生之防病抗病

- **初秋時節謹防感冒**

立秋是由夏入秋的過渡節氣，氣候多變，早晚溫差較大。所謂「中午開冷氣，晚上蓋被絮」，初秋天氣乍寒還暖，忽熱忽涼，機體調節機能很難適應這種暴熱驟涼的變化，因此是傷風感冒的多發時節。

預防秋季感冒，首先起居方面要有所注意。立秋後，白晝仍然很熱，一到夜晚，秋風襲來，就會感到涼風習習，這個時候的風不可大意，有人稱其為「賊風」。涼風吹在熟睡者的頭面部，翌日清晨易得偏頭痛，甚至發生口眼歪斜流涎；如沒蓋好被子，涼風吹在腹部，會引發腹瀉；夜間的涼風還會使肌肉處於緊張性收縮狀態，讓人不能充分休息，導致翌日全身痠痛，睏乏無力。究其原因，是因為在平時，我們的鼻腔、口腔黏膜周圍都附著各式各樣的細菌，只因為身體有一定的抵抗力，它們無機可乘，故不能危害身體。可是當我們在睡眠中時，各種器官活動減弱，一旦著涼，身體的抵抗力就會大大下降，病菌病毒便乘虛而入，侵犯我們的身體，從而導致感冒等疾病。

所以立秋時節不能貪涼，既要遵循「耐寒鍛鍊從初秋開始」的規律，也要注意隨天氣變化及時增減衣服。夜晚入睡時，一定要蓋上被單、毛巾被之類的被褥以抵禦夜晚涼風侵襲。另外，在感冒流行季節，一定要注意居室的衛生，平時要多開窗透氣，保持室內空氣清新。在感冒流行時可用陳醋薰蒸居室，也有助於感冒的預防。

如果不小心感冒了，不可以不當回事。應多休息、多飲白開水、多吃易消化的食物，症狀嚴重時，可在醫生指導下服用一些藥物，以改善症狀，減輕痛苦。

- **「秋老虎」不得不防**

古諺說：「立秋之日涼風至。」因此在人們心中，立秋與天涼是有關聯的。但是實際上，立秋前後，由於盛夏餘熱未消，秋陽肆虐，氣溫仍然很高，民間有這樣的說法：冷不過三九，熱不過三伏。民間還有「秋裏伏，熱得哭」的說法，故立秋後短期回熱的天氣素有「秋老虎」之稱。

人們常說「秋老虎，毒如虎」，「秋老虎」屬溫燥，損害人體的津液，引發皮膚乾燥、眼乾裂、舌紅少津、毛髮乾枯、小便赤黃、大便乾結、口鼻咽乾、胸痛乾咳少痰、痰中帶血絲，甚至發燒至高燒等。更為嚴重的是，很多老年患者因為「秋老虎」氣候造成腦中風，人們不得不防。

為了預防「秋老虎」傷人，我們應該從以下幾個部分做起：

1、立秋後要繼續防暑降溫，清熱解暑類食品別一下子全撤除。這一類飲食既能消暑斂汗補液，還能增進食慾。因此喝些綠豆湯，或者吃些蓮子粥、百合粥和薄荷粥等都很有益處。還要多吃一些新鮮蔬菜，既可滿足人體所需要的營養，又可補充因為排汗而丟失的鉀。

2、還需要保持居住環境的溼度，最簡單的辦法就是在家中養一些花、魚，或是往地上灑點水，用拖把擦地等。或者用空氣加溼器，把空氣的溼度調高到40% 到 60%。空氣溼潤了，皮膚的感受、呼吸都會比較舒服，

3、要多飲水，早晨起床半小時後喝一杯清水，上午和下午各喝一杯茶，最好是綠茶。每天至少飲水 1000 毫升以上。

4、要少晒太陽，盡量在陰涼處作業。

5、注意適當休息，保持充足的睡眠。睡眠好了，身體好，就不用擔心秋老虎的侵擾了。

- **立秋後小心紅眼病**

立秋後，隨著 「秋老虎」的到來，天氣將仍保持高溫、炎熱和乾燥的特點。這一季節往往是紅眼病大為盛行的時期。

急性結膜炎，俗稱紅眼病，是濾過性病毒感染所造成。患病早期，患者感到雙眼發燙、燒灼、畏光、眼紅，自覺眼睛磨痛，像進入沙子般滾痛難忍，緊接著眼皮紅腫、怕光、流淚，早晨起床時，眼皮常被分泌物黏住，不易睜開。有的患者結膜上出現小出血點或出血斑，有時在瞼結膜表面形成一層灰白色假膜，角膜邊緣有灰白色浸潤點。

紅眼病主要透過接觸傳染，如共用毛巾、手帕、浴巾等，還可借助水傳染。居住條件擁擠、環境衛生差、不良個人衛生習慣等都會加速該病傳播。

防治紅眼病要注意以下幾個方面：

1、注意日常生活衛生。個人要注意不用髒手揉眼睛，勤剪指甲，飯前便後洗手。

2、紅眼病治療期間，盡可能避免與患者及其使用過的物品接觸。對個人用品，如毛巾、手帕等以及一些公用物品要注意消毒隔離。

3、在治病期間，應開放患眼，不能遮蓋患眼，因為遮蓋患眼後，眼分泌物不能排出，同時增加眼局部的溫度和溼度，利於細菌或病毒繁殖，加重病情。

4、患病後，飲食以清淡之品為宜，至於酒類以不飲為宜。

立秋養生之精神調養

- **心靜神寧度初秋**

立秋時節，天氣雖仍很熱，但溼度已沒有夏天那麼高，因而秋季的氣候特點之一是乾燥。按中醫理論，立秋後肺功能開始處於旺盛時期，情緒波動大就容易傷肺，肺氣虛則機體對不良刺激的耐受性下降，所以立秋養生，調養精神，保持健康平和的心態是非常重要的。

中國古人在養生時就很重視心情寧靜的作用，《王文公文集禮樂論》裡曾說：「養生在於保形，充形於育氣，養生在於寧心，寧心在於致誠，養誠在於盡性，不盡性不足以養生。」

按照古代的養生理論，若想心理健康就必須調理陰陽五行，使其保持安和的狀態。何謂安和狀態呢？所謂安就是要寧心、淡泊；所謂和就是調控情緒使其適度。《黃帝內經》裡曾明確指出了秋天精神調養的具體原則，《素問·四氣調神大論》裡說：「使志安寧，以緩秋刑；收斂神氣，使秋氣平；無外其志，使肺氣清，此秋氣之應，養收之道也。」意思是說，在秋天裡，人們一定要保持精神上的安寧，只有這樣，才能減緩肅殺之氣對人體的影響；還要注意不斷收斂神氣，以適應秋季容平的特徵，不使神志外馳，以保肺之清肅之氣，這就是順應立秋後季節的特點，在精神上養收的方法。

所以立秋後，我們在進行自我調養時切不可違背自然規律，要做到內心寧靜，神志安寧，保持心情舒暢，切忌感情起伏波動太大，即使遇到動氣的事，也應主動予以消解，以避肅殺之氣，同時還應收斂神氣，以適應秋天容平之氣。當你感到焦躁不安時，可以試著用自己的手撫摩在心口上，對自己的心說上一聲「平和，冷靜」，這樣就能加強自我控制的力量，做到安之若素、沉默從容。

- **笑口常開除憂鬱**

《醫經溯洄·五鬱論》說：「凡病之起，多由乎鬱，鬱者，滯而不通之意。」醫學研究證明，消除憂鬱，最好的方法就是笑口常開。

喜為心之志，而心之聲為笑，笑是喜形於外的表現。適當的笑可生發肺氣，使肺吸入足量的「清氣」，呼出廢氣，加快血液循環，達到心肺氣血調和之目的；可讓肺氣布散全身，使面部、胸部及四肢肌群得到充分放鬆，同時讓肝氣平和，從而消除憂鬱，保持情緒穩定。

所以立秋之後，面對秋風秋雨帶來的憂鬱心理，我們可以用「笑口常開」的方法來進行自我精神調養。為了保持笑口常開，我們可以從以下幾個方面來努力：

1、多做樂觀幻想。凡事不要總往壞處想，遇到不開心的事情時要多做樂觀的幻想，而不要消極的猜度。
2、多看喜劇電影。憂鬱時，看個喜劇片，這種移情效應也是很明顯的。
3、學會自得其樂。不懂事的孩子是最快樂的，孩子快樂的原因就是自得其樂。生活中的快樂其實都是人為產生的，所以人要學會珍惜自己的樂趣，學習別人的樂趣。要想調節情緒、讓自己心情好起來的一個有效方法就是效法孩子自得其樂，比如關上房門，自己愉快的扭動身體，讓自己輕鬆、發笑。

- **穿衣緩解精神疲勞**

立秋前後，隨著天氣漸漸涼快，人也從過激情緒中調整過來。秋高氣爽，暑往涼來，本應是精神振奮的時節，可是許多人卻因為身體能量消耗過多，而出現精神疲勞的狀態。為了擺脫「情緒疲勞」狀態，除了要補充營養，增加睡眠之外，還可以透過選擇穿著衣服的色彩來進行調解。

根據五行理論，「木火土金水」對應「青赤黃白黑」再對應「肝心脾肺腎」。五行中秋天對應白色，代表清爽、明亮。而且心理學研究表明，色彩的美感能提供給人精神、心理方面的享受。人們都喜歡按照自己的偏好與習慣去選擇不同的色彩。明亮、鮮豔的顏色可以令人精神振奮，比如人們見到暖色，如紅、紅橙、橙、黃橙、紅紫等色後，馬上聯想到太陽、火焰等物像，產生溫暖、熱烈的感覺。而過分灰暗的顏色，則容易使人產生乏味、單調、厭煩、疲勞的感覺。因此，當秋後出現精神疲勞現象時，可以透過穿著亮度高或色彩鮮豔的衣服，給予人眼強烈刺激，塑造強烈對比、生機勃勃的視覺效果，從而振奮自己的精神，同時也為別人帶來一份生氣，替這個蕭瑟的季節增添一抹亮色。

立秋養生之運動休閒

- **秋高氣爽好出遊**

天高氣爽、景色宜人的金秋時節正是旅遊的好季節。躲了一夏烈日的人們，是該出去享受一下自然了。在秋高氣爽的天氣裡，不論是徒步登山還是駕車旅遊，都可以享受大自然的美景，放鬆身心、愉悅精神，同時秋遊還是一種鍛鍊身體的好方法。

中醫學講究「天人合一」，秋遊就是人與大自然完美結合的一種方式。中國古人對旅遊養生早有論述，歷代醫學家都主張人們盡可能去親近大自然，以達到養生的目的。明代龔廷賢《壽世保元》認為「山林逸興，可以延年」；宋代龐安時《傷寒總病論》說「有山居者為居積陰之所，盛夏冰雪，其氣寒，腠理閉，難傷於邪，其人壽」。可見，古人非常看重旅遊養生。

金秋時節，無論是邁步於山林小徑，還是沉浸在清泉湖邊，都能讓人受益匪淺。盡情呼吸山林的清新空氣，盡情享受如畫的美景，可以使大腦得到充分的休息，消除緊張工作帶來的疲勞和壓力，從而提高機體的免疫能力；以悠然的心境，暢遊於大自然中，可以讓人達到物我兩忘的境界，使人心態坦然，心情開朗；此外，秋遊時，投身在清新的大自然中，能使人吸收空氣中更多的負氧離子，這對人的神經系統具有良好的營養和調節安撫作用。

所以，金秋時節應多出去走走，有助於身心健康和延年益壽。

- **立秋慢跑好處多**

入秋以後，隨著幾場秋雨，氣溫會逐漸下降，在經歷了炎夏的酷暑和溼悶後，人們倍感秋季的涼爽和舒適。宜人的秋季，也是鍛鍊身體的黃金季節。

在眾多運動項目中，慢跑對於秋季養生好處多多。研究顯示，進行輕鬆的慢跑運動，能增強呼吸功能，可使肺活量增加，提高人體通氣和換氣能力；能改善腦的血液供應和腦細胞的氧供應，減輕腦動脈硬化，使大腦能正常的工作；能有效刺激代謝，延緩身體機能老化的速度；可以增加能量消耗，減少由於不運動引起的肌肉萎縮及肥胖症，並可使體內的毒素等多餘物質隨汗水及尿液排出體外，從而有助於減肥健美；持之以恆的慢跑還會增加心臟收縮時的血液輸出量、降低安靜心跳率、降低血壓，增加血液中高密度脂蛋白膽固醇含量，提升身體的作業能力；適度的慢跑還可減輕心理負擔，保持良好的身心狀態。

在慢跑時，全身肌肉要放鬆，呼吸要深長，緩緩而有節奏，可兩步一呼、兩步一吸，也可以三步一呼、三步一吸。慢跑時宜用腹部深呼吸，吸氣時鼓腹，呼氣時收腹。慢跑時的步伐要輕快，雙臂自然擺動。慢跑的時間以每天跑20～30分鐘為宜。

萬事貴在恆，慢跑作為一項理想的秋季運動，也需長期堅持才能達到理想的效果。

- **立秋七月坐功**

立秋是秋季的開始。立秋之後，氣溫開始下降，自然界的陽氣漸收，陰氣漸長。本法以「立秋」命名，正是針對這一時令特點而制定的氣功鍛鍊方法，適宜於立秋時節鍛鍊，可於立秋時開始，練至處暑為止。立秋時節人體疾病在經絡方面的表現多以足少陽膽經為主。足少陽膽經起於目外眥，過聽會，上至頭角，下耳後，折回上行，經頭額至眉上。又向後折至風池穴，下行至肩，前行入缺盆。其直行者從缺盆下腋，沿胸側，過季脅，下環跳，沿下肢外側中線過股、膝脛至外踝之前，沿足背行出於第四趾外側端。其經並有經脈分布於目、耳、面頰、頸部等。主要病症有往來寒熱，口苦，善太息，胸脅痛，偏頭痛，目銳眥痛，缺盆痛，瘰癧，瘧疾，股膝、小腿外側及第四足趾等處疼痛等。勤練本功法，對於上述病症有不錯的治療效果。

《遵生八箋》中對此功法記載如下：「運主太陰四氣。時配足少陽膽相火。坐功：每日丑、寅時正坐，兩手托地，縮體閉息，聳身上踴，凡七八度，叩齒，吐納，咽液。治病：補虛益損，去腰腎積氣，口苦，善太息，心脅痛不能反側，面塵，體無澤，足外熱，頭痛，頷痛，目銳眥痛，缺盆腫痛，腋下腫，汗出，振寒。」

此功法具體動作為：每日凌晨3：00～早上7：00時，正坐，兩手按地，身體蜷縮，屏住呼吸，用手支撐身體離開地面，約7～8次，然後叩齒36次，調息吐納，津液咽入丹田9次。適用於補虛益損，去腰腎積氣，口苦，常嘆息，心脅痛不敢翻身，面色灰暗、皮肝枯黃、外翻足、頭痛、下頷痛、眼眶乾痛、坐骨腫痛，腋下浮腫，多汗畏寒等病症。

- **楊力談立秋養生**

《素問·四氣調神大論》中說：「夫四時陰陽者，萬物之根本也，所以聖人春夏養陽，秋冬養陰，以從其根，故與萬物沉浮於生長之門，逆其根則伐其本，壞其真矣。」古人告誡人們，要想達到延年益壽的目的，就要順應四時養生的自然規律。整個自然界的變化是循序漸進的過程，立秋是由熱轉涼的交接節氣，也是陽氣漸收，陰氣漸長，人體陰陽代謝出現陽消陰長的過渡時期。因此在立秋養生中，飲食起居、運動休閒、精神調養等都應以養收為核心。

立秋後，在飲食上要以富於營養而又起到治療作用為原則，要限制粗糙纖維食物與刺激性強的食物，以保護腸黏膜和腸道功能，可適當食用芝麻、糯米、粳米、蜂蜜、枇杷、鳳梨、乳品等柔潤食物，以益胃生津。

在起居上，立秋後宜早臥早起，同時由於立秋乃初秋之季，暑熱未盡，雖有涼風時至，但天氣變化無常，即使在同一地區也會出現「一天有四季，十里不同天」的情況，因而著衣不宜太多，否則會影響機體對氣候轉冷的適應能力，易著涼感冒。

立秋後的早晨是鍛鍊身體的最佳時間，此時不冷又不熱，氣候宜人，天高氣爽，使人精神爽快。每人可根據自己具體情況選擇不同的鍛鍊專案，選個清幽之處進行鍛鍊，如江河湖畔或林蔭道，很有益於身心健康。

按照中醫理論，立秋後肺功能開始處於旺盛時期。在這個節氣，要注意內心平和寧靜，保持心情舒暢，切忌傷感。從五行生旺推算，可知此時肝臟、心臟及脾胃都處於衰弱階段。所以立秋後還要注意加強對這些器官的保養。

處暑篇

處暑，是24節氣裡的第十四個節氣，一般在陽曆8月23日左右。古書上解釋說：「斗指戊為處暑，暑將退，伏而潛處，故名也。」處暑，是暑氣結束的時節，「處」含有躲藏、終止的意思，顧名思義，處暑表明暑天將近結束。《月令七十二候集解》說：「七月中，處，止也，暑氣至此而止矣。」處暑之後，三伏天氣已過或接近尾聲，氣溫逐漸下降，因此民間有「處暑寒來」、「處暑熱不來」的說法。

處暑養生之飲食調理

- **天涼養陰防濫補**

處暑之後，天氣逐漸下降，正式進入秋高氣爽、五穀飄香的時節。正如大詩人陸游說的，「四時俱可喜，最好新秋時」。這段時期，萬物成熟，在農村到處是一派秋收的景象。由於此時物質豐厚，氣候宜人，因此人們食慾大增。俗話說：「一夏無病三分虛」，在經歷秋老虎的肆虐後，人體比較虛乏。根據中醫「春夏養陽，秋冬養陰」的原則，這時已進入秋季進補的好時節。但是人們需要注意的是，進補不可濫補。

處暑時，進補應以清補、平補為主，即選用寒溫之性不明顯的平性滋補品來進補。中醫的治療原則是虛者補之，除陽虛體質者外，不要過多食用溫熱的食物或藥物，如人參、鹿茸等。因為秋季陰陽雖相對平衡，但燥是秋季的主氣，進食過多溫熱的補品就可能使肺被燥氣所傷。

同時，進補並不是多多益善，認為「多吃補品，有病治病，無病強身」的想法是錯誤的。因為任何補品一旦服用過量都會有害，它會影響人體內的營養平衡。

在不同的時節，人體對補品的需求是不一樣的。因此，處暑進補時切忌濫補，一定要根據具體情況具體分析，以免得到適得其反的效果。

- **處暑養生宜食魚**

魚的種類繁多，既有海水魚，又有淡水魚。魚肉味道鮮美，不僅營養價值極高，而且食用時還不加燥氣，因此，魚是處暑時節進補的佳品。

魚肉中含有豐富的蛋白質，如鯖魚含 21.4%，鰱魚含 18.6%，帶魚含 18.1%，鯉魚含 17.3%。而且魚肉中的蛋白質一般屬於優質蛋白質，其中所含胺基酸的量和比值最適合人體需求，極易被人體吸收。據研究證明，經常吃魚的孩子，生長發育比較快，智力發展也比較好。

魚肉中還富含豐富的硫胺素、核黃素、菸鹼酸、維他命 D 和一定量的鈣、磷、鐵等礦物質，其中維他命 D、鈣、磷，能有效預防骨質疏鬆等症。所以，經常吃魚的老人身體相對比較健壯，壽命也比較長。

此外，魚肉的脂肪含量一般比較低，除少數比較高以外，大多數脂肪含量只有1%～4%。而且魚肉的脂肪多由不飽和脂肪酸組成，不飽和脂肪酸的碳鏈較長，具有降低膽固醇、護心和防癌的作用。因此，對於想保持苗條身形的人來說，魚可以說是最理想進補選擇。

- **秋後蘿蔔就茶吃**

蘿蔔不僅營養豐富，而且還具有許多藥用價值。在民間有「蘿蔔能止咳順氣消食化水」的說法。蘿蔔的種子能消食化痰，下氣定喘；葉子能止瀉；蘿蔔結子後老死的根，能利尿退腫。可以說蘿蔔滿身都是寶，故人們常稱蘿蔔為土人參。農諺有「頭伏蘿蔔二伏菜」之說，在秋天多吃蘿蔔，可以防燥祛火，清熱化痰。

此外，值得大家了解的是，蘿蔔可以與茶相配飲用。茶葉中的營養成分和藥理作用，人們都十分了解，其保健功能和防病治病的功效也早已得到了人們的充分肯定。但是很多人對於蘿蔔與茶相配飲用的養生方法卻不是很了解。其實，蘿蔔的藥用效應與茶有著天然相融之處，俗諺「蘿蔔就茶，氣得大夫滿地爬」就證明了這一點。根據蘿蔔和茶的藥理性質相融之處，選用適宜療方，對人體保健大有裨益。

將蘿蔔洗淨切片煮爛，再配茶飲用，能清肺熱，消除處暑前人體因暑熱而鬱積的毒熱之氣，使人神清氣爽。另外，我們還可以在蘿蔔茶中加少許食鹽，這樣既可調味，又可清肺消炎、理氣開胃，對於防治咳嗽痰多、納食不香等都有好處。

處暑養生之起居宜忌

- **薄衣禦秋寒**

中國自古以來就流傳著「春捂秋凍，不生雜病」的養生保健諺語。「秋凍」意思是說，雖然到了秋涼時節，不要馬上把自己裹得嚴嚴實實，添衣應該有所控制。做到有意的讓機體「凍一凍」，可以避免因多穿衣而導致的體熱出汗、陰津傷耗、陽氣外泄，順應「秋收」的養生需求。

如果天剛有涼意，就穿棉戴帽，不僅可能「捂」出火來，還會削弱自身的抵抗力和耐寒力，使身體變得弱不禁風，成了溫室裡的花朵。而晚一點增衣，適當凍一凍，鍛鍊鍛鍊，以增強自己的禦寒能力，等天氣真正冷時再適當的增加衣服，這樣屆時既感到暖和，又不容易患感冒等一系列疾病。

處暑之後，要正確領會「薄衣禦秋寒」，應該盡可能晚一點添衣，能穿短袖襯衫，就盡量不要穿長袖。此外，「秋凍」還不局限於「未寒不忙添衣」上，還可引申為秋季的一種養生法則。例如睡覺不要蓋得太多，多蓋容易導致出汗，傷陰耗津。

當然，「秋凍」也不能簡簡單單理解為「遇冷不穿衣」。當天氣驟然變冷時，適當增衣是必要的，只是所謂「適當增衣」是指讓自己略感涼而不感寒為宜，而不是穿得過分暖和，將自己包成粽子。

- **處暑睡眠要充足**

睡眠，是養生非常重要的一項內容。歷代醫學家和養生學家都對睡眠養生非常重視。馬王堆出土的《十問》醫書中說：「夫臥非徒生民之事也，舉鳧、雁、鷛霜（鷫鸘）、蛇檀（鱔）、魚鱉、耎（蠕）動之徒，胥（須）食而生者，胥臥而成也……故一昔（夕）不臥，百日不復。」可見任何生物都離不開睡眠，如果沒有正常的睡眠，生物就不能很好的維持正常的生命活動。

科學的養生保健需要全面掌握睡眠規律及方法。中醫的睡眠理論從「形神統一」出發，認為睡眠、清醒是人體「寤（清醒）」與「寐（睡眠）」之問陰陽動靜統一的功能狀態。處暑節氣正是處在由熱轉涼的交替時期，自然界的陽氣由疏泄趨向收斂，人體內陰陽之氣的盛衰也隨之轉換，此時只有保持充足的睡眠才可以避免秋天肅殺之氣對人體的侵害。

秋風清肅，萬物收藏，處暑時節保持充足的睡眠，可以說是順應了氣候與人體的雙重需求，一方面是由於氣候變得涼爽正適合睡覺，另一方面也正好彌補了之前因天氣炎熱而導致的睡眠不足，滿足了人體需求。睡眠充足了，大腦才能得到很好的休息，才能保證第二天精神奕奕、精力充沛，這也正是我們所希望的。

- **愛撫讓生活更完美**

處暑時節炎熱天氣接近尾，氣溫逐漸下降，適度的性生活有益於神安體健。但是，女性在秋季常常會出現性慾減退的現象，通常表現為性交時陰道乾燥。養生學家認為，這是由於秋季燥氣當令所所致。因為陰道乾澀，性生活的情緒和歡悅就會大大降低。所以在這個時期應增加性前愛撫嬉戲的時間，為性活動做好充分的準備。古人將愛撫稱為「戲道」。

古代醫家非常強調性生活前的愛撫和性生活過程中的協調同步，要求先申繾綣、敘綢繆，受撫相感，兩情洽合、身心鬆弛，再過生活。《玉房指要》中就說：「凡御女之道，務欲先徐徐嬉戲，使神和意感，良久乃可交接……交接之道，無復他奇，但當從容安徐，以和為貴，玩其丹田，求其口實，深按小搖，以致其氣。」經過愛撫，夫妻雙方身心感到輕鬆、愉悅，兩個人情緒和諧，同步進入性興奮期，都有性的要求，然後就可以正式交合。愛撫時態度要從容安祥，動作宜輕柔徐緩，使兩情相悅、心融情依。愛撫的方式多種多樣，一般是指撫摸、吸吮、輕揉、按摩、搔癢等。

完美的夫妻生活離不開愛撫，愛撫是性和諧、性滿足的前提。正確的愛撫不僅能提高房事品質，增進男女雙方的感情，還可除疾祛病，延年益壽。

處暑養生之防病抗病

• 處暑要嚴防蚊蟲叮咬

進入處暑，天氣轉涼，卻又不失溫熱潮溼，這樣的氣候為蚊蟲的孳生提供了適宜的條件，因此處暑時節是蚊蟲活動的「旺季」，同時也是蚊媒性傳染病的高發季節。由蚊蟲叮咬引起的傳染病主要有日本腦炎和瘧疾。瘧疾，老百姓又叫做「冷熱病」、「打擺子」，民間有歌謠：「八月穀子黃，擺子要上床，十有九人病，無人送藥湯。」這充分反映了瘧疾病對人們身體健康造成的危害。此外，蚊蟲還會傳播絲蟲病及登革熱等，危害人體健康。

要預防蚊媒性傳染病，一定要保護好皮膚，嚴防蚊蟲叮咬，臥室要掛好門簾、窗紗，在傍晚時開始穿長袖衣褲，晚上睡覺時放下蚊帳，裸露部分塗敷驅避劑，睡覺時應注意避免身體緊貼蚊帳。同時還應重視消滅蚊蟲工作。對於蚊蟲來說，其最理想的孳生場所是死水潭、水溝等，因此，要注意淨化周圍環境，做好室內衛生，及時清除垃圾、雜草、填平汙水坑，疏通不流通的溝渠，同時夜間在室內要充分利用捕蚊燈滅蚊。此外，對於能夠消滅蚊蟲的燕子、蝙蝠、蜻蜓、青蛙要加以保護，讓牠們擔負起消滅蚊子的重任。

- **適時添衣，不違秋凍**

處暑之後，氣溫逐漸降低，不過早添衣，可使人體的抗冷機能得到鍛鍊，增強禦寒能力。但是「一場秋雨一場寒，十場秋雨要加棉」，「秋凍」也要有個「分寸」，既要堅持「秋凍」，又要確保不因受寒而傷身，當添衣時不添衣，而導致著涼生病，就違背「秋凍」的原意了。秋季養生要注意「天時地利人和」，當天氣變化比較平緩時或是氣候較暖和的中午，少穿一點衣服是可以的。但一旦有強烈冷氣團活動，造成氣溫急劇下降或者早晚氣溫非常低時，就不要一味的追求「秋凍」，應該及時、適當的增衣保暖。

此外「秋凍」還應因人而異，有一些不適宜秋凍的疾病患者，如心腦血管患者、骨關節病患者、支氣管炎患者等就更應當及時添衣了。

寒冷、潮溼可引起人體多部位血管收縮、局部血流減慢、滑膜反應增加，從而使骨關節病症加重。有風溼性關節炎、類風溼性關節炎、骨性關節炎等骨關節病的患者，應從立秋開始就注意保暖，避免受寒。

人體受寒冷刺激後，常會導致交感神經興奮，全身毛細血管收縮，血循環外周阻力加大，血壓升高，血管負荷加重，再加上由於秋季乾燥，人體血液黏稠，血流減慢，易引起腦出血或使腦血栓形成。因此，心腦血管疾病患者更不宜受凍。

支氣管炎患者特別忌冷、忌風，寒冷空氣會對他們的氣道產生不良刺激，從而誘發氣管、支氣管或小氣管的痙攣，使得疾病復發或加重。因此，這類病患者也不宜秋凍。

- **秋高氣爽防秋乏**

進入秋高氣爽的好季節，本應是人體感覺「最舒服」的時節，可是出人意料的是，在這個時候人們反而常常會感到疲憊乏力。這是因為，在炎炎夏日中，人體消耗了過多能量，到了秋季，人體進入一個生理休整階段，肌體會產生一種懶洋洋的疲勞感；

再加上秋主燥，耗氣傷陰，氣虛會導致四肢乏力，精神疲憊，而且處暑時，雖然早晚溫涼，但中午氣溫仍然很高，暑溼較重，中醫稱暑溼困脾，人體容易感到睏乏，這就和春季氣候變化會發生「春睏」一樣。秋天，機體產生的這種莫名的疲憊感就是「秋乏」。

產生「秋乏」時，不要驚慌，這是人體隨自然氣候變化所表現出的正常反應，是人體內取得陰陽平衡的一種生理現象。

不過，雖說秋乏是一種生理現象，對人的健康沒有危害，但無疑會影響工作，特別是對一些特定行業，可能會成為很大的隱患。例如，對於駕駛員來說，秋乏是釀成交通事故的一大原因。所以，防秋乏是很有必要的。

1、增加睡眠

起居有常，保證充足的睡眠是防秋乏的一個最重要方法。良好的睡眠不僅能恢復體力、保證健康，還能提高身體免疫力。

2、加強鍛鍊

秋高氣爽，空氣中含氧量高，進行適當的體育鍛鍊，能夠強身健體，增強身體適應氣候變化的能力，並改善精神狀態。

此外，調理飲食，增加維他命的攝取量，也能有效排除人體疲勞時所積存的代謝產物，克服疲倦。

處暑養生之精神調養

- **謹惕心理亞健康**

隨著生活節奏的日益加快，人們壓力不斷增大，行為方式普遍表現為忙忙碌碌，固有的生活秩序被打亂，導致人們心理疲勞、憂鬱，情緒容易趨向於不穩定，這就是心理亞健康的信號。

秋季天氣轉涼，人體對外界刺激的反應能力也隨之逐漸降低，這時正是憂鬱症的高發時節，也是人們心理健康容易惡化的一個時期。那些平時工作壓力大的白領、常年在室內工作的人、體質較弱或極少參加體育鍛鍊的腦力工作者，尤其是平時對寒冷比較敏感的人，都容易患上憂鬱症，他們的心理健康會因為天氣的變化而惡化。當心理疲勞、憂鬱等亞健康症狀持續發展時，就會導致心血管和呼吸系統功能紊亂、消化不良、失眠、內分泌紊亂等一系列生理疾病。所以，當發現自己出現心理疲勞、憂鬱等心理亞健康症狀時，一定要謹惕。

首先要找出原因，以便對症下藥；其次，要不斷進行自我調節，平時養成開朗樂觀、從容平和的性格，以避免由於悲觀焦躁而損害心理健康；再次，努力放慢生活節奏，學會為自己解壓；第四，多參加一些健康有益的娛樂活動，充實自己的業餘生活，以放鬆緊繃的神經，發洩不良情緒。

- **老人自我排遣寂寞法**

「歡娛嫌夜短，寂寞恨更長」。在任何人的一生中，都不可避免的會感到寂寞。特別是一些獨居的老年人，在處暑之後，面對一陣涼似一陣的蕭瑟秋風，更會令人不由得產生一種難以排遣的寂寞感。

要想完全依靠自己的子女或是他人來排遣寂寞，在忙碌的當代社會是不現實的。臺灣預估在 2026 年步入超高齡社會，年輕人的負擔益加重，肩頭擔負著工作、養家兩副重擔，時間和精力都極為有限，需要老人的理解和體諒。因此，老人要想盡可能的排遣寂寞感，就必須依靠自己，透過自尋樂子來打發時間。

要自我排遣寂寞，首先就要保持豁達、開朗的心態，切莫因為衰老而自卑、自棄。同時要學會自我寬慰，盡量保持平和的心境，遇事三思而後行，不勉強自己做一些力不從心的事情，跟自己過不去。此外，最重要的一點就是培養自己的興趣愛好，比如說下棋、繪畫、音樂、書法、旅遊等，根據興趣愛好，合理安排自己的時間；在興趣愛好中找到自己的精神寄託，豐富自己的精神生活；利用興趣愛好結交各種朋友，為自己的生活添彩增色。當老人因為自己的興趣愛好而忙碌時，也就無暇寂寞了。

- **發洩情緒要適度**

中醫的七情是指喜、怒、憂、思、悲、恐、驚七種情緒表現。情緒活動以五臟精氣作為物質基礎，而各種不同的情緒刺激，又作用於不同的內臟。《素問·陰陽應象大論》認為各種情緒活動分屬於不同的臟腑，認為肝「在志為怒」，心「在志為喜」，肺「在志為憂」，脾「在志為思」，腎「在志為恐」。

處暑時節，面對秋乏秋燥，人們容易情緒過激。而中醫認為，七情過激，就會引起人體五臟六腑的功能失調，並導致疾病。《素問·舉痛論》說：「餘知百病生於氣也，怒則看氣上，喜則氣緩，悲則氣消，恐則氣下……驚則氣亂……思則氣結。」所以中醫認為，各種情緒活動都必須適度，調和而有節制，否則就可能擾亂、損傷心神。而適度、平和的情緒變化，不但不會成為致病的原因，而且還能抒發自己感情，起到協調生理活動的作用。因為悲傷、憂慮、恐懼、忿怒等不良情緒壓抑在心裡而不能充分發洩時，對健康是有害的，而如果能以某種適當的形式發洩出來，就能使機體氣機疏通條達，氣血和調，心情舒暢。

在生活壓力不斷加大的現代社會，情緒問題已越來越嚴重的困擾著我們的生活和健康。大家都知道情緒過激害處多多，所以我們應從了解自己入手，努力把握自身情緒的變化，盡量把各種情緒調節到適度，這樣我們不僅能避免多種疾病，還能充分發掘自身潛能，使生活更精彩。

處暑養生之運動休閒

- **腹式呼吸養肺健體**

秋三月內應於肺，和肺的關係最大，所以在人體的五臟中秋天重在養肺。肺主氣，肺和呼吸的關係最大，而腹式呼吸法，就是養肺的一種有效方法。

所謂腹式呼吸法是指把氣深吸到腹部，讓腹部凸起，吐氣時壓縮腹部使之凹入的呼吸法。正確的腹式呼吸法和具體過程是：全身用力吸氣，此時肺部及腹部會充滿空氣而鼓起，但還不能停止，仍然要使盡力氣來持續吸氣，不管有沒有吸進空氣，只管吸氣再吸氣。最後引氣沉於下丹田（在臍下 3 寸），然後屏住氣息幾秒鐘，讓身體緊繃，接著再把氣從鼻孔緩緩呼出。

腹式呼吸屬於深呼吸，是對胸式呼吸（淺呼吸）的輔助。一般的人大都只用過胸式呼吸，因此只使用到 1/3 的肺，另外 2/3 的肺都沉積著舊空氣，造成肺部廢氣堆積，血流滯緩，嚴重時由於腹腔血流變窄的關係，還會影響到腦的供血。

如果運用腹式呼吸法來呼吸，肺就能夠完全被使用，從而讓體內充分取得氣的功能，同時也攝取更足夠的氧氣。這樣，既可淨化血液，更能促進腦細胞活性化。

腹式呼吸還能促進腸蠕動，加速毒素的排出，減少自體中毒，從而達到減慢衰老的目的。

- **鍛鍊筋骨打太極**

秋季人體的柔韌性和肌肉的伸展度下降，因此在運動時不應突然加大運動量，做過於劇烈的運動。太極拳是歷史悠久的一種傳統體育項目，它作為一種較為舒緩的健身方式，不但可以令人很好的舒展肢體、鍛鍊筋骨，同時還可以避免運動損傷，是一種極為有益的體育運動項目，尤其對中老年體弱多病者大有裨益。

當然，堅持打太極不只可以鍛鍊筋骨，它對身心健康有多方面的益處：

1、增加身體的柔韌性，使筋骨更加柔韌堅硬。太極拳要求姿勢中正，不偏不倚，「一動無有不動」，全身骨骼處於柔和活動中，可以鍛鍊頸椎、腰椎、上下肢肌肉骨骼等多處骨骼，從而防治許多骨骼類疾病。

2、宣肺健肺。太極拳要求動作與呼吸配合，因此，打太極拳可以鍛鍊肺組織，使肺活量增加，增強肺的免疫力，使人少患呼吸道疾病。

3、健腸胃。太極拳是運動量小的有氧運動，講究邁步如貓行，動作如抽絲。不用拙力而輕柔緩慢，不會肌肉痠痛、大汗淋漓、口渴難熬。而且長期有節律的腹式呼吸能使橫膈肌活動擴大，腸胃器官蠕動加快，促使食慾增進、消化機能加強。

4、促進血液循環。太極拳重視呼吸配合，在吐故納新加強氣體交換的肺部活動的同時，可以促進血液的循環，從而降低高血脂、高血壓、冠心病等循環系統疾病的盛行率。

5、使心態平和。太極拳要求練拳者全神貫注、從容不迫、以柔克剛，這是一種修身養性的體驗，從而能夠讓人心態平和，更加寬容。

太極拳的功效不是一天兩天就能展現出來的，而應長期堅持。在打太極拳時應該注意的一點就是，太極拳雖然是一種舒緩的健身方式，但是對於體弱者來說，也要量力而行，不可在一天內重複多次練習。

- **處暑七月坐功**

進入處暑時節以後，氣候日趨於涼。本法以「處暑」命名正是順應這一時令特點而制定的氣功鍛鍊方法。秋季燥氣司令，在人體以肺的病變較為多見。手太陰肺經起於中焦，下絡大腸，還循胃口，透過橫膈膜，屬肺，至喉部，橫行至胸部外上方，出腋下，沿上肢內側前緣下行，過肘，至腕入寸口，上魚際，直出拇指。其主要病變為胸悶脹滿，缺盆疼痛，喘咳，氣逆，煩心，掌中熱，中風，小便數而欠，喘咳，饒臂痛，咽候腫痛，肩背痛。勤練此功法，對於上述病症的治療能起到不錯的防治效果。

《遵生八箋》中對此功法的記載如下：「運主太陰四氣。時配足少陽膽相火。坐功：每日丑寅時，正坐，轉頭左右舉引，就反兩手捶背，各五七度，叩齒。吐納，咽液。治病：風溼留滯，肩背痛，胸痛，脊膂痛，脅肋髀膝經絡外至脛絕骨外踝前及諸節皆痛，少氣咳嗽，喘渴上氣，胸背脊膂積滯之疾。」

此功法的具體動作為：每日凌晨 3：00 ～早上 7：00 時，正坐，身體向左右扭動並轉頭，同時一手以拳背捶背，另一手握拳於前方振胸。各 5 ～ 7 次，然後叩齒36次，調息吐納，津液咽入丹田9次。對於治療風溼留滯、肩背胸痛、脊椎上臂疼痛、脅、腿、膝部經絡至小腿腳踝及各處關節疼痛、胸悶咳、氣短、胸背脊椎上臂積滯等疾病有很好的作用。

- **楊力談處暑養生**

處暑節氣正是處在由熱轉涼的交替時期，自然界的陽氣由疏泄趨向收斂。人體內陰陽之氣的盛衰也隨之轉換，此時起居作息也要相應調整，要保證充足的睡眠時間。

處暑之後，天氣逐漸乾燥，空氣中溼度小。此時人們往往有這種感覺，皮膚變得緊繃繃的，甚至起皮脫屑，口唇乾燥或裂口，鼻咽燥得冒火，大便乾結。這種種表現都是由於氣候乾燥造成的。在此節氣中，自我保健防秋燥就顯得十分重要。在飲食上有所禁忌也可預防秋燥。首先要多喝開水、淡茶、果汁飲料、牛奶等，並要做到量少而頻飲；其次要多食新鮮蔬菜和水果，以達到生津潤燥、消熱通便之功效。

處暑節氣時，炎熱的氣候已接近尾聲。此時早晚溫度低，白天氣溫高。所以要注意隨天氣變化而增減衣服，小心著涼感冒。秋燥與人的體質有關，所以預防秋燥的最好方法便是加強晨練，增強身體水準。晨練應從早晨剛醒來便開始，在床上應進行吐納、叩齒、咽津及調息等功法，然後再下床到室外進行體育鍛鍊。

預防秋燥的另一個方面就是要重視精神的調養，並以平和的心態對待一切事物，以順應秋季收斂之性，平靜的度過這一多燥之秋。

白露篇

每年陽曆 9 月 8 日左右為白露。白露是個典型的秋天節氣，從這一天起，水氣一天比一天凝重。農曆言：「斗指癸為白露，陰氣漸重，淩而為露，故名白露。」《禮記·月令》記載這個節氣的景象：「盲風至，鴻雁來，玄鳥歸，群鳥養羞。」這是說在這個節氣鴻雁南飛避寒，百鳥開始儲存乾果糧食以備過冬。可見白露實際上是天氣轉涼的象徵。

白露養生之飲食調理

• 飲食防燥有講究

秋天燥邪橫孽，「秋燥」與虛火結成「燥熱」。秋燥會影響人體對水的正常吸收，導致人體缺水。稍不注意，人們便會受燥邪侵襲，出現口乾舌燥、乾咳無痰等燥熱病症。「秋燥」的缺水還與一般缺水不同，光喝水並不能止渴，因為「秋燥」傷陰，喝進多少，排出多少，因此，秋日飲食防秋燥大有講究。傳統中醫學認為，適當食粥，能和胃健脾，潤肺生津，養陰清燥。如若能在煮粥時，適當加入梨、芝麻、菊花等藥食俱佳的食物，則更具有益肺潤燥的功效。

1、梨子粥

先將梨洗淨，然後連皮帶核切碎，加適量粳米，和水煮粥。梨具有良好的潤燥作用，用於煮粥，可作為秋令常食的保健食品。

2、芝麻粥

取適量芝麻，先將芝麻炒熟、研碎，然後混同適量粳米煮粥。芝麻可潤五臟、補虛氣，與粳米煮粥食用，可防治便祕、肺燥咳嗽。

3、菊花粥

先將菊花煎湯，再與粳米同煮成粥。菊花粥具有消暑散熱、清肝明目的功效，對秋季目赤腫痛、風熱感冒、口乾咽燥等都有一定防治作用。

• 葡萄味美更養生

到了秋季，成熟的葡萄陸續上市。葡萄是果中之珍，名列世界四大水果之首，其汁多味甜，深處男女老幼的喜愛。葡萄中含有豐富的營養物質，其中糖類和酸類就有八九種之多，如葡萄糖、果糖、少量蔗糖、木糖以及酒石酸、檸檬酸、蘋果酸、草酸、檸檬酸等。葡萄還含有一定量的蛋白質、卵磷脂、胡蘿蔔素和維他命等，而且葡萄中鈣、鐵的含量也極為豐富。

葡萄不僅味道甜美，營養豐富，而且還具有很高的藥用價值。中醫學認為，葡萄性平味甘酸，入脾、肺、腎三經，能生津止渴，補益氣血，強筋骨，利小便，主治氣血不足、頭暈乏力、肺虛咳嗽、心悸盜汗、風溼痺痛、小便淋澀、浮腫尿少。常吃葡萄可健脾、益氣、健腦、強心。中國自古就把葡萄視為輕身不老、延年益壽的聖品。在中國漢代最早藥典《神農本草經》中稱葡萄能治「筋骨溼痺」，能「益氣增力強志，令人肥健，耐飢忍風寒。久食，輕身不老延年。」

而且近年來的科學研究還證明，葡萄中所含的維他命 B、C 和胡蘿蔔素是抗氧化劑，也是免疫調節劑，同時葡萄皮中富含一種叫白藜蘆醇的物質，這種物質具有特別的抑癌作用，因此常吃葡萄還有抗癌、防癌作用。

- **常吃南瓜好度秋**

秋天氣候乾燥，許多人會出現不同程度的嘴唇乾裂、鼻腔流血及皮膚乾燥等症狀。增加維他命 A、維他命 E 的攝取量，可以增強機體的免疫力，改善秋燥症狀。秋天正是南瓜收穫的季節，而南瓜中就含有豐富的維他命 E，而且南瓜所含的 β 胡蘿蔔素，可由人體吸收後轉化為維他命 A，因此對防秋燥大有裨益。常吃南瓜，可使大便通暢，肌膚豐美，尤其對女性，更有美容作用。另外南瓜含有的維他命 E，能幫助各種腦下垂體荷爾蒙的分泌正常，使小朋友生長發育維持正常健康的狀態。

其實，古代人民就十分重視南瓜的醫用保健價值。中醫認為，南瓜有消炎止痛、解毒、養心補肺等作用。《本草綱目》中記載，南瓜能「補中益氣」。清代名醫陳修園還說：「南瓜為補血之妙品。」科學研究也證明：南瓜含有豐富的蛋白質、澱粉、脂肪和醣類，還含有人體造血必需的微量元素鈷和鋅。鈷是構成血液中紅血球的重要成分之一，而鋅則直接影響著成熟紅血球的功能。

此外，現代醫學還顯示，南瓜可以促進人體內胰島素的分泌，有效降低血糖，糖尿病患者長期吃南瓜，能夠減輕病情，所以說南瓜也是糖尿患者的健康食品。

白露養生之起居宜忌

- **秋季老人應午睡**

秋季的午後，是一天中陰陽交接之際，正處於白晝中陽氣漸收、陰氣漸盛之時。秋天人們多習慣早起，乘著涼習的秋風鍛鍊，因此，更應注意午休，以養精氣，調節機體適應外界陰陽的消長，這也符合秋季的養收之理。尤其是老年人，更要特別注意多睡午覺。

古代養生家說「少寐乃老人之大患」，隨著年齡的增加，老年人的氣血陰陽具虧，會出現晝不精、夜不瞑的少寐現象。《古今嘉言》認為，老年人應該「遇有睡意則就枕」，這是符合養生學的觀點的。因為午時，陰陽交接，體內氣血陰陽失衡，所以必須靜臥，以等待氣血恢復。

中醫養生學家大都提倡老人在秋季睡午覺，所謂睡午覺，一般是指旦「午」時，即中午 11 點～下午 1 點必須休息。現代研究發現，中午 11 點～下午 1 點是人體交感神經最疲勞的時候，這時小睡一會兒，以順應陽氣的升發，對保持身體的健康大有裨益。

科學調查顯示，老年人睡午覺不僅能讓大腦和全身各系統都好好休息，還可以有效幫助老人保持心理平衡，降低心肌梗塞等心、腦血管病的發生率。據統計，每天午睡半小時，可減少 30% 患冠心病的可能性。因此，老人午睡不僅可以防病保健，也符合養生之道，是延年益壽的良方。

- **清潔居室以防疾病**

白露之後，天氣轉冷，人體抵抗病菌的能力有所降低；同時由於此時人們常常關閉門窗以禦秋涼，居室內部也極易滋生各種細菌。在這種情況下，居室清潔程度與居住者的健康息息相關。所以我們應採用各種方法清潔居室以防疾病。

1、清潔家居用品

要經常打掃家居用品，以防止室內的細菌超標，例如沙發。布藝沙發的織物纖維與光滑的皮革沙發相比，更容易沾染灰塵，如果不常清潔，可能會滋生黴菌、蟎蟲等。要保持沙發的清潔，應定期進行除塵，最好每週一次。可先用乾毛巾拍打，把浮塵去掉，再用溼毛巾擦拭布面。還可用吸塵器清除沙發細縫裡的灰塵。此外，地毯、冰箱、瓷磚、牆面的清潔也不應忽略。

2、充足光照

充足的陽光不僅能殺菌抗病、清潔空氣、增高室溫，還能讓室內豁然開朗，使人精神愉快、提高工作效率。所以，居室的門窗玻璃要透光性好，白天盡量不要掛窗簾，使陽光能充分透進室內。

3、定時通風

經常開窗通風換氣，可把室內的二氧化碳、一氧化碳、二氧化硫、氫等有害氣體排出室外。所以，每天開窗應不少於兩次，每次不少於 15 分鐘。有條件的情況下還可以使用室內空氣清淨機，經常對室內空氣進行淨化和消毒。

- **哮喘患者房事的調理**

白露時節為哮喘病的易發期，在哮喘病發作時或發作後會對性生活的正常進行有所妨礙，而且許多哮喘患者在治療用藥時也會為性功能帶來影響。患病的一方常對對方懷有內疚，無病的一方則對過去滿意的性活動被中斷而感到不滿，因此，夫妻雙方都對哮喘的發作產生畏懼，在一方有哮喘病時，雙方都盡量迴避性活動，這就進一步加重了性功能的障礙。

所以，當夫妻雙方中有一人患有哮喘病時，夫妻二人應以正確的態度協調好性生活。哮喘患者往往有強烈的被動性和依賴性人格，所以性活動時，性伴侶要採取主動態度去激發其性興奮。如果哮喘的發作是因運動而引起的，那麼在性活動前可吸氧或吸入止喘藥，這對阻止哮喘發作有益。如果是過敏性哮喘，則需要適當改變生活習慣，或移居他地，限制過敏物的使用，或調整使用對性功能有影響的止喘藥物。另外，夫妻雙方還需學習必要的性科學知識，明白性活動對哮喘無害，以克服畏懼心理，從而增加自信心。當然，性生活也不單是指性交行為，夫妻雙方可採用其他的性方式，如愛撫、擁抱等，只要不引起患者的過分激動，能達到增進情感的目的，便對身心健康有益處。

白露養生之防病抗病

- **白露旅遊謹防花粉熱**

進入白露節氣，雖然天氣轉涼，但在不少地區仍是花香四溢，因此曾有「白露時分桂飄香」的說法。白露時節仍是人們外出旅遊的大好時光。

旅遊需盡興，然而在白露時節進行旅遊時，常有不少遊客在旅遊期間出現類似

「感冒」的症狀。如流淚、鼻癢、連續打噴嚏、流清鼻涕、咽喉發癢、耳朵發癢等等。這些症狀都與感冒極為相似，再加上進入白露之後，早晚溫差相對較大，特別是旅遊時因活動量增加，大多數人在活動後都可能脫過外衣，所以，當出現這些症狀時，人們容易誤以為是受了寒涼，而當做「感冒」治療。其實這不一定是「感冒」，而可能是「花粉熱」。

「花粉熱」的發病有兩個基本因素：一個是體質的過敏，另一個是多次接觸和吸入外界的過敏源。由於各種植物的開花季節具有明顯的季節性，因此，對某種或某幾種抗原過敏的人的發病也就具有了明顯的季節性。秋季是藜科、腸草、蓖麻和向日葵等植物開花的時候，也正是這些花粉誘發了有過敏體質者出現「秋季花粉症」。

所以，在白露時節，不僅要對過敏性疾病做好積極的預防準備，若一旦發現自己出現了感冒症狀，不要隨便買藥醫治，而應立即去醫院查明病況，然後對症下藥，以免耽誤治療時機。

- **加強鍛鍊以抗呼吸道疾病**

一場秋雨一場寒。白露之後的天氣有著氣溫迅速下降、綿雨開始、日照驟減的明顯特點。由於秋季氣溫的突變，往往讓人不易適應，病毒乘虛而入，使人致病，其中最為常見的是呼吸道疾病。特別是對於一些有慢性支氣管炎的老年人或者小孩來說，因為他們本身氣管的防禦功能較差，因此更容易受到氣候季節溫差的影響，從而引起疾病發作。

而加強體育鍛鍊對抵抗呼吸道疾病有良好的影響。經常參加體育鍛鍊，特別是做一些伸展擴胸運動，可使呼吸肌力量增強，胸廓擴大，有利於肺組織的生長發育和肺的擴張，增加肺活量。由於體育鍛鍊加強了呼吸力量，因此可使呼吸深度增加，有效提高肺的通氣效率和氧利用能力。

所以，白露之後一些體弱者一定要加強體育鍛鍊，以提高身體的抵抗能力和免疫能力。

- **小心腹瀉導致胃病復發**

進入白露之後，天氣開始轉涼，夜間及早晚的氣溫低，正午時的天氣仍很熱，是秋天日溫差最大的時候。

早晚溫差大，容易使人著涼引起腹瀉，進而導致胃病復發。此外，由於人體的消化功能在秋天會逐漸下降，腸道抗病能力也會逐漸減弱，而且隨著氣候的轉涼，人們的食慾隨之旺盛，一時食用多種食物，或是直接食用從冰箱裡取出的飲料和食物，也會引發也會引起腹瀉，從而導致胃病的復發。

要預防腹瀉導致胃病復發，主要是要防止著涼。因此，秋天天涼之後，早晚一定要注意及時添加衣服，特別是不要再把身體裸露在外。古人云：「白露勿露身，早晚要叮嚀。」便是提醒人們在白露天氣轉涼時要防止因露體而著涼。

除了要注意保暖，還要注意膳食的合理。白露之後一定要格外注意飲食衛生，養成良好的飲食習慣，同時少食過涼的食品。此外，還應當經常進行體育鍛鍊，以改善胃腸道的血液循環，減少發病機會，

白露養生之精神調養

- **臨風聽雨不懼老**

秋天，花木凋零，冷清蕭瑟，叫人無法不憂愁。對面白露的綿綿秋雨，老年人觸景生情，常常會不由得感嘆生命的短暫，感嘆自己將油盡燈滅，像草一樣枯萎，像葉一樣在秋風中蕭蕭飄落，於是生出憂鬱的心緒。其實，雖然人的生理年齡是客觀的，但心理年齡卻是主觀的。古代養生學家的「人不思老，老將不至」的養生原則是很有道理的。年輕其實是一種精神狀態。好的精神狀態可以延年益壽，使人鶴髮童顏。因此，有的人年過半百，仍有著年輕的心理和年輕的體魄，敢與朝花相媲美；而有的人雖正值韶華，卻一身疲憊，未老先衰，恰似勁風吹落的敗葉。

所以，在陰雨綿綿，天氣驟冷的白露時節，老年人千萬不要讓天氣的變化來左右自己的精神狀態，以免影響身體健康。每當出現懼老的不良情緒時，不妨試著用列舉「老有老的好」方法來調節自己的心情，比如說想想「人老精，人老辣」，老

年人的圓融智慧是任何年輕人都無法擁有的。這樣就能使自己意識到老有老的好處，從而使自己能正視年齡，坦然面對秋風秋雨，也就能夠在精神、心理上青春常在，進而益壽延年。

- **正確心理克服性障礙**

對男子來說，由於節令氣候的關係，在過性生活時，可能會發生偶爾或者暫時的「繼發性陽痿」。據科學統計，男性秋天陽痿的發生率常常高於其他季節。據資料，在 1102 例陽痿患者中，有明顯的季節變化者有 772 人，其中秋季有 386 人，占 50%。

一旦出現這種情況，夫妻間千萬不要因此相互埋怨，否則會導致一方情慾消沉，造成惡性循環，更加影響性生活的進行。因節氣變化引起的陽痿，其實只是由於一時性的性興奮不足，陰莖海綿體充血不足所造成的，所以，遇到這種狀況時，大可不必過於憂慮，只要透過精神上的合理調整就能完全克服。

過性生活時，內心控制欲太強，盲目要求完美，或一味自我壓抑僅想讓對方高興，這樣的心理都會使精神過於緊張，從而引起陽痿。因此，在秋季過性生活時，要有合理的性動機，這樣才能保證性生活的和諧美滿。秋季進行適當的性幻想，也能幫助人產生更多的「性」趣，從而克服性功能障礙。另外，夫妻雙方還應彼此多關注對方的情緒感受，多體諒對方。只要夫婦間互相協調配合，盡量放鬆，集中精力，就肯定能克服陽痿所致的精神障礙，消除氣候的影響，順利行房。

- **白露學習精神美容法**

進入白露，天氣驟然變冷，人的肌膚往往難以一下子適應天氣的變化，血液循環變慢，皮膚乾燥，從而容易出現細碎的皺紋，尤其是在眼睛周圍。秋季要保持皮膚的細膩盈潤，除了要注意對皮膚的護理外，精神美容法也是一個不可忽略的重要部分。

因為皮膚的美醜與人的情緒有著很大的關係。科學研究發現，人體荷爾蒙的分泌與自律神經的平衡可因心緒的變化直接反映在皮膚上。不良的情緒不僅會導致人的生理功能紊亂，對人的容貌也有很大的影響。當人精神緊張、憂愁、煩躁不安時，面部會產生色素沉著，臉上很容易出現面疱和褐斑；不良情緒會促發過敏性皮炎、溼疹等皮膚病；長期的焦慮、緊張、憂鬱往往會導致額部、眼角等部位的皮膚皺紋增加。

俗語說：「笑一笑，十年少。」人在笑時，其表情肌的舒展運動，可以使笑者的面部肌肉及皮膚的血液循環加速、新陳代謝增強，從而加強臉部皮膚的彈性。所以，笑是一種最直接、最基本的美容法。每天保持愉快的心情，多笑笑，必然會面色紅潤，容光煥發，青春常駐。因此，為了保持美麗容顏，當心情不佳時，應適時進行心理上的放鬆和正向的自我暗示，將鬱悶的心情轉為開朗，就能在精神上達到美容的效果。

白露養生之運動休閒

- **秋天有氧健身好**

秋天內應於肺，和肺的關係最大，所以在人體的五臟中，秋天重在養肺。肺主氣，肺和呼吸的關係最大。而有氧健身操運動正是增強人體吸入、輸送與使用氧氣的耐久性運動，它透過提高呼吸深度，增加每次呼吸的氣體交換量，來增加肺活量，提高機能水準，從而增強肺部的生命力，對呼吸系統有良好的影響。而且在做有氧健身操時，不僅能為每個細胞帶來更多的氧氣，還能帶走更多的二氧化碳和其他廢物，因此它能使人體代謝能力得到提高。事實證明，跳有氧健身操可以增強體能，延緩衰老，延長壽命。

除此之外，由於有氧健身操是在音樂的伴奏下進行的健身運動，能讓人在相當放鬆的心態下愉快的燃燒脂肪，因此，它對於塑造形體美和改善緊張、激動、易怒等不良情緒都十分有利。所以，跳有氧健身操是生活、工作壓力大的現代職業人士在休閒時間的一個很好選擇。跟著音樂節奏不斷的蹦跳，把身上多餘的熱量和囤積的脂肪都消耗殆盡，同時隨著汗水的排出，把一天的精神疲憊也全部釋放掉。

- **秋天宜練「絲」字功**

古代養生功法六字訣，是透過人在呼氣時發出「噓、呵、呼、絲、吹、嘻」六個字的音，再配合吸氣，來達到鍛鍊內臟、調節氣血、平衡陰陽的目的，從而起到健體強身、祛病益壽的作用。其中「絲主肺」、「呵主心」、「呼主脾」、「噓主肝」、「吹主腎」、「嘻主三焦」。而「肺屬金，通氣於秋，肺氣盛於秋」，所以「絲」字功是六字訣中的一種秋季養生功法，能養肺氣。

「絲」字功的具體功法是：頭頂如懸，雙目凝神，舌舐上顎，沉肩垂時，含胸拔背，松腰坐胯，雙膝微屈，雙腳分開，周身放鬆，大腦入靜，順其自然，切忌用力。在呼吸調順後，縮身屈背，兩肘後縮下沉，上身盡量俯下，同時吸氣，再呼氣呼濁，呼氣時發「絲」字音。此時兩唇微向後收，上下齒相對，舌尖微出，由齒縫向外發音。意念由足大指之尖端領氣上升，兩臂循肺經之道路由中焦提起，向左右展開，如鳥之張翼，自己感覺到大氣行於脈絡中，如小蟲之爬行。由腹而胸，出肺系人上臂內廉，過時漸入於寸口魚際穴中，直達拇指尖端之少商穴內，呼氣盡而氣到指實。當呼氣盡時，即閉口用鼻吸氣，橫隔膜受到外氣之逼迫下降，則小腹因之而隆起。休息片刻，自然呼吸一次，再念「絲」字，口型及兩臂之動作如上，這樣連續 6 次，即行調息。調息時改用通常呼吸，但還要堅持鼻納口吐，兩目微閉，兩唇輕合，上下齒相互輕輕叩擊 36 次，若口中津生，猛加咽下，以意念送至腹部丹田。

秋季常練「絲」字功，可治痰多氣壅、口乾咽痛。

- **白露八月坐功**

進入白露時節以後，夜間已有露水凝結的現象，露濃色白，也是自然界陽消陰長的一個標誌。本法以「白露」命名，正是順應這一時令特點而制定的氣功鍛鍊方法。白露時節人體疾病在經絡方面多表現在足陽明胃經。足陽明胃經起於鼻旁，挾鼻上行，相交於鼻根部，旁人目內眥，與足太陽經脈相會，正行沿鼻外人上齒中，還出繞環唇口，下交承漿。分別沿下覺的後下方，經大迎，過耳前，沿髮際至於前額。其直行者從缺盆出體表。沿乳中線下行。挾臍下行至腹股溝。其支脈有從大迎前下至人迎，沿喉嚨向下後行至大椎，折向前行，入缺盆，下膈，屬胃，絡脾。有從胃下口分出，經腹部深層下行大腿，膝脛，至第二足趾。其主要病症有：高熱，汗出，鼻衄，咽喉促痛，頸腫，驚惕，脘腹脹滿，腸鳴，腹水，下肢疼癱等。勤練此功法，對於上述病症的治療能起到不錯的防治效果。

《遵生八箋》中對此功法的記載如下：「運主太陰四氣。時配足陽明胃燥金。坐功：每日丑、寅時，正坐，兩手按膝，轉頭推引，各三五度，叩齒，吐納，咽液。治病：風氣留滯腰背經絡，灑灑振寒，苦伸數欠，或惡人與火，聞木聲則驚狂，瘧，汗出，鼽衄，口喎，唇胗，頸腫，喉痺不能言，顏黑，嘔，呵欠，狂歌上登，欲棄衣裸之。」

此功法的具體動作為：每日凌晨 3：00 ～早上 7：00 時，正坐，兩手按住膝部，頭頸慢慢轉向一側，左右方向各做 3 ～ 5 次，然後叩齒 36 次，調息吐納，津液咽入丹田 9 次。對於風氣留滯腰背經絡，畏寒發抖，瘧疾，多汗，流鼻血，口吞生瘡潰爛，頸腫痛暗啞，面色灰暗、嘔吐、呵欠、手舞足蹈、當眾脫衣等症的治療能起到較好的作用。

- **楊力談白露養生**

白露節氣已是真正的涼爽季節的開始。白露養生，首先就要調整飲食。飲食作為保健措施，首先是以預防疾病、延年益壽為目的，而飲食對人體的滋養作用，本身就是一項重要的保健預防措施。在秋季養生中，特別是在節氣變更時，我們不但要展現飲食的全面調理和有針對性的加強某些營養食物以預防疾病，還應發揮某些食物的特殊作用，使之直接用於某些疾病的預防。如用蔥白、生薑、豆蔻、香菜可預防治療感冒；用甜菜汁、櫻桃汁可預防麻疹；白蘿蔔、鮮橄欖煎汁可預防白喉；荔枝可預防口腔炎、胃炎引起的口臭症；紅蘿蔔煮粥可預防頭暈等。

白露即為典型的秋季氣候，我們就不能不考慮到秋季的氣候特點——乾燥，也就是人們常說的「秋燥」。秋燥容易耗人津液，從而出現口乾、唇乾、鼻乾、咽乾及大便乾結、皮膚乾裂等症狀。白露時節，預防秋燥的方法最好是適當服用一些富含維他命的食品，也可選用一些宣肺化痰、滋陰益氣的中藥，如人參、沙參、花旗參、百合、杏仁、川貝等，對緩解秋燥多有良效。

白露節氣，早晚的氣溫低，正午時的天氣仍很熱，是秋天日溫差最大的時候。古語說：「白露一露身，病魔就上身」，便是告誡人們白露時節氣溫轉涼，不能袒胸露體，以免寒氣侵蝕，尤其是早晚要多添些衣服。

跟著節氣養生

夏天做空氣浴，秋天洗冷水澡……

顛覆想像的四季養生！零成本的自然保健法

秋分篇

秋分，是 24 節氣裡的第十六個節氣，在每年陽曆 9 月 23 日左右。按農曆，秋分剛好是秋季九十天的中分點。正如春分一樣，陽光幾乎直射赤道，晝夜相等，所以秋分是一個相當特殊的日子。《春秋繁露》說：「秋分者，陰陽相半也，故晝夜均而寒暑平。」也就是說這個時節陰陽平衡，晝夜相等，不冷不熱。

秋分養生之飲食調理

- **飲食陰陽要平衡**

任何事物都要調和好陰陽平衡的關係，才能使事物保持良好狀態。陰盛陽衰或陽盛陰衰都會造成事物發生變化，直至發生轉化。秋分時節，秋風送爽，已經真正進入到秋季，作為晝夜時間相等的時節，人們在飲食養生中也應遵循陰陽平衡的規律，使飲食有利於「陰平陽祕」為宜，反之為忌。飲食進補要因人而宜，要根據自身身體狀況調理好飲食平衡，防止實者更實、虛者更虛而導致陰陽失衡。

在秋分時節，不同的人有其不同的宜忌，在飲食調養方面要展現「虛則補之，實則瀉之」、「寒者熱之，熱者寒之」的原則，做到《素問·上古天真論》所說的：「其知道者，法於陰陽，和於術數，飲食有節。」如對於那些陰氣不足，而陽氣有餘的老年人，則應忌食大熱峻補之品；對發育中的兒童，如無特殊原因則不宜過分進補；對痰溼質人應忌食油膩；木火質人應忌食辛辣；對患有皮膚病、哮喘的人應忌食蝦、蟹等海產品；對胃寒的人應忌食生冷食物等。

在食物搭配和飲食調劑方面，中醫也注重調和陰陽。所以我們在平日的飲食搭配上應根據食物的性質和作用合理調配，做到因時、因地、因人、因病之不同的辨證用膳，這也是避免機體早衰，保證機體正氣旺盛的重要條件之一。

- **月餅好吃宜適量**

「八月十五月正圓，中秋月餅香又甜。」中秋佳節，吃月餅是家人團圓的期盼，但是吃月餅時也不要忘記健康的考量。

月餅屬於糕點，它的主要成分是麵粉、白糖、油脂和配。月餅中含有大量人體需要的營養成分，適當吃月餅有利於補充營養，但切不可過量食用。因為月餅的加工過程要經過烘烤，其性偏熱，而且人們為了讓月餅的外皮酥軟可口，麵粉中加入了不少油脂，有些月餅還使用了豬油、黃油和人造奶油，含有大量的飽和脂肪酸，配料中也常有蓮蓉、五仁、棗泥、豆沙等高熱量、高脂肪、高糖分食物。可見，月餅熱量高，不宜過量食用。尤其是糖尿病患者、心腦血管疾病患者、腸胃患者，肝膽胰疾病患者，以及體質虛弱的老年、幼兒更是不宜多吃月餅。

當然，只要食用得法，月餅還是可以適量食用的。晚上吃月餅，每次吃最好不超過半個，並且要細嚼慢嚥，防止消化不良。若吃月餅後出現打嗝，那麼下頓飯的間隔最好延長，並多喝綠茶。第二天早起後，千萬不能吃乾食，如大餅、油條、糯米等，否則胃腸功能更難恢復。如果早餐時吃月餅，可配飲脫脂牛奶，這樣熱量就不容易超標了。

- **重陽菊花酒飄香**

「九月九，九重陽，菊花做酒滿缸香。」重陽節正逢一年的金秋時節，菊花盛開，早在西漢時期，中國就有重陽節時賞菊並飲菊花酒的習俗，後來這個習俗逐漸在民間流行開來，並代代傳承。

菊花為菊科植物菊的頭狀花序，古時稱「菊華」。據現代化學分析，菊花含有揮發油、菊醣苷、腺嘌呤、膽鹼、水蘇鹼、維他命 A、維他命 B 等，具有抗菌、解熱等作用，而且對防治心血管疾病，及老年疾病都有顯著功效。菊花酒用菊花和黍米釀成，「菊花舒時，並采莖葉，雜黍米釀之，至來年九月九日始熟就飲焉，故謂之菊花酒」。菊花酒，清涼甘美，是強身益壽的佳品。歷代詩人對菊花酒都有頗多的讚譽。陶淵明詩：「往燕無遺影，來雁有餘聲。酒能祛百慮，菊解制頹齡。」稱讚菊花酒祛病延年的作用。初九這天的菊花酒在古代被視為延年益壽的長命酒，《太清記》稱：「九月九日採菊花與茯苓、松脂，久服之令人不老。」

菊花酒雖然達不到「令人不老」的奇效，但是從醫學角度來看，菊花酒的確有清熱解毒、明目祛風、平肝疏肺、益陰滋腎、治頭昏、降血壓的藥用價值。

重陽佳節與親朋歡聚一堂，共同欣賞獨立寒秋的傲菊，並飲上一杯菊花酒，不僅使人擁有一份快樂的心情，更能強身健體，延年益壽。

秋分養生之起居宜忌

- **秋季乾燥洗澡勿太勤**

秋分時節，秋風送爽，已經真正進入到了秋季。進入秋分以後，氣溫下降，空氣十分乾燥，人們的出汗量減少，因此，可以相對減少洗澡的次數。而且中秋之後，戶外風大、灰塵變多，人們暴露在外的面部皮膚會有緊繃繃的感覺，甚至還會脫皮。這是由於皮膚水分蒸發加快、皮膚角質層水分缺少的緣故。在多風的日子裡，如果洗澡次數過多，會把人身體表面起保護作用的油脂洗掉，皮膚的保護層被破壞後，皮膚就很容易感染細菌，引起各種皮膚病。

同時，由於秋季氣候乾燥，因此不宜用過熱的水洗澡。如果洗澡水過熱，會讓肌膚變得更乾燥，出現發紅甚至脫皮的現象，這樣也不利於適應氣候的變化。洗澡時選用的沐浴乳一定要選擇鹼性小的，中性的最好。沐浴後最好塗一層可以潤膚、保溼的護膚品。

- **秋涼注意胃部保暖**

秋分以後，氣候漸涼，是胃病的多發與復發季節。中醫學認為，胃腸道對寒冷的刺激非常敏感。如果防護不當，不注意起居生活規律，就會引發胃腸道疾病，而出現反酸、腹脹、腹瀉、腹痛等症，或使原來的胃病加重。所以進入秋分以後，要特別注意胃部的保暖，尤其是那些身體比較瘦的人，胃部的保暖就更重要。因為身體較瘦的人通常胃壁較薄，在氣溫變化的情況下更容易產生痙攣，輕者導致胃痛和消化不良，重者甚至可能產生嘔吐和腹瀉等情況。因此，秋分天涼以後，不能為了追求時髦而穿得太少，以免造成腸胃和身體「雙重受損」。

為了讓自己的胃「暖和」起來，必須做到以下兩點：

1、適時添衣

俗話說「一場秋雨一場寒，十場秋雨要穿棉」。要隨氣候的變化，適時增加衣服，不可盲目脫衣，以防腹部著涼而引發胃痛或加重舊病。另外，胃病患者「秋凍」要適度，不要盲目受凍而凍出病來。

2、睡覺須蓋好被子

夜間睡覺時要蓋好被子，以防止腹部著涼。秋分時節正是寒暖交替、冷熱交鋒之際，如果晚上睡覺時露出肚子，極易使寒邪從肚臍進入人體。由於臍部無脂肪組織，皮膚、筋膜與腹膜直接相連，且表皮角質層比較薄嫩，故肚臍的屏障功能差，為腹壁薄弱處之一。當寒邪自肚臍侵入人體後，人體受到冷空氣刺激，血液中的化學成分組胺酸增多，胃酸分泌大量增加，胃腸發生痙攣性收縮，抵抗力和適應性便會隨之降低。

- **秋分房事要和諧**

秋分作為晝夜時間相等的節氣，人們在養生中應本著陰陽平衡的規律，使機體保持「陰平陽祕」的原則，陰陽所在不可出現偏頗。所以，秋分的房事養生應講究和諧。

古人認為較合理的性生活可以使人體陰陽得到調整。古代醫家對房事一致認為，男女性事的諧和協調，能使人達到「神和意感」的境界。認為如果夫婦性生活長期不和諧，則「非直損於男子，亦乃害於女人」。性生活既要有所節制，不可頻繁放縱，也不可故意壓抑性慾，否則同樣有損健康。如果夫婦刻意不行房事，則容易引起氣血閉塞的病痛，身心受到壓抑和閉滯，導致患有各種疾病而減壽。

古代房事養生還很重視男女雙修。真正的雙修（男女雙修雙補）之道，不是把異性作為一件發洩情慾的器具，而是當做一扇通向廣闊宇宙的虛空的大門，透過交合和返觀（體會快樂），與整個宇宙交換能量，採攝虛空中的元氣，從而使能量的來源取之不盡，用之不竭。

由此可見，房事不是單純的發洩情慾，而是對身體和心靈的一種修練。只有和諧的房事，才能平衡陰陽，才能使雙方都達到強身健體、延年益壽的目的。

秋分養生之防病抗病

- **要把咳嗽當回事**

秋季空氣乾燥，缺乏水分，人的咽喉、鼻腔常有乾燥之感，秋燥之邪很容易透過口鼻呼吸道或皮膚毛孔而侵犯入肺。因此，秋天的咳嗽，多以燥性咳嗽為主。秋天的燥咳，有溫燥與涼燥之分。從秋分節氣開始，人們的秋燥症狀一般屬於涼燥。秋分以前有暑熱的餘氣，故多見於溫燥。當然，秋燥溫與涼的變化，還與人的體質和機體反應有關。溫燥咳嗽是燥而偏熱的類型，常見症狀有乾咳無痰，或者有少量黏痰，甚至可見痰中帶血，兼有咽喉腫痛，皮膚和口鼻乾燥，口渴心煩，舌邊尖紅，苔薄黃而乾。初發病時，還可有發燒和輕微怕冷的感覺。涼燥咳嗽是燥而偏寒的類型，病發時怕冷、輕微發燒、頭痛鼻塞、咽喉發癢或乾痛、咳嗽、咳痰不爽、口乾唇燥、舌苔薄白而乾。

醫學上有種說法叫「同病異症，異病同症」，同樣是咳嗽，病因千差萬別。所以不要一咳嗽就馬上用抗生素和止咳藥，而應分析、找出咳嗽的病因。當發生咳嗽，尤其是超過兩週以上的慢性咳嗽時，千萬不要草率的喝點咳嗽藥水了事，更不能置之不理，一定要去醫院，在醫生的幫助下查明病因。

此外，在秋天防治咳嗽，要多喝水，飲食應清淡，少吃鹹、辣等味道較重的食物，多吃潤肺的瓜果和食物。同時注意及時添加衣服，多加休息，盡量減少去人多的公共場所的時間；平時還應加強身體鍛鍊，增強抗病能力。

- **秋分胃腸疾病易多發**

秋分是胃腸道疾病的多發季節。秋分導致胃腸道疾病的原因是多方面的，主要有：

1、趁著秋高氣爽出遊的人數增多，有的人到了旅遊點會出現水土不服，從而引起醫學上常說的「旅遊性」胃腸疾病。

2、蒼蠅和蟑螂等孳生活力仍較強，會攜帶致病菌，傳播疾病。另外，秋季海產豐富，一些腹瀉病原菌廣泛存在於各種海產品中，如果人們食用未能熟透的海產品，也易導致胃腸道疾病的發生。

3、秋分之後，天氣涼爽，人們食慾增加，加之瓜果大量上市，有的人就暴飲暴食，冷熱刺激，致使胃腸負擔加重，功能紊亂。

4、秋分晝夜溫差較大，易引起腹部著涼，感冒病毒一旦侵犯了消化系統，還會引起感冒型的胃腸炎；或誘發大腸過敏，使腸蠕動增強而導致腹瀉。此外，這時一些曾患有胃潰瘍和胃出血的患者也很容易舊病復發。

腸胃喜暖惡冷，暖散而冷凝，凝則傷胃。所以，秋分防胃腸疾病，首先就要注意保暖和鍛鍊耐寒能力。其次，要注意飲食規律，胃病患者要做到少量多餐、定時定量，防止胃酸侵蝕胃黏膜和潰瘍面而加重病情。再次，要注意飲食衛生，不喝生水，盡量少食用易帶致病菌的食物。

- **秋分養生需防燥**

「金秋之時，燥氣當令」，中醫認為，燥氣乃秋令的燥熱之氣所化，屬「陰中之陽邪」，秋天的燥邪之氣最容易侵犯人體而損傷肺的陰精。由於空氣中溼度小，人們往往感覺皮膚變得緊繃，甚至起皮脫屑，口唇乾燥，鼻咽燥熱，大便乾結。種種表現都是由於氣候乾燥造成的。所以，秋分時節一定要注意「防燥」，以保身體健康。

防「秋燥」從飲食上講，要注意多喝水，多吃甘蔗、梨等潤燥之品，以及多吃清補食物，如蜂蜜、百合、蓮子等。秋燥往往使咽喉炎症加重或咽喉乾燥發癢，喝冷白開水能溼潤咽喉，起到良好的止咳作用；中醫認為，甘蔗味甘性寒，入肺胃二經，甘可滋補養血，寒可清熱生津，故有滋養潤燥之功；梨性微寒，味甘，能生津止渴、潤燥化痰、潤腸通便等，秋天每日堅持吃兩顆梨，能在一定程度上預防秋燥。

秋分養生之精神調養

- **多事之秋心寬萬事順**

秋季雖天高氣爽，但氣溫下降，天氣乾燥，冷暖交替，對人體生理帶來一定影響。而且秋雨瀟瀟、陰霾悶溼，秋寒逼人、草木凋零，人們往往容易觸景生情，很容易產生悲秋的心理。中醫認為，秋天內應於肺，悲憂最易傷肺；肺氣脾氣一虛，機體對外界病邪的抵抗力就下降，使秋天多變的氣象諸要素（氣溫、氣壓和溼度等）更易作用於人體而致病。因此，秋天是一年中因病死亡和發生自殺、誘發精神疾病最多的時期。因此秋天的情志調養十分重要。

多事之秋調養情志，最主要的是要把心放寬。如果總是讓自己處在煩惱、憤怒、緊張、憂慮、恐懼之中，不但會讓自己活得很累，而且會嚴重影響身心健康。而如果能把心放寬，保持一顆水波不起的平常之心，便能順應自然之氣，活得從容自在。特別是對於許多因秋天氣候變化而情緒低落的老年人來說，如果能放寬心胸，以正向樂觀的心態去看待人生，那麼即使在多事之秋，也可以享受到秋季獨特的美，擁有愉快、年輕、浪漫的心情，能夠安享晚年，健康長壽。

- **秋遊之旅精神要健康**

秋分時節，風霜高潔，萬山紅遍，景色迷人。在秋天晴朗的日子裡，雲淡風清，天高氣爽，正是觀賞秋色，結伴暢遊的大好時機。秋季旅遊，盡情飽覽名峰秀水，領略大自然的綺麗景色，可以盡舒胸懷，盡情釋放因悲秋而沉積在心的鬱悶情緒，從而使身心愉悅。可以說，秋分時節出門旅遊，是秋季精神調養的重要內容。

但是秋季出旅遊時，有人常常會出現失眠、胸悶、精神緊張等症狀；有些人會因長時間乘坐飛機、火車、郵輪而突發嚴重的精神障礙，有時甚至會因失去自控而發生跳車、跳船等自殺事件。心理學上將這稱之為「旅遊精神症候群」。

產生這種心理障礙的主要原因，是由外出旅遊時不注意自我保護，身心過度疲勞，或所處環境過於惡劣又得不到及時的調整所致。因此，秋分時節，出遊旅遊的人應注意外出遊玩時的自我保護與調適，比如不把旅遊行程安排得過滿，以避免自己過於勞累；注意及時休息，及時補充體能；長時間乘坐火車、郵輪等交通工具時，應注意每隔一段時間主動在車廂裡或甲板上來回走動走動，以活動筋骨，減輕旅途帶來的身心疲勞；年老體弱者，注意避免遠距離的長途旅行。否則可能事與原違，讓原本快樂的秋遊變成生活的負擔，損害身心健康。

- **唱歌唱出好心情**

唱歌與人的心理健康的關係密切。秋天，情緒低落，心情鬱悶之時，可以透過唱歌來心中沉積的不良情緒。

唱好一首歌，必須帶著感情唱，也就是所謂的「以情帶聲」。歌中有情，歌中有景，唱歌時，唱歌者隨著歌詞和旋律，有時像神遊名山大川，有時又彷彿馳騁在一望無際的大草原上，唱到「景」處宛如置身其中，唱到「情」處就會隨著歌詞中的喜怒哀樂心潮起伏，從而使人忘卻心中的煩惱，消除了孤獨感和孤寞感，心情舒暢。

對於老年人而言，唱養生歌對身心健康尤為有益。「養生歌謠人人唱，越唱心胸越開朗；唱得煩惱拋九霄，唱得身心好健康。」一曲意蘊深廣、文辭綺麗的養生歌謠為人們帶來的美的感受和心境的悅怡，對人體產生的良性影響是任何藥物所不能比擬的。故南宋長壽詩人陸游說：「閑吟可是治愁藥，一展吳箋萬事忘。」現代醫學也證明，唱歌有助於健全老年人的心理，減緩精神與智力的老化。可以說，唱歌使老人身心年輕。

秋分養生之運動休閒

- **秋分戶外運動爽**

秋分以後，雲淡風清，天高氣爽，正是鍛鍊身體的黃金時節。秋分之後，適當參加體育鍛鍊，不僅可以調心養肺，提高內臟器官的功能，而且還有利於增強各組織器官的免疫功能和身體對外部寒冷刺激的抵禦能力。而且秋分時節，正是看萬山紅遍、層林盡染的大好時機，此時秋顏充分顯現於山林，風霜高潔，山巔間披紅排綠，景色十分宜人。在這大好秋色時光，走出房間奔向大自然、參加形式多樣的戶外運動是人們最佳的選擇。而且戶外空氣清新，大氣中的懸浮微粒與汙染物比都市少，負離子含量高，置身於這樣的環境中顯然是有利於健康的。戶外運動還可以培養人的意志，陶冶情操。如登山遠足、騎腳踏車郊遊、野外攀岩野營等等，既可盡舒胸懷，放鬆身心，又可增進體質與雅興，盡情飽覽名峰秀水、秋山紅葉，領略大自然的綺麗景色，其樂無窮。

- **秋季鍛鍊「三不宜」**

中秋之後，天氣轉涼，氣候宜人，正是人們健身的大好時節。但秋季鍛鍊身體切不可恣意妄為，而更要尊重科學，這樣才能達到祛病、健身、延年的目的。在這裡，提出秋季鍛鍊身體的「三不宜」，以供讀者參考。

1、不宜匆忙

人在鍛鍊時一般出汗較多，秋季清晨氣溫稍涼，稍不注意就有感冒的危險。所以，千萬不能一起床就穿著薄衣到戶外去活動，而要給身體一個適應的時間。而且，人的肌肉和韌帶在低溫下會反射性的收縮，神經系統對肌體的指揮能力在沒有準備活動的情況下也會下降，所以鍛鍊前一定要做好準備活動，以免拉傷等。

2、不宜過量

有人認為秋季天氣涼爽了，應加大運動量，這樣身體才能練好。這種認知是錯誤的。任何時候，運動都以適度為好。從中醫理論講，秋天是人的精氣處於收斂內養的階段。所以，秋季鍛鍊也應順應這一原則。運動量的最好標準就是，鍛鍊時感到身體發熱，微微出汗，鍛鍊過後不感到疲憊，而是輕鬆舒適。

3、不宜空腹

秋季，有很多人喜歡空腹運動。其實，空腹運動弊大於利。因為經過一夜的消化和新陳代謝，早上起床時身體基本已經沒有可供消耗的能量了，如果空腹運動，就很容易發生低血糖。所以運動前應該適當喝些糖水或吃點水果，以維持足夠能量，避免為身體健康帶來不利。

- **秋分八月坐功**

秋分後陽光照射時間逐漸縮短，白天時間漸短，夜晚時間漸長，生機趨向衰減。本法以「秋分」命名，正是順應這一時令特點而制定的氣功鍛鍊方法。《素問·氣交變大論》說：「歲金太過，燥氣流行，肝木受邪。民病兩脅下少腹痛，目赤痛眥瘍，耳無所聞。肅殺而甚，則體重煩冤，胸痛引背，兩脅且痛引少腹，上應太白星。甚則喘咳逆氣，肩背痛，尻陰膝髀腨䯒足皆病，……病反暴痛，胸脅不可反側，咳逆甚而血溢。」其論雖是針對金運太過之年立論，但就一年四季而言，秋燥之偏盛，燥邪傷人也可表現為肺的病變，及金氣太過而乘肝木的病變。勤練此功法，對於上述病症的治療能起到不錯的防治效果。

《遵生八箋》中對此功法的記載如下：「動主陽明五氣。時配足陽明胃燥金。坐功：每日丑、寅時盤足而坐。兩手俺耳，左右反側各三五度，叩齒，吐納，咽液。治病：風溼積滯，脅肋腰股，腹大水腫，膝臏腫痛，循膺乳氣沖，股、伏兔、䯒外廉、足跗上皆痛，遺尿失氣、奔響腹脹、髀不可轉、膕以結、腨似裂，消穀善飲、胃寒喘滿。」

此功法的具體動作為：每日凌晨3：00～早上7：00時，盤腿而坐，雙手捂耳，左右扭身各3～5次，然後叩齒36次，調息吐納，津液咽入丹田9次。對於風溼積滯、腰脅麻木、腹部積水、膝蓋腫痛、胸部氣漲、外翻足等，以及便祕、放屁、腹脹、雙腿麻木、兩臂痠麻、口乾、胃寒氣短等症的治療有不錯的效果。

- **楊力談秋分養生**

秋分時節，秋風送爽，晝夜時間均等，秋分養生應本著陰陽平衡的規律，使機體保持「陰平陽祕」的原則，按照《素問·至真要大論》所說：「謹察陰陽之所在，以平為期」，陰陽所在不可出現偏頗。

人們在飲食調養中也應遵循陰陽平衡的規律，使飲食有利於「陰平陽祕」為宜，反之為忌。飲食進補要因人而宜，防止實者更實、虛者更虛而導致陰陽失衡。

秋分過後，氣候開始變涼，當氣候變化時，氣溫、溼度等氣象要素的刺激透過皮膚感受反映給下丘腦，下丘腦又支配垂體去調整人體內分泌功能，以保持天氣變化前後的生理平衡，如果天氣變化劇烈，人體所需要的適應時間不能滿足，就會導致一些疾病的發生。因此，秋分時節應適時增添衣服，夜晚睡覺蓋好被褥，以防著涼而引發舊病。

精神調養最主要的是培養樂觀情緒，保持神志安寧，避肅殺之氣，收斂神氣，適應秋天平容之氣。體質調養可選擇古代民間九九重陽（陰曆重陽節）登高觀景之習俗，登高遠眺，可使人心曠神怡，所有的憂鬱、惆悵等不良情緒頓然消散，這是養生中的養收之道，也是調節精神的一方良劑。

跟著節氣養生

夏天做空氣浴，秋天洗冷水澡……

顛覆想像的四季養生！零成本的自然保健法

寒露篇

寒露是 24 節氣裡的第十七個節氣，在每年陽曆 10 月 8 日左右。古書上解釋說「斗指甲為寒露，斯時露寒冷而將欲凝結，故名寒露也。」寒露表示溫度又一次下降，露水更加寒冷，接近地面的水氣快要凝結成霜了。《月令七十二候集解》：「露氣寒冷，將凝結也。」可見寒露是表示露水更濃，天氣由涼轉寒。

寒露養生之飲食調理

- **多多補水以益肺腑**

肺是人體重要的呼吸器官，是人體真氣之源，肺氣的盛衰關係到壽命的長短。秋季在五行中屬金，在五臟為肺，中醫認為，「秋氣通於肺，肺乃氣之海，氣乃人之根」。因此秋季養生保健必須順應時令的變化，注意保養肺氣。肺在五臟中是比較脆弱的，喜潤厭燥，最容易受燥邪侵襲，傷津耗液，而在中秋時節，氣候乾燥，肺氣易受到損傷，從而使人患鼻乾喉痛、聲啞乾咳、咳嗽胸痛等呼吸疾病。

中醫認為，勤喝水以益肺。燥主秋令，人體大量丟失水分，此時養肺的最簡便、也是極其重要的一招便是補充水分。俗話說「人是水澆成的」，水乃生命之本。秋天乾燥，據測算，人體皮膚每天蒸發的水分約在 600 毫升以上，從鼻腔呼出的水分也不下 300 毫升。要及時補足這些損失，秋天每日至少要比其他季節多喝水 500 毫升以上，以保持肺臟與呼吸道的正常溼潤度。所以成人秋季每天需要飲水 2000 毫升以上，才能保證肺和呼吸道的潤滑。

飲水要合理，多次少飲，最好在每天清晨鍛鍊前和晚上臨睡前各飲水 200 毫升，早餐和午餐之間，午餐和晚餐之間各飲水 800 毫升，另外，要根據活動量大小、出汗多少，適當增加飲水量，使肺腑安度金秋。

- **秋食百合滋潤肺陰**

秋季陽氣收斂，陰氣滋生，秋季由於氣候乾燥，空氣中缺乏水分的濡潤，人們常會覺得口鼻乾燥、渴欲不止、皮膚乾燥、大便乾結，甚至出現肺燥咳嗽。按中醫理論，秋天與人體肺臟相應，秋燥易傷肺，再加上深秋花木凋謝，睹物傷感，常使人情緒波動，心情煩躁，憂鬱不樂。此時如適時調補，可以有效減輕不適反應。百合就是一種非常理想的解秋燥、滋潤肺陰的佳品。

百合乃世界名花，也是中國的傳統花卉。百合為百合科多年生草本植物，於秋季莖葉枯萎時採挖，洗淨，剝取鱗片，沸水燙過或略蒸過，晒乾或烘乾。中醫認為秋季上市的百合，其性平味甘微苦，無毒，入心、肺二經。具有養陰清熱、潤肺止渴、寧心安神的功效，能夠治療肺熱乾咳、陰虛咳血、熱病後餘熱未清、虛煩驚悸、神志恍惚、失眠多夢、腳氣浮腫等症，同時對更年期出現的神疲乏力、食慾不振、心煩口渴等症也有良好的療效，具有很高的營養價值和經濟價值。而且百合質地肥厚，醇甜清香，甘美爽口，因此被列為老幼咸宜的上等營養滋補佳品。

- **秋令食療吃柚子**

柚子一般在每年的農曆八月十五左右成熟，果大形美，色鮮皮香，瓤胞豐腴，汁胞晶瑩，酸甜適中，皮厚耐藏，素有「天然水果罐頭」之稱。在眾多的秋令水果中，柚子算是一種理想的食療水果。

柚子，為芸香科植物常綠果樹柚樹的成熟果實，又名朱欒、雷柚、氣柑、文旦等。柚子營養價值很高，含有非常豐富的蛋白質、有機酸、維他命以及鈣、磷、鎂、鈉等人體必需的元素。柚子味甘、酸、性寒，除了有極高的營養價值外，還具有健胃、潤肺、補血、清腸、利便等功效，能治食少、口淡、消化不良等症，幫助消化、除痰止渴、理氣散結。現代醫藥學還發現，柚肉中含有非常豐富的維他命 C 以及類胰島素等成分，故有降血糖、降血脂、減肥、美膚養容等到功效，經常食用，對高血壓、糖尿病、血管硬化等疾病有輔助治療作用。柚子還可促進傷口癒合，對敗血症等有良好的輔助療效。柚子還能祛痰鎮咳。消化不良時，將適量的柚皮切成絲與水同煮，代茶飲用，能消食、開胃、通氣。

不過，柚子雖好，卻不是人人都可以吃、什麼時候都可以吃的。

1、柚子有滑腸的功效，所以腹部寒冷、常患腹瀉的小孩最好少吃。

2、在服用抗過敏藥期間，食用柚子或飲用柚子汁，會致心律失常，嚴重時引起心宣纖維顫動，甚至猝死。所以在服藥期間的人也不宜吃柚子。

寒露養生之起居宜忌

- **保暖衣服要慎重選擇**

寒露來臨之後，氣溫進一步下降，天氣由涼轉寒。隨著氣候的變化，穿著也需做出相應調整。整體要求是：一方面要寬鬆舒展，另一方面又要柔軟保暖，並且還要做到衣服不可晚加。

在衣服款式上要符合「寬鬆舒展」要求，不可因防寒而穿得過緊。有些人天稍微寒冷就穿上了高領毛衣。殊不知，這些衣物緊緊「捆」在身上會對人體健康造成不良影響。如果高領毛衣的衣領過緊，會使頸部血管受到壓迫，使輸送到腦部和眼部的營養物質減少，進而影響視力，也會影響頸椎的正常活動，容易導致頸椎病。有些穿高領衣服的人在轉頭時速度過快，會誘發低血壓、心動過緩甚至心臟驟停，造成腦部血流的減少和暫時中斷，嚴重者出現暈厥、面色蒼白、神志不清的情況。

在非正式場合下，寬鬆舒展的衣服當屬運動裝最佳。運動裝時裝化己成為世界時裝新興潮流，其特點是肩寬大、胸圍放鬆度大、袖根肥大，穿著後覺得輕快、柔軟、舒適、自由，又由於其布料選擇範圍廣泛，色彩多為鮮明、和諧的對比色，使人增添剛健、瀟脫之美，讓青年人強健，老年人顯得年輕。

- **秋季乾燥要會洗臉**

秋氣燥，空氣中水分含量小，皮膚特別乾燥，需要小心保養。要保養好面部的皮膚，就要懂得正確的洗臉方式。

秋季洗臉忌水過燙，忌揉搓過重，忌肥皂鹼性太強，否則，就極易破壞皮膚表層原本不多的皮脂，讓皮膚更為乾燥，因而也更易發癢、皸裂。很多人洗臉時，拿起毛巾，打上香皂就使勁往臉上擦，以為這樣洗得乾淨。其實這是一種錯誤的洗臉方式。因為臉上的肌肉紋路一般都是向下的，因此，洗臉時一定要用雙手從下頜開始，輕輕的向上和向外慢慢的洗，不要用力。有些人洗臉時喜歡用含鹼的香皂。殊不知，鹼性烈，會使皮膚失去許多養分和水分，從而使秋天原本就乾燥皮膚變得更為乾燥，致使皮膚彈性減弱、鬆弛而形成皺紋。

秋天洗臉，不要只用冷水，或只用熱水洗臉，最好用冷溫水交替洗臉，這樣既可法除顏面油垢，又能加強皮膚血液循環，使皮膚細膩柔嫩；還有，洗臉宜用軟水，不要用硬水，因為軟水含礦物質較少，對皮膚有軟化作用。

洗過臉後，搽用一些含油脂多的護膚化妝品，並按摩數分鐘，以恢復皮膚的彈性，減少水分的蒸發，對於保護比較乾燥的皮膚十分有效。

- **老人秋天要節慾**

在性生活方面，中醫性醫學認為，在秋天，應注意順應自然界主收主藏的規律，節制房事，蓄養陰精。這點對於老年人特別重要。《黃帝內經》說：「男子四十而陰氣自半。」當人年過 40 之後，陰氣將由旺盛而趨向逐步減弱。所以，當到老年的時候，精力漸衰，這是自然的趨勢。但是如果能夠善自珍攝，以養腎精，則能延緩衰老的過程，達到長壽的目的。所以，深秋時老年人節慾是很有必要的。

民間有「中年異被，老年異床」的說法。早在中國古代，養生家就把獨宿作為節制性生活和養生保健的措施之一。孫思邈說：「秋冬陽事，獨臥是守真。」這說明秋天分床而臥，節制性生活，有利於保養人的真氣（精氣），與秋天收斂、潛藏的特性相適應。尤其是中老年人，由於他們的腎精已經虧少，如果再「縱慾貪歡」，腎精耗竭，則會促其衰亡。因此，中醫養生學主張老年人在秋天節慾保精，保得一分精液，多延一分壽命。《泰定養生主論》曰：「三十者，八日一施泄；四十者，十六日一施泄，其人弱者，更宜慎之，人年五十者，二十日一施泄。……能保持始終者，祛疾延年，老當益壯，」這說明嚴格而有規律的節制性生活，是健康長壽的必要保證。

寒露養生之防病抗病

- **天氣變化小心牙病**

牙病除了與血液循環、局部營養有關外，還與天氣變化密切相關。進入寒露，天氣由涼轉寒，但是燥氣不減，加之溫度變化較大，從而容易引發牙病。醫學表明，當冷鋒過境及在冷氣團控制下，牙周炎易發作；在颱風天氣下，牙周炎也易發作。牙周炎是牙痛的一大原因，表現為牙齦紅腫、脹痛，使牙齒鬆動、移位，甚而牙周出血和流膿，伴有口臭等症。

牙周炎有時可引起牙髓炎，導致劇烈牙痛。牙齒鬆動使咀嚼食物的功能下降，加重胃腸負擔、引起胃腸疾病。牙齦腫脹、溢膿可能作為感染病灶，引起諸如關節炎、心腦血管等全身疾病。牙周炎發展到一定程度，會引起牙齒喪失部分甚至全部咀嚼功能。

因此寒露時節，隨著天氣的變化，一定要調整生活的各方面，以防牙病的發生。

1、養成良好的衛生習慣，飯後一定要刷牙、嗽口，防止牙石牙垢的形成。、

2、加強身體鍛鍊，提高機體抵抗力，並積極治療全身性疾病，如營養障礙、糖尿病、內分泌紊亂、骨質疏鬆等，糾正開口呼吸等不良習慣。

3、注意飲食營養。多吃青菜、水果、豆製品、牛奶、魚、蛋類、粗糧、纖維多的食物，戒菸戒酒。

- **調理生活呵護秀髮**

秋氣性燥，易傷肺氣，肺主皮毛，肺氣受損，則皮毛不健，易發生脫髮之症。從生理代謝角度來說，脫髮本是一種正常現象，尤其是在秋季。但如果每天掉髮頻繁，超過 100 根，就應該認為是脫髮病了。因此，如果人們感覺秋天頭髮明顯比平時掉得多，就應該注意從生活各方面進行調理，以減輕脫髮的程度。

1、調節飲食

要注意補充營養，多吃一些含鐵、鈣、鋅等礦物質和維他命Ａ、Ｂ、Ｃ以及含蛋白質較多的食品。

2、減少洗頭次數

秋季應該盡量減少洗頭的次數，一般每週洗頭１～２次就足夠了。洗完頭髮後，要多用護髮素；還可間斷性的使用啤酒，或在水中適當加點食鹽和醋洗頭，這樣可預防和減少脫髮。

3、緩解精神壓力

精神壓抑、狀態不穩定、焦慮不安會導致脫髮，壓抑的程度越深，脫髮的速度也越快。因此，要經常進行深呼吸，散步，做放鬆體操等，以緩解精神壓力。

4、按摩頭皮。

每日睡覺前和次日起床後，將雙手十指插入髮內，從前額經頭頂到後腦揉搓頭皮，每次 2 分鐘至 4 分鐘。經常按摩頭皮，可改善頭皮營養，調節皮脂分泌，促進頭皮血液循環。

5、防晒

秋天陽光中的紫外線含量並不比夏天驕陽時少，尤其是天氣乾燥、陽光猛烈的日子，不能忘記防晒，戶外活動也應該盡量撐傘，以減少對頭髮的損害。

- **鼻部保健防「病從鼻入」**

按中醫五行學說，秋屬金，肺也屬金，需要養肺護肺，而這個季節，燥是主要現象，鼻子又髒又乾，鼻腔容易受到外來刺激物的影響，從而引起過敏性鼻炎。

作為人體肺部「冷氣」和「篩檢程式」的鼻腔，在防止病菌進入人體中起著非常重要的作用。人們在日常生活中，大多都著重在「病從口入」，而鼻子的保健往往被人們所忽視。衛生部門的專項調查顯示，在病毒型流感、上呼吸道感染、肺炎等呼吸系統感染疾病中，80% 是由鼻腔缺乏應有保健引起的，因此，秋天人們應該特別注意加強鼻部保健，防止「病從鼻入」。

在鼻部的日常保健中，除了要保持鼻部清潔外，還要加強鼻子的鍛鍊。經常按摩鼻部就是鍛鍊鼻子的一種好方法。具體操作過程是：用兩手拇指外側相互摩擦，在有熱感時，用手拇指外側沿鼻梁。鼻翼兩側上下按摩 30 次左右，接著，按摩鼻翼兩側的「迎香穴」15 ～ 20 次（迎香穴在鼻翼外緣中點旁開 1 公分，當鼻唇溝中）。每天摩鼻 3 ～ 4 次，可大大加強鼻的耐寒能力，亦能治療傷風，鼻塞不通。

此外，要保證鼻子的健康，在平時最好能戒菸限酒，以減少對呼吸道的刺激。

寒露養生之精神調養

- **用綠植撫慰心靈**

大多數人都有這樣的經驗，在工作、學習緊張之餘，疲倦和憂鬱苦悶之時，如果來到芳草如茵、垂柳婆娑的公園之中，就會覺得心境寬闊、精神振奮、心情舒適。綠色植物是人類健康長壽的保健醫生，它不僅能吸收陽光中對眼睛有害的紫外線，還因為它色調柔和、舒適，經常觀看有益於消除視覺疲勞，並使嗅覺、聽覺以及思維活動的靈敏度得到改善。

醫學專家曾做過實驗，證明經常聞花香、看綠色植物，對人的情緒和健康會產生正面的影響；當人的嗅覺和視覺得到某種良性刺激，就會促使大腦皮層興奮，進而影響人的心理、情緒和行為舉止。

當屋外秋風瑟瑟，陰雨綿綿之時，如果讓富有生命力的綠色植物進入室內，閒暇時領略那鬱鬱蔥蔥、生機勃發的綠色，不但可以獲得自然氣息，增添怡情雅趣，更能感受到有一股健康向上的力量激勵著我們熱愛生活、珍惜生命，從而使心靈得到充實和慰藉。

- **宣洩積鬱好養生**

隨著年齡的成長，人的生理會發生一系列的變化，同時，心理情緒也相應的跟著變化。《靈樞·天年》云：「六十歲，心氣始衰苦憂悲，血氣懈惰，故好臥；七十歲，脾氣虛，皮膚枯；八十歲，肺氣衰，魄離，故言善誤，……」臟腑氣血精神等生理機能的自然衰退，相應的影響著心理的變化，使老人表現出常有的孤獨垂暮、憂鬱多疑、煩躁宜怒等心態，心理上的穩定性、自控性不斷降低。所以，保健養生方面應提倡精神攝養。特別是在進入氣候漸冷，日照減少，風起葉落的寒露時節，精神調養更是不容忽視，天氣的變化常在一些老人心中引起淒涼之感，出現情緒不穩、易於傷感的憂鬱心情。在這多事之秋的寒露節氣中，老年人除了合理安排好日常的起居生活外，一定要保持良好的心態，因勢利導，宣洩積鬱之情，培養樂觀豁達之心，這是養生中不可缺少的內容之一。

- **靜默益身心**

秋季是一個繁忙的季節，在充滿變幻的快節奏的現代生活中，人們的確比以往任何時候都更需要放鬆一下自己，我們應該利用靜默片刻，這種每個人都有能力運用的方法修身養性。

醫學實驗顯示，透過靜默的方法，可以降低人的血壓，並對高度發達的工業社會為人帶來的各方面的壓力有抵禦作用。下面介紹消除生理上的反射性緊張、激動心緒的練習方法：

1、選擇一個安靜的環境，穩坐在一個舒適的位置上，使自己產生一種即將入睡的意向，但不要躺下來。

2、閉上雙眼，使自己心平氣和的安靜下來。

3、放鬆全身肌肉，從足部開始向上直到面部。

4、用鼻子進行有意識的呼吸，呼吸時默念「一」，如此交替著吸氣——呼氣，讀「一」有助於防止思想分散，呼吸時要自然放鬆，保持一定的節奏。

5、持續約 20 分鐘後，睜開眼睛看一下時間，切不可使用鬧鐘或其他提醒裝置。完成動作後，再閉目靜坐幾分鐘。

以上的練習法每天要進行 1 ～ 2 次，時間的選擇則取決於個人的生活習慣，需注意，此練習不宜在飯後 2 小時進行，因消化過程不利於效果的發揮。

寒露養生之運動休閒

- **秋季練瑜伽美體又健身**

瑜伽作為一種綜合體位練習、調息、冥想、生活方式、飲食、音樂為一體的系統而科學的養生及健身方法，不受一個人的體質、體態、年齡、性別等影響，任何人都能透過靜而緩慢的瑜伽練習提高身體水準、改變和保持體形體態。特別是在秋季，隨著氣溫的降低，人體的柔韌性和肌肉的伸展度較春夏季節有所下降，人們普遍感覺身體比較僵硬的，而瑜伽健身會透過扭轉、伸張、彎曲等動作，漸漸拉長韌帶與肌腱，使人的關節和四肢變得靈活、柔軟。而且優雅、安全的瑜伽，其緩慢、舒展的動作不會令練習者受傷，也不會像器械練習那樣令局部肌肉粗壯，扭轉和伸張的動作還可以伸張血管，加強血管壁的彈性，使其不易破裂，並能刺激內分泌腺體，使其正常活動。此外，練習瑜伽還能使練習者獲得身心的寧靜與舒展。可以說，沒有任何一項運動能夠替代瑜伽，同時對人體的肌肉線條、柔韌度、平衡能力、臟腑器官、內分泌系統以及精神和意念等方面進行綜合鍛鍊。

- **練習書法以怡情**

愛好方泛，生活情趣多樣，對身心健康都極為有益。練習書法，既是一種休閒的方式，也是一種情趣保健方法。書法，素有「紙上的音樂」之稱。書法或細纖如線似流水行雲，或剛勁如鐵似蒼松峭壁，運筆時凝神靜氣，萬慮皆息，頭正、肩鬆、身直、臂開、足定，意力並用，隱隱間似有一股暖流貫穿全身。自古以來，練習書法就是修身養性的絕佳方式。醫學也認為書法對於健康長壽大有益處。因為養身要動，養心要靜，而練習書法既有動也有靜，因此是很好的一種養生休閒方式。在古今書法家中都不乏長壽之人。而且，幾千年來，「琴棋書畫」一直都是華人衡量人才的標誌。雖然現代人分工越來越明細，作為人才並非一定要「琴棋書畫」樣樣精通，但是於奔波忙碌中抽出時間來修習一些高雅的技藝，無疑是對心靈的一種清滌。書法是一種偏安獨享的休閒娛樂方式，練習書法時需調整呼吸，平心靜氣，冥想凝神，一切浮華喧囂都似乎褪到了身後，這對修身養性、延年益壽等是很有幫助的。

- **寒露九月坐功**

進入寒露時節，天氣更涼，陰氣漸長，萬物趨向收藏。本法以「寒露」命名，正是順應這一時令特點而制定的氣功鍛鍊方法。寒露時節人體疾病多表現在足太陽膀胱神經的病變。足太陽膀胱起於目內眥，經額上行，交會於頭頂部。其直行者從頭頂部分別向後行至枕骨處，進入顱內，絡於腦，復出於外，分別下項，下行會於大椎，再分左右挾脊，抵腰絡腎，屬膀胱。其頭部支脈從頭頂部分出，向兩側下行至耳上角。其腰部支脈從腰分出，挾脊下行，穿過臀部，從大腿後部下行至膕窩中，另有支脈從後項分出，下經肩胛內側，從附分穴挾背下行至髀樞，經大腿後側至膕窩中，下至腓腸肌中，向外下至足外踝後，沿足背外側至小趾端，主要病症有頭項強痛，痔，瘧，狂癲，目黃，腰脊痛等。勤練此功法，對於上述病症的治療能起到不錯的防治效果。

《遵生八箋》中對此功法的記載如下：「運主陽明五氣。時本足太陽膀胱寒水。坐功：每日丑、寅時正坐，舉兩臂，踴身上托，左右各三五度，叩齒，吐納，咽液。治病：諸風寒溼邪挾脅腋經絡衝動，頭痛，目似脫，項如拔，脊痛，腰折，痔，瘧，狂，巔痛，頭兩邊痛，頭囟項痛，目黃，淚出，鼽衄，虐亂，諸痛。」

此功法的具體動作為：每日凌晨 3：00 ～早上 7：00 時，正坐，雙臂高舉、聳身向上。左右各 3 ～ 5 次，然後叩齒 36 次，調息吐納，津液咽入丹田 9 次。對於諸風寒溼邪挾脅腋經絡衝動，頭痛，目似脫，項如拔，脊痛，腰折，痔，瘧，狂，巔痛，頭兩邊痛，頭囟項痛，目黃，淚出，鼽衄，虐亂，諸痛，雙睛外努，頭頸拔痛，腰部骨折，痔瘡，瘧疾，癲狂，偏頭痛，頭頂痛，眼珠發黃，迎風流淚，鼻出血等症的治療有不錯的效果。

- **楊力談寒露養生**

隨著寒露的到來，氣候由熱轉寒，萬物隨寒氣成長，逐漸蕭落，這是熱與冷交替的季節。在自然界中，陰陽之氣開始轉變，陽氣漸退，陰氣漸生，人體的生理活動也要適應自然界的變化，以確保體內的生理（陰陽）平衡。中醫養生中強調「秋冬養陰」。因此，寒露節氣還須注意保養體內之陰氣，寒露養生不能離開「養收」這一原則。

自古秋為金秋也，肺在五行中屬金。故肺氣與金秋之氣相應，金秋之時，燥氣當令，此時燥邪之氣易侵犯人體而耗傷肺之陰精，如果調養不當，人體會出現咽乾、鼻燥、皮膚乾燥等一系列的秋燥症狀。古人云：「秋之燥，宜食麻以潤燥。」此時，應多食用芝麻、糯米、粳米、蜂蜜、乳製品等柔潤食物，少食辛辣之品，如辣椒、生薑、蔥、蒜類，因為過食辛辣宜傷人體陰精。

除此之外，人們的作息時間也應作相應的調整。人們在臨床診療中發現，每到氣候變冷，患腦血栓的患者就會增加，分析原因，和天氣變冷、人們的睡眠時間增多有關，因為人在睡眠時，血流速度減慢，易於形成血栓。《素問·四氣調神大論》明確指出：「秋三月，早臥早起，與雞俱興。」早臥以順應陰精的收藏；早起以順應陽氣的舒達，為避免血栓的形成，應順應節氣，分時調養，確保健康。

跟著節氣養生

夏天做空氣浴，秋天洗冷水澡……

顛覆想像的四季養生！零成本的自然保健法

霜降篇

霜降節氣在每年的陽曆 10 月 23 日左右。霜降，是秋季的最後一個節氣，亦是秋季到冬季的過度節氣。《月令七十二候集解》中記載：「九月中，氣肅而凝，露結為霜矣。」 霜降節氣含有天氣漸冷、開始降霜的意思。

霜降養生之飲食調理

• 霜降飲食宜甘淡滋潤

「草木搖落露為霜」，霜降以後，秋風蕭瑟，氣溫急速下降，人體的生理也隨著節氣的轉換而發生變化，因此，霜降後飲食也要隨時而變化，以適應養生的需求。

《素問·至真要大論》中說「甘先入脾」。在五行中脾胃屬土，土生金，肺腸屬金。甘味養脾，脾旺則金（肺）氣足。秋季多食甘平類的食物，可以增強脾的活動，使肝脾活動協調。同時秋季陰陽雖相對平衡，但燥是秋季的主氣，肺易被燥所傷，在飲食調養方面還應當注意潤補，即養陰、生津、潤肺，所以秋季飲食的原則是「甘淡滋潤」，古人有云：「厚味傷人無所知，能甘淡薄是吾師，三千功行從此始，淡食多補信有之。」由此可見，素、淡結合的飲食，對健康的確是有益處的。

甘淡滋潤的食物有很多，比如說各種潤肺潤燥的新鮮瓜果蔬菜，如梨、柿、柑橘、胡蘿蔔、豆芽菜、菠菜、冬瓜、藕、銀耳、海帶、紫菜等.

此外，晨飲淡鹽水，晚飲蜂蜜水，不但能夠補充人體水分，保養肺陰，防止機體受燥邪損害，還能延緩衰老、美容養顏。

總之，深秋飲食要以甘淡滋潤為主體，不熱不涼、不油不膩，做到既不傷陽又不耗陰。

• 秋藕營養最補人

秋天，人們在用葷食來進補的同時，也不應該應該忘記素食的營養和滋補作用，例如蓮藕就是一種理想的素食。秋季是蓮藕豐收時節，藕中富含蛋白質、維他命C、脂肪、碳水化合物以及鈣、磷、鐵等無機鹽。故民諺說：「荷蓮一身寶，秋藕最補人。」

中醫認為，生藕甘、寒、無毒。熟藕甘、溫、亦無毒。生藕具有消瘀清熱、除煩解渴、止血的功效。熟藕性溫，雖失去了消瘀清熱的功能，但對脾胃有益，有養胃滋陰、健脾益氣、強壯筋骨、補血養血的功效，是一種很好的食補佳品。

中國最早的藥書《神農本草經》上有關於藕的記載就說藕具有「補中養神，益氣力，除百疾」之功，「久服輕身耐老，不飢延年」。李時珍《本草綱目》上也寫到：

「蓮立於淤泥，而不為泥染；居於水中，而不為水浸。根、莖、花、實，凡品難同。清淨濟用，群美兼得……醫家取之服食，百病可祛。」而且藕肉易於消化，肉質肥嫩，白淨滾圓，口感甜脆，可見蓮藕實乃果蔬中的佳品。

藕可以生食或加調味品涼拌，其味鮮嫩爽口；或切成絲與青椒、肉等炒煮，其味鮮美可口；亦可切成塊狀與豬小排骨煮湯食用，可謂美味佳餚。

- **秋天養生喝青茶**

深秋時節，金風蕭瑟，花木凋落，氣候乾燥，常常使人唇乾舌燥，嘴唇乾裂。這時若能根據自己的體質、愛好，適當飲用一些去燥、生津的茶品，就能達到養生保健、陶冶性情、賞心悅意、延年益壽的目的，可以使自己健康安樂的度過秋天的最後一個節氣。

喝茶，是許多華人的習慣。很多人都將茶奉為養生之水，宋代著名詩人歐陽脩就曾在《茶歌》中讚頌：「論功可以療百疾，輕身久服勝胡麻。」在臺灣，一日不可無茶，一餐不可無茶者大有人在。科學研究證明，茶中含有咖啡鹼、多酚類化合物、維他命、礦物質等物質，的確具有一定的養生功效。唐代《本草拾遺》中描述茶的功效時有「久食令人瘦」。茶湯中含有芳香族化合物，它們能夠溶解油脂，幫助消化肉類和油類等食物。因此，在乾燥的秋天飽食油膩食物後，不妨飲茶一杯。

深秋時節，適宜飲用青茶。青茶，又稱烏龍茶，屬半發酵茶，介於綠茶和紅茶之間。青茶色澤青褐，沖泡後可看到葉片中間呈青色，葉緣呈紅色，素有「青葉鑲邊」的美稱，既有綠茶的清香和天然花香，又有紅茶醇厚的滋味，不寒不熱，溫熱適中，有潤膚、潤喉、生津、清除體內積熱的作用，可讓機體輕鬆適應自然環境的變化。

霜降養生之起居宜忌

- **正確洗頭以防頭皮屑**

頭皮的細胞也如皮膚一樣有一定的新陳代謝過程。在基底層細胞增殖後，逐漸成熟往外推出，最後成為無生命的角質層的角質層脫落。陽光可以抑制皮屑芽孢菌的生長，秋天開始陽光減弱，日照時間減少，頭皮細胞新陳代謝加快，因此頭皮屑會相應增多。在乾燥的秋天裡，可以試用下列幾種洗頭方法來減少頭皮屑的產生。

1、洗頭不宜太勤，此節氣最好不要天天洗頭。

2、用溫水洗頭。水過熱會刺激頭皮油脂分泌，令頭油更多；水溫過凍令毛孔收縮，髮內的汙垢不能清洗掉，應用約 20°C溫水即可。

3、洗頭時不宜使用鹼性過強的肥皂，因為鹼性肥皂會刺激頭皮上皮細胞角化，產生頭皮屑。可以使用硫磺藥皂或洗髮精洗頭。

4、勿將洗髮精直接倒在頭上。因未起泡的洗髮精會對頭皮造成刺激，形成或加劇頭皮屑出現，故應倒在手中搓起泡再搽在頭髮上。

5、勿用指甲抓頭。應用指腹輕輕按摩頭皮，不但可增加血液循環，還可減少頭皮屑形成。

- **心血管患者起居五注意**

秋季，特別是霜降之後，天氣由涼轉寒，氣溫、氣壓變化劇烈，人體受冷空氣刺激後，常常導致交感神經異常興奮，全身毛細血管痙攣性收縮，血液循環的外周阻力加大，皮膚和皮下組織血管收縮，心臟血管負擔加大，導致血壓增高，極易導致心血管疾病如心絞痛或心肌梗死的產生。

心腦血管病的高危族群，或是有病史的患者，在起居方面，要從寒露節氣開始注意以下幾方面：

1、注意防寒保暖

在氣溫下降時，要及時增添衣服，衣褲既要保暖、性能好，又要柔軟寬鬆，不宜穿得過緊，以利血液流暢。

2、合理調節飲食起居

應當多吃一些熱量高和營養豐富的食物，少吃油膩食物，禁忌菸酒。過度肥胖會使心臟負荷加重，因此，控制體重很必要。應該限制總熱量的攝取，並多吃富含纖維素的食物，保持大便通暢、防止便祕。

3、進行適當的禦寒鍛鍊，如平時堅持用冷水洗臉等，提高機體對寒冷的適應性和耐寒能力。

4、清晨去廁所時，應改蹲式為坐式，大便時間不能太長，適當控制時間。

5、隨時觀察和注意病情變化，定期去醫院檢查，服用必要的藥物，控制病情的發展，防患於未然。

- **秋季病期房事宜忌**

秋季是舊疾好復發的季節，患病的夫婦，在患病期間和病後康復期間應慎房事，以免耗損正氣，使身體更加虛弱，疾病加重或影響病後的康復。因為男女合房而致病情加劇甚至危及生命的事實並非罕見。

古說：「欲修長年，必先遠色，捌病者乎！病既因虛致邪，務宜堅城卻寇。」為了保證夫妻身體健康，下列情況應絕對禁止房事：一是性病。夫妻一方患性病時，如梅毒、淋病、軟性下疳、腹股溝肉芽腫等，必須待治癒後才能行房，否則會把性病傳染給對方。二是肺結核活動期。有些肺結核患者性慾強，衝動，易傳染給對方，宜夫妻分床，便於早日恢復。三是急性傳染性肝炎。四是女方患滴蟲性陰道炎或真菌性陰道炎應積極治療，待治癒後再恢復行房。五是腎炎、心臟病患者治療後應節制房事，以免復發或使病情加重。

疾病初癒的恢復階段節慾保精，這是因為腎精是人體生命的基礎，病後精虛氣弱，元氣大傷，極需靜心休養，若此時行房耗精，病遂乘機復發。唐代孫思邈在《千金方》中曰：「新瘥後當靜臥……餘勞尚可，女勞則死。」即是說在得病剛好轉後宜靜臥，如若立即房事，則會傷身體。

霜降養生之防病抗病

- **老人防治便祕有良方**

秋天氣候比較乾燥，空氣中溼度減少，人體內容易鬱積一些燥熱，引起大便乾燥，而且霜降時節，氣溫變低，人們為補充能量，食慾漸增，許多家庭天天有葷腥，餐餐大油膩，這些食物代謝後產生的酸性有毒物質，需及時排出，而生活節奏的加快，又使不少人排便無規律，從而排便不暢，特別是一些老年人，由於體質虛弱，常患便祕。

老年性便祕不僅會延長排便時間，還會因排便用力導致心臟負擔加重和血壓升高，甚至誘發腦中風。

為保持大便通暢，可以採用以下一些方法：

1、養成定時大便的習慣。力爭改變自己的不良習慣，如發現腸蠕動和排便感，就應去廁所。不要因故控制排便。最好是早餐後排便，如能早餐後堅持去廁所，經一段時間即可養成早餐後定時排便的好習慣。

2、合理調理飲食，正確安排飲食結構，以保證每日飲食有足夠量以刺激腸蠕動。應常吃地瓜、菠菜、竹筍、芹菜、大白菜等富含粗纖維的食物，促進腸道的蠕動。此外每天早晨可空腹喝一杯淡鹽開水，以清理腸胃，有助於排毒。

3、必要時可在醫生指導下服用一些藥物，如潤腸丸、果導片等藥物，但不可過度依賴藥物。

4、保持豁達樂觀的情緒，避免憂鬱的精神狀態，同時要多做一些有益於健康的運動。因為運動可增加腹肌張力和增強胃、腸道蠕動，改善排便動力不足。早晨散步、慢跑、深呼吸、活動腰肢等，都能有效促進消化和排便。

- **霜降防患老寒腿**

霜降之後，由於天氣變得一天比一天寒冷，老年人極容易患上「老寒腿」的毛病。「老寒腿」也就是膝關節骨性關節炎。

人的膝關節是個活動範圍很大的負重關節，幾乎承受著全身的重量。人到老年以後，膝關節由於長年的磨損，是最容易老化的。老化後的膝關節往往容易發生骨性關節炎，造成行動不便。膝關節引起的骨性關節炎，主要是關節軟骨由於某些原因而發生退行性病變。隨之而發生關節及周圍韌帶鬆弛失穩，關節滑膜萎縮或增生，分泌的滑液減少或增加，引起關節腫脹、疼痛等。有時骨關節面下骨質疏鬆，或有小的囊性變化，這種變化會使軟骨深層營養中斷，使骨關節炎發生或加重。膝關節骨性關節炎的發生與氣候關係密切。

因此，老人到了秋季應特別當心，注意膝關節的保健。首先應注意膝關節的保暖防寒；其次要進行合理的體育鍛鍊，如打太極拳、慢跑、做各種體操等。活動量以身體舒服、微有汗出為度，貴在持之以恆。有些人經常以半蹲姿勢，做膝關節前後左右搖晃動作，以進行鍛鍊。因半蹲時髕面壓力最大，搖晃則更會加重磨損，致使膝關節骨性關節炎發生，所以，這種鍛鍊方式是不適合老年人的。

- **拒絕秋膘防肥胖**

肥胖既有礙人的形體美，還會帶來高血壓、冠心病、腦動脈硬化等「文明病」，是人類健康的大敵。人的肥胖會隨著季節的變化而有所改變，有關專家指出，秋季是容易發胖的季節，肥胖者更應注意減肥。

到了秋天，天氣轉涼，人們的味覺增強，食慾大振，飲食會不知不覺的過量，使熱量的攝取大大增加。再加上氣候宜人，使人睡眠充足，汗液減少。另外，為迎接寒冷冬季的到來，人體內還會積極儲存禦寒的脂肪，因此，身體攝取的熱量多於散發的熱量。在秋季，人們稍不小心，體重就會增加，這對於本身就肥胖的人來說更是一種威脅，所以，肥胖者秋季更應注意減肥。

首先，應注意飲食的調節，多吃一些低熱量的減肥食品，如紅豆、蘿蔔、竹筍、薏仁、海帶、蘑菇等。其次，在秋季還應注意提高熱量的消耗，有計畫的增加活動。秋高氣爽，正是外出旅遊的大好時節，既可遊山玩水，使心情舒暢，又能增加活動量，達到減肥的目的。

霜降養生之精神調養

- **天涼莫悲秋**

秋風秋雨，草枯葉落、花木凋零。根據中醫學「天人相應」的理論，肺屬金，與秋氣相應，肺主氣、司呼吸，在志為憂。在多事之秋，人們常常面對秋景心生感慨，情不自禁的生出悲秋的情緒。所以中國自古就有「秋風秋雨愁煞人」的說法。

現代醫學研究也證明，悲秋有其內在科學的解釋：在人體大腦底部，有一種叫「松果體」的腺體，它能夠分泌「褪黑激素」。這種激素能促進睡眠，但分泌過盛也容易使人憂鬱，氣溫的變化對其分泌會產生間接影響，尤其是在立秋這樣冷熱交替的換季時節。秋涼後，秋風秋雨天氣多，陽光少而暗淡，松果體分泌的「褪黑激素」相對增多，抑制甲狀腺素、腎上腺素等激素的分泌。甲狀腺素和腎上腺素是喚起細胞工作的激素，它們相對減少時，會使細胞「癱瘓懶散」，因此，人們就變得情緒低沉、多愁善感了，也就是我們說的悲秋。

悲秋會讓人情緒低落，注意力難以集中，甚至還會出現心慌、多夢、失眠等一系列症狀。

宋代養生家陳直說：「秋時淒風慘雨，老人多動傷感，若顏色不樂，便須多方誘說，使役其心神，則忘其秋思。」不用說，人人都知道「悲」是不利於健康的，怎樣才能不悲秋呢？《黃帝內經·素問》這部醫學寶典運用陰陽五行學說，闡述了各種情緒之間的相剋關係，如「悲勝怒」、「恐勝喜」、「怒勝思」、「喜勝憂」、「思勝恐」，對調控情緒做了很價值的探索。為了克服悲秋心理，我們可以嘗試以下幾種方法：

1、多運動

運動能使人體產生一系列的化學變化和心理變化，立秋後較適宜的運動項目有慢跑、戶外散步、跳舞、游泳等。

2、外出遊玩

情緒低落時，出去走走，看看青山綠水，融入到大自然中去感受豐收的喜悅，這樣就可對抗悲秋情緒的感染。

3、改善營養

維他命 B 有助於調節情緒，含維他命 B 的食品有全麥麵包、蔬菜、雞蛋等。

4、向人傾訴

當心情煩悶時，多與人接觸，找知心的朋友聊一聊心裡話，可以有效減少憂鬱。

- **形神需合養**

秋季陽氣漸收，陰氣漸長，是陽消陰長的過渡階段。秋季養生應把整個身心與自然融為一體，在注重身體調養的同時，不忘精神的調養。歷代中醫養生家多注重養精、益氣、治神。在中醫養生學中，精、氣、神謂之為人身「三寶」。古人又將精氣神三者的關係，歸為形神二者的關係。「形」，是指人的整個形體結構而言，包括五臟六腑、經絡、四肢百骸等到組織結構和精氣津血等基本物質。神為形主，神是機體生命活動和思想意識的展現。中醫學將神作為人體一切生命活動的最高主宰。但是無形則神無以為生，形健則神旺，所以中醫養生家認為，形神需合養。

形神合養是中醫養生學推崇的一種最高養生方法。《內經》明確提出了「形與神俱」的形神共養的觀點，如《素問·上古天真論》說：「故能形與神俱，而盡終其天年，度百歲乃去」；並提出了外避邪氣以養形，內養真氣以充神的形神合養的方法。

中醫養生源遠流長，養生方法多種多樣，但歸納起來，實際上不外乎「養神」與「養形」兩種，即所謂「守神全形」和「保形全神」。無論是「全神」，還是「全形」，都是透過形神合養，使神旺形安，達到盡終天年的目的。

- **養花種草調養情志**

秋氣肅殺，面對秋天的淒風苦雨，在精神調養方面，必須盡量使心氣平和，以使肺氣清靜。秋季養生首先要培養樂觀情緒，主動增加生活情趣，秋天調養情志的一個好方法就是養花種草。

1、養花種草使人心情開朗

養花種草需要進行鋤草、滅蟲、防病、澆水、施肥等工作，而且當狂風大作、暴雨來臨之前，要將一些花草移人室內，避免風雨襲擊；雨過天青，又把花草送到室外。這些來來回回、周而復始的工作在助人活動筋骨的同時，也充實了人們的生活。經過辛勤工作，等到花開之時，便會讓人心情格外開朗，有效緩解秋愁之苦。

2、養花種草可以移情

花草動人，能給人以美的享受；花草移情，能使人託物言志、以花寄情。人與花草情感相通，花草與人一脈含情。觀賞香草，使人知賢哲之高潔；有竹相伴，似覺世上無有俗人。秋天，菊花一簇簇、一叢叢開得分外妖嬈，霜後花更嬌，枝枝傲放，不禁讓人感到生命的堅強；秋天，烏桕與楓葉漫山紅遍，千樹萬樹爭奇豔，讓人感到生命的旺季，烈烈如火，不能不讓人為之動情。

3、養花種草點綴生活

花草的美除了可以讓人移情寄情外，還可以裝點生活。富麗堂皇的居室，有幾盆花草點綴其間，可以增加雅趣；寒舍陋室，放幾盆花草，也足以顯出不俗。在房前屋後、庭院樓台，均擺上各色各樣的花草，在隔擋塵埃、調節氣溫和溼度的同時，也為生活增添一份溫馨。

霜降養生之運動休閒

- **正確步行強身健體**

秋風蕭瑟，陰寒日生，霜降時節。自然界陽氣日衰，人體的代謝機能由盛轉衰，開始進入低潮。特別是老年人，由於生理功能也處於逐年減退的狀態，因此他們的血液系統和肺的功能在秋天會明顯降低。醫學觀察證明，老年人每日步行鍛鍊能有效促進血液循環，提高吸氧能力，對改善肺功能和防治血管疾病很有幫助。因此，如果老年人能夠掌握正確的步行鍛鍊方法，那麼對強身健體、延年益壽將大有裨益。

1、短距離散步

人們都知道，對血壓不穩定的人來說，長距離和持續的散步具有更好的降壓效果。但是一項最新研究發現，短距離散步比長距離散步具有更佳的降血壓功效。處於高血壓前期的人，每天進行 1 次 40 分鐘散步，降壓效果能持續 7 小時，而每天進行 4 次 10 分鐘短距離散步，降壓效果卻能持續 11 個小時。

2、變速行走

據研究發現，行走時不斷變換速度，可以促進腹部肌肉有規律的收縮，能夠有效鍛鍊腹肌的伸展力；同時，變速行走比勻速行走更有助於增加肺的通氣量，使肺功能得到加強。

在步行時，可先採用中速或快速走 30 秒至 1 分鐘，後緩步走 2 分鐘，快慢交替進行。行走時盡量挺直胸部，配合呼吸鍛鍊，一般可採用走四步一吸氣，走 6 步一呼氣。一般來說，每日步行路程以 1～2 公里為宜，具體情況可據自己身體狀況來定。

- **室內健身有良方**

深秋的早晨，天氣寒涼，剛剛睡醒時，機體會處於一種疲勞狀態。這時不要匆匆忙忙出門晨練，而應先做一些輕負荷的室內運動，以助於活絡提神，活動關節。同時，當遇到颳風下雨，或不適宜外出的天氣，也可以在室內做一些健身活動。這裡為大家介紹兩種簡單易行的室內健身方法。

1、俯臥拱身法

在地板上俯臥，用手肘撐在地板上，臀部慢慢高起，屈起雙腿、膝，呈「貓聳」狀，再伸直，並配合呼吸（屈吸、伸吸）。然後再俯撐在地板上，胸、腹向上拱起，腳趾踮著地面，用力蹬起，狀似「拱橋」，深吸氣。再伸直，呼氣，重複 8 ～ 10 次。這種運動能夠鍛鍊腰背肌的伸展力和柔韌性，以及提高呼吸系統的機能。

2、仰臥顫抖法

運動前，先喝一杯冷開水，然後仰臥在地板上，雙手、雙腳自然平放。靜止 1 分鐘之後，雙手緩緩向上舉起，雙腳豎起，四肢與身體盡可能成 90 度角。然後四肢同時輕輕抖動，抖動 3 至 5 分鐘一歇。抖動次數可根據自身體能決定。這種運動可以促進血液循環，有助於醫治高血壓，並能有效緩解腰痠背痛。

- **霜降九月坐功**

進入霜降時節以後，氣溫下降，天氣轉冷，陽氣微而入地，萬物畢成。本法以「霜降」命名，正是順應這一時令特點而制定的氣功鍛鍊方法。霜降時節人體疾病多表現為足太陽膀胱經的病變。《靈樞經脈篇》說：「膀胱足太陽之脈……是動則病沖頭痛，目似脫，項如拔，脊痛，腰似折，髀不可以屈，膕如結，腨如裂，是為踝厥，是主筋所生病者，痔，瘧，狂，癲疾，頭囟項痛，目黃，淚出，鼽衄，項背腰尻膕腨皆痛，小趾不用。」勤練此功法，對於上述病症的治療能起到不錯的防治效果。

《遵生八箋》中對此功法的記載如下：「運主陽明五氣，時配足太陽膀胱寒水。坐功：每日丑、寅時，平坐，舒兩手，攀兩足，隨足間用力，縱而複收五七度，叩齒，吐納，咽液。治病：風溼痺人腰腳，髀不可曲，膕結痛，裂痛，項背腰尻陰股膝髀痛，臍反出，肌肉癟，下腫，便膿血，小腹脹痛，欲小便不得，臟毒，筋寒，腳氣，久痔，脫肛。」

此功法的具體動作為：每日凌晨3：00～早上7：00時，平坐，伸展雙手攀住雙足，隨著腳部的動作用力，將雙腿伸出去再收回來，如此做 3 ～ 5 次，然後叩齒 36 次，調息吐納，津液咽入丹田 9 次。對於扭痛、撕裂痛，肩背腰及至會陰及腿膝部疼痛，睪丸腫大、便血、小腹脹痛、尿瀦留、毒火攻心、畏寒抽搐、痔瘡、腳氣、脫肛等症能起到不錯的治療效果。

跟著節氣養生
夏天做空氣浴，秋天洗冷水澡……
顛覆想像的四季養生！零成本的自然保健法

- **楊力談霜降養生**

霜降為 24 節氣之一，此時天氣漸冷、開始降霜。人們在長期的生活中總結了氣候對生活的影響，以及人們在不同的季節又該如何使自身這一有機的整體適應自然界的變化，從而使人與自然界之間保持著一種動態平衡。

這種動態平衡從中醫養生學的角度看，一是指機體自身各部分間的正常生理功能的平衡；二是指機體功能與自然界物質交換過程中的相對平衡。協調平衡是中醫養生學的重要理論之一。中國古代的五行學認為，世界上的一切物質都由木、火、土、金、水這五種基本物質之間的運動變化而生成。在這五種物質之間存在著相生相剋的「生剋制化」關係，由此維持著自然界的生態平衡和人體生理的協調平衡。

霜降之時已經進入深秋之季，在五行中屬金，根據中醫養生學的觀點，應以平補為原則，此時飲食要多樣，飲食要適當，粗細要搭配，油脂要適量；甜食要少吃，食鹽要限量，三餐要合理，飲酒要節制

霜降節氣，是秋天的最後一個節氣，按中醫理論，此節氣為脾臟功能處於旺盛時期，由於脾胃功能過於旺盛，易導致胃病的發出。要防胃病需從生活作息上做起，一天三頓要定時定量，嚴格遵守。胃消化功能不好的人，要注意少量多餐，如果還沒到正餐時間，可以補充一些食物，但不宜過多。食物以軟、鬆為主。入睡前兩三個小時最好不要吃東西，否則容易影響入睡，如果覺得肚子空，可以多喝水。

秋季六節氣養生總結篇

從立秋到立冬為秋三月，中間經過處暑、白露、秋分、寒露、霜降等六個節氣，其中秋分為氣候轉變的分水嶺。秋天是萬物成熟、收穫的黃金時節，也是樹木落英，百花凋零的時節。秋天的六個節氣從養生角度來說是很關鍵的。此時自然界陽氣日衰，陰寒日生，雨水漸少，天氣乾燥，秋風瑟瑟，自然界一派肅殺之景象。「陽消陰長，熱去寒來。」人體的代謝機能均由盛轉衰，開始進入低潮。而秋天是由漫長酷熱轉冷冬的交替，正考驗身體機能。所以秋天養生，一方面要根據自然界陰氣漸旺的規律，順應自然界斂藏之勢，收藏陰氣，使精氣內聚，以滋養五臟、抗病延年；另一方面要冬季六節氣打好基礎，以維護人體的陰陽平衡。所以在秋季六節氣不要損傷陰精之氣，這也就是人們常說的「秋冬養陰」。

燥為秋季主氣，稱為「秋燥」，其氣清肅，其性乾燥。因為肺司呼吸、合皮毛，當天地之間燥邪彌漫，則肺先受害，表現為：口渴咽乾，音嘶便祕，皮膚乾燥，乾咳少痰或痰中帶血等症狀，嚴重影響人們的正常生活。因此秋季養生關鍵是要防燥護陰。

秋屬肺金，主收。酸味收斂補肺，辛味發散瀉肺。秋天宜收不宜散，所以，要盡可能少食蔥、薑等辛味之品，適當多食一些酸味甘潤的果蔬，以及多多補充水分。

秋季的起居亦應隨陽氣的收斂重新調整。秋令氣溫多變，即使在同一地區也會出現「一天有四季，十里不同天」的情況。因而，應多備幾件秋裝，如夾克外套、春秋衫、絨衣、薄毛衣等，並酌情增減。

秋季六節氣氣候漸轉清涼，日照減少，氣溫漸降，尤其深秋之時，落葉遍地，萬物凋零，秋風肅殺，加上綿綿的秋雨，容易造成人的情緒不穩定，心情煩躁不安，讓人陡生淒涼、垂暮之感。不良情緒的刺激可以影響人體的健康，所以要保持樂觀向上的正面情緒，「調神安神」，使人體上下氣機貫通。這樣可以改善肺的生理功能，減緩秋季肅殺之氣對人體的影響。因此，調暢情志對於秋季六節氣養生十分重要。

金秋時節天高氣爽，是運動鍛鍊的最佳時間。堅持適宜的體育鍛鍊，不僅可以調心養肺，提高內臟器官的功能，而且有利於增強各組織器官的免疫功能和身體對寒冷刺激的抵禦能力。秋天空氣品質較佳，不妨多接近自然、多運動，吸收天地精華。特別是老年人，趁著金秋，結伴去野外旅遊，登高遠眺，飽覽秋花爛漫、紅葉勝火等勝景，保持人老心不老的年輕心境，將所有憂鬱、惆悵都丟到一旁，擁有愉悅和諧的心情，煥發出青春少年般的無限活力。不過，秋季須防勞傷太過，以免陰氣外滿泄，所以鍛鍊時，運動不宜過於劇烈，以免出汗太多，致使津氣耗散。

立冬篇

每年的陽曆 11 月 7 日左右為立冬。立冬，是冬季的第一個節氣，也是 24 節氣中最重要的八個節氣之一，它清晰準確的標誌了由秋轉冬的過程。在農曆上習慣將這一天作為冬天的開始。在《月令七十二候集解》上說：「立開始也，冬終也，萬物收藏也。」也就是說冬是一年的終了，隨著這一節氣的到來，陽氣潛藏，陰氣盛極，草木凋零，蟄蟲伏藏，萬物活動趨向休止，以冬眠狀態，養精蓄銳，為來春生機勃發做準備。

立冬養生之飲食調理

- **立冬要補冬**

「立冬」代表著冬季的開始。「冬者，天地閉藏，水冰地坼」，立冬之後，陽氣潛藏，陰氣盛極，草木凋零，蟄蟲伏藏，萬物生長逐漸停止。中醫云：「萬物皆生於春，長於夏，收於秋，藏於冬，人亦應之。」為了適應氣候季節性變化，需要調整飲食，以增強體質以抵禦嚴寒。冬令進補是中國歷史悠久的民間習俗之一，有諺語云：「今年冬令進補，明年三春打虎。」冬天是一年四季中保養、積蓄的最佳時機，立冬之後，人體的消化吸收功能相對增強，適當進補不但能提高機體的抗病能力，還可以養精蓄銳，為來年春天乃至全年的健康打下基礎，因此，俗話說「三九補一冬，來年無病痛」。

立冬後進補的方法主要有兩種：一是食補，二是藥補。俗語說：「藥補不如食補」，食補在冬季調養中更為重要。寒冷的冬天，一般人可多吃栗子、糯米、韭菜、羊肉、牛肉、鰱魚等禦寒力強的甘溫食物。也可以食藥結合，把花旗參、高麗参或是黨參、川七等切成片，包在雞、鴨肚之中縫好合燉，這對正處於骨骼生長期的小孩特別有益。但需要大家注意的一點是，補冬也需使腸胃有個適應過程。進補時，最好先做引補，一般來說，可先選用燉牛肉紅棗、花生仁加紅糖，亦可煮些生薑大棗牛肉湯來吃，以調整脾胃功能。

- **維他命 C 不可缺**

立冬以後，又開始進入蔬菜的淡季，蔬菜的數量既少，品種也較單調。因此，往往一個冬季過後，人體會出現維他命不足、缺乏維他命C的狀況。維他命 C 是一種活性很強的物質，影響機體的重量氧化還原過程，是機體代謝不可缺少的一種物質。冬季維他命 C 平均值低下，會導致人發生口腔潰瘍、牙根腫痛、出血、大便祕結等症狀，甚至會誘發疾病而致人死亡。研究證明，維他命 C 營養價值高，使人體增強對低溫環境的耐受力，加快適應過程，富含維他命 C 的飲食還有助於防止心肌梗死、中風等疾病的發生。據統計，讓患者每日額外服用 60 毫克維他命 C，可使其血中的纖維蛋白原濃度降低，使心肌缺血的危險性減少 10%。

因此，立冬之後應增加多維他命 C 的攝取量，食用諸如柑橘、柿子、油菜、豆芽菜等含維他命 C 豐富的水果及蔬菜。冬天綠葉菜相對減少，可適當吃些薯類，如甘薯、馬鈴薯等，它們均富含維他命 C。而且多吃薯類，不僅可補充維他命，還有清內熱、去瘟毒作用。此外，在冬季也可口服維他命 C 片劑以補充人體維他命C的需求。

- **混合飲食更長壽**

立冬以後氣溫開始明顯下降，人們身體的代謝率降低，皮膚血管收縮，散熱較少，身體的抵抗力也會隨之下降。為了禦風防寒，人們有偏嗜高蛋白、高脂和高糖的食物，不吃或少吃粗糧、蔬菜、瓜果的傾向。而且，隨著人們日常生活水準不斷提高，有些人就一味追求「食不厭精、膾不厭細」，以為只有吃雞鴨魚肉、山珍海味，或者只吃精緻澱粉才能攝取足夠的營養。其實這是一個思想的誤區，飽食精、葷，結構單一的膳食習慣，不但會使人因發胖誘發動脈硬化、高血壓、冠心病等，還會使人容易患缺鐵性貧血、維他命缺乏症、便祕、口角炎、牙齦出血等症。

中國古代醫著很早就提出了「五穀為養，五果為助，五畜為益，五菜為充」的雜食思想。所謂「雜食」，就是粗糧、細糧混雜吃，葷菜、素菜搭配吃。

南朝醫學陶弘景在《養性延命錄》中總結了前人在養生實踐中的得失，寫出了「田夫壽、膏粱夭」的警世之語。這就是在告訴人們，在飲食調理上，不要一味追求肥肉精糧，而應提倡雜食，即混合飲食，反對偏食，注意糧豆、米麵混食，並適當輔以包括肥肉在內的各種動物性食品。只有食物多樣化、精粗搭配、葷素兼吃的「雜食」，才是延年益壽的真正良方。

立冬養生之起居宜忌

- **注意保持居室的溼度**

冬天，人們最關心的就是家裡的溫度夠不夠，而往往忽略了室內的溼度狀況。有些人家在立冬之後，室內開始安置電暖爐或暖氣了。但是，在寒冷的冬季，待在溫度太高的房間裡並不舒服。長時間生活在使用取暖器的環境中，往往會使人出現乾燥上火和易患呼吸系統疾病的現象。科學研究證明，人生活在相對溼度為 40% ～ 60% RH，溼度指數為 50 ～ 60 的環境中最感舒適，而冬季供暖期的室內溼度通常僅為 15% RH。

冬天，使用取暖器使環境中相對溼度大大下降，使得原本就乾燥的空氣更為乾燥。在乾燥的環境中，人的呼吸系統的抵抗力降低，容易誘發或者加重呼吸系統的疾病。空氣過於乾燥還會使得表皮細胞脫水、皮脂腺分泌減少，導致皮膚粗糙起皺甚至開裂。此外，空氣乾燥時，流感病毒和能引發感染的革蘭氏陽性菌的繁殖速度會加快，更容易隨著空氣中的灰塵擴散，從而引發疾病。

因此，冬季保持居室內的溼度是保證身體健康的關鍵。使用取暖器的家庭應注意用空氣加溼器保持居室的溼度，或經常在地面灑水，經常用溼拖把拖地。另外，也可以在取暖器的周圍放盆水，以增加溼度。

- **老年人過冬要暖背**

立冬之後會出現天氣劇變，氣溫聚降的寒潮天氣。在這樣寒氣襲人的天氣裡，人的背部容易受寒。科學研究證明，人體背部有許多穴位是內外環境的通道，寒冷的刺激可透過這些穴位，影響肌肉和內臟的功能，使人致病。寒冷的冬天，人們對氣候環境非常敏感，而老年人因臟器老化，功能減退，陽氣衰弱，正氣不足，對寒冷的刺激更為敏感。因此，老年人在立冬之後，一定要注意背部保暖。其實，早在魏晉時代，著名醫學家葛洪就在《抱朴子》中提出了「背宜常暖」的主張。在冬季，為了保持背部的溫暖，老年人除了穿一般的棉襖外，最好再穿一件緊身的棉背心或皮背心。

此外，老人背部保暖，不僅限於背部不著涼，還應包括更為主動的「刺激」背部經絡，以利於氣血運行和血脈流暢，從而達到強身健體的目的。比如經常擦背、捶背等。

擦背是指用手指及掌在背部正中及脊柱兩側反覆上下揉擦，使皮膚發熱，以促進血液循環。但擦背時不可用力過猛，以免損傷皮膚。

捶背是指手半握成拳狀，用掌根、掌側均勻、緩和、有節奏的拍打或叩擊背部，捶擊次數以身體感到舒適為度。

由於老人筋骨硬化，行動不便，因此老年人在做背部保健活動時，可請家人或外人協助進行。

- **清心寡欲，養藏護身**

人與天地相參，與日月相應，一年四季的季節變化，不僅影響自然界的生物，也會影響人的起居生活。「寒為陰邪，常傷陽氣。」中醫認為，人體如果沒有陽氣，將失去新陳代謝的活力。而冬天陰盛陽衰，因此，立冬後的性生活應以「養藏」為主。

中國古代性學對四時季節和性生活的關係做過許多研究。男子以精為主，女子以血為用。唐代醫學家孫思邈說：「男子貴在清心寡欲以養其精，女子應平心定志以養其血。」這也說明了冬天清心寡欲養、節慾保精具有養血固精的重要作用。《養生集要》中說：「春天三日一施精，夏及秋當一月再施精，冬當閉精勿施。夫天道冬藏其陽，人能法之，故得長生。」《遵生八箋》中也指出：「冬三月六氣十八候，皆正養藏之令，人當閉精塞神，以厚斂藏。」古人甚至還主張房事應「春一夏二秋一冬無」，這些都充分說明了冬天節制房事、固護陰精以應冬令的重要性。

立冬養生之防病抗病

- **冬天睡前泡泡腳**

醫學典籍記載：「人之有腳，猶似樹之有根，樹枯根先竭，人老腳先衰。」因而早在幾千年前，人們就很重視對雙足的鍛鍊和保養，並運用泡腳的方式來防病治病。民間有一種說法，叫「春天洗腳，升陽固脫；夏天洗腳，溼邪乃除；秋天洗腳，肺腑潤育；冬天燙腳，丹田暖和」。立冬時節睡覺前，先用溫水泡洗雙腳，不僅能祛汙垢、禦寒保暖，還對強身健體，防病治病具有良好的功效。

中醫學認為，人體五臟六腑在腳上都有相應的穴位。腳部是足三陰經的起始點，又是足三陽經的終止點，僅僅踝關節以下的穴位就多達60個。如果經常用溫水洗腳，能刺激足部穴位，加速血液循環，調整臟腑，舒筋活絡，從而達到強身健體、祛病除邪的目的。俗話說「熱水洗腳，勝吃補藥」也就來源於此。

此外，在泡腳的同時還可以對腳進行按摩。泡腳時不斷用手按摩湧泉穴（位於足掌心，卷足時足前部凹陷處）及太溪穴（內踝高點與跟腱之間凹陷處），對降低血壓和人們的日常保健都大有裨益。

- **冠心患者當心寒冷侵襲**

立冬之後，天氣日漸寒冷，冠心病患者必須警惕寒冷的侵襲。由於「冷鋒過境」，容易誘發心肌缺血、缺氧而導致心絞痛甚至心肌梗塞等病症，因此，對於冠心病患者來說，防寒保暖立冬後的第一要務。

立冬後，冠心病患者一定要適時增添衣服，衣服鞋帽等要求柔軟而保暖，切不可為了美觀而薄衣禦寒。同時，冬天換衣、洗澡時也應注意避免室內的溫度過低。

立冬後，除了適時添加衣褲保暖外，對於冠心病患者來說，手部保暖同樣不可忽視。因為即使衣褲穿得很暖和，但如果手部受到寒冷刺激，仍可能引起血管收縮及心跳過慢，使血壓、心率等發生變化。因此冠心病患者在寒冷的天氣外出時，應戴上手套。在選用手套時，建議盡量選擇輕軟的皮毛、棉絨、絨線手套，同時手套大、小一定要適宜，以免太大達不到保暖效果，或太小使手部血液循環受阻，反而引起不適。

此外，為了保暖，冠心病患者還應避免用冷水洗臉，以免因冷水的突然刺激而誘發心絞痛；在洗衣、洗菜時，應盡量用溫水，而不要把手長時間泡在冷水裡。

- **立冬進行日光浴**

傳統中醫學十分重視陽光對人體健康的作用，認為常晒太陽能助發人體的陽氣，特別是在冬季，由於大自然處於「陰盛陽衰」狀態，人應順應自然，增補陽氣，所以，冬天應常晒太陽，多進行日光浴，以達到壯人陽氣、調和陰陽、溫通經脈的作用。曹慈山《老老恆言》裡說：「背日光而坐，列子謂『負日之暄』也，脊梁得有微暖，能使遍體和暢。日為太陽之精，其光壯人陽氣。」

現代醫學研究發現，陽光中的紫外線能促進黑色素生長，使皮膚角質層增厚，阻礙病毒、細菌等有害物質侵入皮膚。直射的紫外線能直接殺死細菌和病毒，散射的紫外線能削弱病毒和細菌活動，抑制其生長繁殖。而且陽光中的紫外線還能使人體皮膚中的 7- 脫氫膽固醇轉變成維他命 D，因此，日光浴也是預防和治療佝僂病的好方法。另外，陽光中的可見光部分還可增強情緒活動，提高人的情緒。

當然，立冬時節進行日光浴時，也不可過度曝晒，以免紫外線輻射過度引起人體皮膚衰老，甚至引發皮膚癌。每天晒太陽的時間，一般以 30 ～ 60 分鐘為宜。同時，在進行日光浴時，還須注意保護頭和眼睛，以免由於過度曝晒引起頭暈目眩，倦怠乏力。

立冬養生之精神調養

- **冬天要學會遺忘**

進入冬天，萬物閉藏，根據「天人相應」的養生原則，人的神氣也應內藏。冬天，在精神調養方面講究靜神少慮。要想靜神少慮，就要學會遺忘，遺忘使人豁達，遺忘使心靜，遺忘使人長壽。

1、忘掉憂愁

一個人沉浸在憂愁之中不能自拔，時間過長就會損害人的身心健康。現代醫學認為憂慮是憂鬱症的主要根源，總是多愁善感，就會導致多種疾病纏身，甚至讓病魔奪去生命。忘掉憂愁，則能讓人心平氣和，延年益壽。

2、忘掉憤怒

七情傷人，尤以憤怒為甚。人一旦急躁發怒，就會氣血堵塞，血壓升高，心跳加快，從而引發各種心血管疾病。因此，一旦遇到使引起發怒的事時，應及時轉移自己的注意力，或從另一個角度想想事情的好處。

3、忘掉名利

名利是很多人一生都在追逐的，但是追名逐利，往往使人身心疲憊，苦不堪言。名利生不帶來，死不帶去，再多的輝煌、再高的榮譽，隨著歲月的流逝，都將成為歷史。因此，不必為了終將失去的東西而傷心傷神。忘掉名利，知足常樂，就能健康長壽。

- **冬天養神諸法**

「精神內守，病安從來」神是一切生命活動的主宰，是生命存亡的根本，所謂「得神者昌，失神者亡」。人的神志隨四季節氣而變。養神需按照季節的特點來調節精神情感。春季活潑，夏令暢達，秋天恬靜，入冬則藏而不泄。神氣易動而難靜。冬天養神的關鍵在於靜心。《素問·生氣通天論》指出：「清靜則肉腠閉拒，雖有大風苛毒，弗之能害。」說明了靜心養神可以使正氣充聚而不散亂，維持機體正常的生理功能，增強抗病能力，即使有很強的致病因素，也不易罹患疾病。

當然，靜心養神的思想並非是虛無縹渺的絕對的靜，也不是什麼事都不做，整日冥思苦想。靜心養神貴在安心處世，光明磊落，從容冷靜。

冬天靜心養神可以從以下幾個具體層面來做：

1、休眠養神

透過休眠使大腦處於休息狀態，同時使身體內各部位的神經、肌肉和器官無荷或少負荷，進而達到積蓄精力，強身健體。

2、忍氣養神

不無原則的爭執和較真，不計較雞毛蒜皮的是非，讓腦筋和心情放鬆下來。生活中適時節制感情和忍怒寬容是修養高雅的表現，也是重要的保健之道。

3、安心養神

雙目微闔，設想一種輕鬆舒心的意念，排除外界各種干擾，以使真氣順暢，精神守於內，疾病無從生。

- **天寒不適勿多疑**

立冬之後，天氣逐漸轉寒，老年人在寒冷的天氣裡容易出現身體的不適，或者引起舊病復發。一些老年人在感到身體某個部位不適或疼痛時，便認為自己生病了。但到醫院進行檢查和診斷時，又找不到軀體病變的任何依據，這時，就處於懷疑自己有病而又無法得到證實的困境中，產生焦躁、不安、緊張等情緒。在這種情況下，有些老人還容易把自己身上的不適與醫學科普等文章所述的種種疾病「對號入座」，自己給自己下結論：「我肯定得某某病了」，從而表現出高度的敏感、關切、緊張和恐懼的情緒。

懷疑使人心理負擔加重，心情長期憂鬱不歡，嚴重影響其正常的生活和心理健康。精神病學家透過試驗發現，人在多疑的日子裡，心跳加快、血壓升高，內分泌出現某種混亂，大腦電波有某種異位。醫學研究證明，疑慮過多的人易偏頭痛、高血壓，甚至心肌梗死。

要擺脫疑病傾向，最好辦法還在於自我心理調節。

1、正確看待身體不適，建立對醫生的信任感。一旦醫院檢查結果證明自己無軀體性疾病，就應該拋開自己已患病這一擔憂，投入到工作、學習中去，從而忘卻自己的煩惱和不安，將精神負擔降到最低點。

2、主動調節心理不適，做到正確評價自我，充分肯定自己的優勢，樹立自信心。

3、積極參加各處健身活動，增強體質，減少身體的不適。還可經常參加社交活動，透過這些活動將注意力放在他人和社會身上，以調節自己的心理狀態，減少對自己身體狀況的猜度。

立冬養生之運動休閒

- **堅持冬泳益處多**

如今，冬泳作為一項集空氣浴、日光浴、冷水浴為一體的運動已經成為了一種流行的健身方式。

不勝枚舉的事實也證明，冬泳的確具有明顯的強身健體，抗衰延壽的作用。堅持冬泳好處多多：

1、冬泳時，皮膚受冷水刺激，引起血管收縮反應，加速血流速度，促進血液循環，增強血管彈性，減少與衝刺沉積在血管壁上的脂肪顆粒和膽固醇，減少與推遲動脈硬化，預防血栓的形成和冠狀動脈梗塞。

2、冬泳使肌肉纖維增多變粗，肌力增強，從而提高動作的速度、耐力和靈敏性。

3、冬泳使呼吸加深，肺活量加大，同時使心肌收縮力增強，從而增強人體的心肺功能，促進身體各系統功能朝好的方面發展。

4、冬泳可以鍛鍊人的意志，提高神經內分泌系統的調節能力和人體免疫力。

可以說，全身各個組織、臟器的功能，都可以在冬泳中得到鍛鍊和改善。不過冬泳時也需講究科學。冬泳的目的是健身和娛樂，而不是挑戰極限。因此冬泳一定要循序漸進，因人而異，量力而行。冬泳者要根據自己的身體狀況和感受，嚴格掌握最佳效果的運動量，千萬不可攀比，更不要逞強。

- **運動之前要熱身**

立冬之後，氣候逐漸寒冷，人體各器官系統的保護性也逐漸減弱，肌肉、肌腱和韌帶的彈力和伸展性都有所降低，肌肉的黏滯性增強，關節組織活動的範圍減小、活動性降低，再加上冬季裡場地、器械等密度加大，對人體的衝擊力也加大。同時由於空氣溼度較小，易使人身體發僵，不易舒展。所以如果在運動之前不做熱身活動，就極易造成肌肉拉傷和關節扭傷。因此，在冬季進行健身鍛鍊時，不管是在室內運動還是在戶外活動，首先都要循序漸進，做好充分的熱身活動。比如說透過原地小跑步、徒手操等，讓體溫增加，使肌肉與肌腱處於一個備戰的狀態，最好能讓身體微微出汗，然後再投身到健身運動中，這樣就可以減少傷筋動骨的機會，而且運動的效果也會更好。

- **立冬十月坐功**

進入立冬時節以後，陰寒盛極，萬物閉藏。本法以「立冬」命名，正是順應了這一時令特點而制定的鍛鍊方法。在時為冬，在臟為腎。足少陰經起於足小趾下，斜行於足心，至內踝後。下入足跟，上沿小腿內側後緣，至膕內側，上股內側後緣入脊內，貫脊至腰，屬腎，絡膀胱。其分支從脊內分出，由會陰上經腹走胸。其直行者從腎上貫肝膈，入肺，沿喉嚨，挾舌根部。其主要病症有氣短喘促，咳嗽咳血，頭昏目眩，心如懸若飢，驚恐，口乾舌燥，咽乾腫痛，心胸煩悶，疼痛，腹瀉，下肢無力等。勤練此功法，對於上述病症的治療能起到不錯的防治效果。

《遵生八箋》中對此功法的記載如下：「運主陽明五氣。時配足厥陰肝風木。坐功：每日丑、寅時，正坐，一手按膝，一手挽肘，左右顧，兩手左右托三五度，吐納，叩齒，咽液。治病：胸脅積滯，虛勞邪毒。腰痛不可俯仰，嗌乾，面色灰暗沒有光采，胸滿，嘔逆，食滯，頭痛，耳聾，面頰腫，肝逆面青，目赤腫痛，兩脅下痛引小腹，四肢滿悶，眩暈，目瞳痛。」

此功法的具體動作為：每日凌晨 3：00 ～早上 7：00 時，正坐，左手按住膝蓋，右手搭在左肘上，上身左右扭轉回顧，接著兩手交換方位，各做 3 ～ 5 次，然後叩齒 36 次，調息吐納，津液咽入丹田 9 次。對於胸脅積滯，虛勞邪毒，腰痛不可俯仰，嗌乾，面塵脫色，胸滿，嘔逆，食滯，頭痛，耳聾，面頰腫，肝逆面青，目赤腫痛，兩脅下痛引小腹，四肢滿悶，眩暈，目瞳痛等疾病的治療有不錯的效果。

- **楊力談立冬養生**

立冬是24節氣的第19個節氣，《月令七十二候集解》說「立，建始也;冬，終也。萬物收藏也。」中國最早的醫學經典著作《素問·四季調神大論》中指出：冬天是天寒地凍，萬木凋零，生機潛伏閉藏的季節，人體的陽氣隨著自然界的轉化而潛藏於內。因此，冬季養生應順應自然界閉藏之規律，以斂陰護陽為根本。

中醫認為：「寒為陰邪，常傷陽氣。」人體陽氣好比天上的太陽，賜予自然界光明與溫暖，失去太陽，萬物將無法生存。同樣，人體如果沒有陽氣，將失去新陳代謝的活力。所以，立冬後的起居調養切記「養藏」兩個字，不要因擾動陽氣而破壞人體陰陽轉換的生理機能。正如「冬時天地氣閉，血氣伏藏，人不可作勞汗出，發洩陽氣。」因此，早睡晚起，日出而作，保證充足的睡眠，有利於陽氣潛藏，陰精蓄積。衣著忌諱過少過薄、室溫過低又容易感冒。但是反過來，衣著如果過多過厚，室溫過高卻又腠理開泄，陽氣不能得到保存，寒邪容易侵入。

飲食調養要遵循「秋冬養陰」、「無擾乎陽」、「虛者補之，寒者溫之」的古訓，隨四時氣候的變化而調節飲食。

在精神調養上要做到「使志若伏若匿，若有私意，若以有得」，力求其靜，控制情志活動，保持精神情緒的安寧，含而不露，避免煩擾，使體內陽氣得以潛藏。

跟著節氣養生

夏天做空氣浴，秋天洗冷水澡……

顛覆想像的四季養生！零成本的自然保健法

小雪篇

小雪，在每年的陽曆 11 月 22 日前後。小雪，望文生義，表示降雪開始的時間和程度。農曆言：「十月立冬小雪漲，斗指己，斯時天已積陰，寒未深而雪未大，故名小雪。」小雪，意思是剛開始降雪但還不到大雪紛飛的時候。雪是寒冷天氣的產物。小雪節氣，「荷盡已無擎雨蓋，菊殘猶有傲霜枝」，已呈初冬景象。

小雪養生之飲食調理

- **保證熱能過寒冬**

從小雪開始，天地閉塞而轉入嚴寒的冬，自然界陰盛陽衰，陰邪最易傷人元氣。當人體受到寒流的突然襲擊時，人體內便會產生「能源危機」。所謂「能源危機」，是指受寒冷氣溫的影響，人體的甲狀腺素、腎上腺素等分泌增加，從而促進和加速蛋白質、脂肪、碳水化合物三大類熱源營養素的分解，以增加機體的禦寒能力，這樣就造成人體熱量散失過多；而且冬季是人體「藏」的時候，需要在體內儲存一定的能量，為來年的「春生夏長」做好準備。從而冬季人體需要更多的熱能來維持基礎代謝等生理活動。因此，冬天合理調整飲食，保證人體熱能的供給，對提高人的耐寒能力和免疫功能，及使人安全、順利的過冬是十分必要的。

冬季飲食的營養特點就是增加熱量。要增加熱量，應提高醣類和脂肪的攝取量。所以，冬天的日常膳食，應當增加些「肥甘厚味」食品，如瘦肉、雞蛋、魚類、乳類、豆類及富含碳水化合物和脂肪的食物。這些食物所含的蛋白質，不僅便於人體消化吸收，而且富含必需胺基酸，營養價值較高，可增加人體的耐寒和抗病能力。不過不宜過多，以防發生高血脂症及肥胖病等。

- **氣陰不足吃鵝肉**

鵝肉性味甘平、鮮嫩鬆軟，清香不膩，有補陰益氣之功、暖胃生津之效，是中醫食療的好原料，冬季吃鵝肉符合中醫養生學「養陰」的原則。因此，在冬季，氣陰不足的人食補時可多食鵝肉。鵝肉脂肪含量低，不飽和脂肪酸含量高，蛋白質含量比鴨肉、雞肉、牛肉和豬肉都高，離胺酸含量比雞肉高出 30%，氣津不足，時常口渴、氣短、乏力、食慾不振者可經常食用，並以冬季食用為最佳。

事實上，鵝肉的作用還很多，自古以來民間就流傳著「喝鵝湯，吃鵝肉，一年四季不咳嗽」的諺語。除了人體肺的病變會引起咳嗽以外，五臟中的心肝脾腎功能失常也會產生咳嗽。《本草綱目》中指出：「鵝血利五臟，解五臟熱，止消渴」，所以常喝鵝湯、食鵝肉，可以防治咳嗽。用鵝肉燉蘿蔔還可大利肺氣、止咳化痰平喘，對於治療感冒和急慢性氣管炎均有良效。此外，常食鵝肉或喝鵝湯，對老年糖尿病患者還有控制病情發展和補充營養的作用。同時，對於長期在有鉛中毒危險的環境中工作的人，鵝肉還具有解毒的功效。

不過，鵝肉性偏涼，胃腸虛寒者食之容易引起泄瀉，因此，腸胃虛弱、內有虛寒及皮膚瘡毒者應忌食。

- **減鹹增苦滋養心氣**

小雪以後，自然界真正進入了萬物收藏，陽蟄陰浮的時節。此時，人體內的腎氣相對旺盛。而從中醫學五行理論來說，腎主鹹，心主苦，鹹勝苦，腎水剋心火，故《四時調養箋》中指出：「冬日腎水味鹹，恐水剋火，故宜養心。」這也就是說，冬季的飲食調養不宜過多食用鹹味食物，以免使本來就偏亢的腎水更亢，致使心陽的力量減弱。所以，冬天的飲食原則是減鹹增苦，抵禦腎水，滋養心氣，以保心腎相交，維持人體的陰陽平衡。

一般來說，苦味食物具有清熱和燥的功效，適用於熱症和溼症食用。如苦瓜。味苦性寒，佐餐可收到清熱明目，解毒瀉火之效；蓮子心，味甘而涼，有清泄之功，能清利頭目，除煩止渴。苦味食物還有苦杏仁、茶葉等，均可泄腎火、助心氣。另外大家要注意的是，雖然冬天食辛熱之品，以辛主苦，可使肺氣直達，固實腎氣，但燥熱之物不可多食，尤其是勿多食蔥和煎炸炒爆之物，以免使內伏的陽氣鬱而化熱。

小雪養生之起居宜忌

- **早臥晚起，必待日光**

冬季到來後，天氣逐漸寒冷，進入了「陽消陰長」的過渡階段，自然界的陽氣由疏泄趨向收斂、閉藏，起居作息也要順乎於自然，做出相應的調整。中醫古籍《黃帝內經》曰：「冬三月，早臥晚起，必待日光，此冬氣之應養藏之道也。」冬令宜適當早睡晚起，養陰藏神，使翌日工作精力充沛。早睡以養人體的陽氣，保持身體的溫熱；遲起以養陰氣，待日出而作，可躲避嚴寒，求其溫暖，使人體陰平陽祕。

特別是陽氣不足的人，當風起驟寒之時，尤應早臥晚起。

冬季早睡晚起可阻擋低溫和冷空氣對人體的侵襲，防止引發呼吸系統疾病，同時也可以避免因嚴寒刺激誘發的心腦血管疾病。有人對腦血栓等缺血性疾病發病時間進行過調查研究，發現這類疾病在冬季發生率較高，發病時間多在長時間睡眠的後期，而冬季適當早起，可減少或縮短小血栓形成的機會，這對於預防腦血栓發病有一定意義。冬季充足的睡眠還有利於人體的體力恢復和免疫功能的增強，有益於預防疾病。

當然，「晚起」是說冬夜較漫長，不必天沒亮就匆匆起床，並非宣導早上睡懶覺，睡眠時間過長與失眠、睡眠不足一樣，都有導致神疲、體倦、代謝率降低之弊。

- **冬夜老人不宜憋尿**

小雪前後，正因為天氣寒冷，許多老人晚上睡覺時有了「尿意」，卻因為怕冷而強忍著，等到天亮才去解手。殊不知，這種憋尿的習慣對老人的健康是十分不利的。

人體的膀胱黏膜原本對侵入的細菌有抵抗的作用，但長期的憋尿會使膀胱黏膜的抵抗力降低，細菌便伺機而動，且呈倍數的繁殖，在彼消我長的情況下，細菌的毒素便開始破壞膀胱黏膜的細胞及微血管，造成急性膀胱炎及尿血。大約三分之一的人在膀胱炎的急性期，會有尿液逆流的現象，帶菌的尿液流回腎臟，就有可能引發急性腎盂腎炎。反覆的腎盂發炎容易造成腎組織結疤，使腎功能逐漸喪失。

憋尿還會引起生理和心理上的緊張，使高血壓患者血壓升高，冠心病患者出現心絞痛和心律失常等。據國外研究資料顯示，排尿次數與膀胱癌的發生率密切相關。排尿次數越少，患膀胱癌的危險性越大，這是因為憋尿增加了尿中致癌物質對膀胱的作用時間。

另外，冬夜裡，老年人不妨在床前放一尿具，在床邊排尿，避免晚上去廁所排尿著涼或發生意外。

- **冬夜寒冷注意性保健**

冬季氣候寒冷，人體需要許多能量來禦寒，而性生活會消耗人較多的能量。在過性生活時，如果不懂得性生活的宜忌，確實容易影響身體健康。

中國傳統的《房事養生學》關於性生活健康的理論依據「天人相應」的思想，認為不同的季節，不同日期和時辰的性生活對夫妻健康的影響很大。金元名醫朱丹溪認為一年之中，4、5、6、10、11 月共 5 個月，宜「出居於外」，避免性交。其中，10 月和 11 月，火氣潛伏，閉藏休養，為第二年的升發萌動儲積動力，此時，人體的真陽之火也藏於腎中，接受腎精的滋養，此時不可患欲以耗精，以致真陽無根。

但是，由於現代人的生活條件比古人好得多，營養也更為豐富充足，身體也更為健康，因此，現代人的性需求要比古人強烈得多，性生活次數也更多。雖然有規律的性生活對人的健康有益，但是夫妻在冬季過性生活時也應注意保健。比如說，冬季氣候寒冷，夫妻過性生活時稍不注意，就會引起傷風感冒。一般症狀比較重，病程也較長，對身體有很長的危害，為生活、工作帶來不便。因此，冬季時夫妻過性生活，一定要注意保暖防寒，避免感冒。

小雪養生之防病抗病

- **防寒保暖預防凍瘡**

進入小雪後，天降初雪，氣溫進一步下降。在寒冷侵襲下，人體為了保持體溫，減少散熱，反射性的引起小動脈強烈收縮，造成組織缺血、缺氧、營養供應不足，細胞代謝紊亂，致使皮膚、皮下組織，直至神經和肌肉組織受到損害而形成凍傷。凍瘡就是冬季常見的一種凍傷。凍瘡好發於手指、手背、足趾、足跟、耳部、面頰等處，可於單側或雙側發生。初起損害為局部性紅斑或暗紅帶紫色腫塊，觸之冰涼，有癢感，受熱後癢感加劇。重者出現水皰，內含淡黃色或白色漿液，破潰後形成糜爛或潰瘍，自覺疼痛。

冬天，為了預防凍瘡，一定要注意對容易出現凍瘡的部位進行保暖。天冷外出時，臉部及手部暴露部位應塗一些油脂類防凍霜，患處需戴手套，鞋襪不能過緊，穿厚襪、棉鞋，必要時戴護針織帽或耳罩，衣服要乾燥。每晚睡覺前用熱水浸泡手腳，塗油脂類防凍霜並進行按摩。

此外，還可以透過飲食調養來預防凍瘡的發生。比如，平時多吃營養豐富的飲食，如雞蛋、牛奶等，以增強機體抵抗寒冷的能力。冬季怕冷者可多吃些熱性祛寒食品，如羊肉、鹿肉、胡椒、生薑、肉桂。

對於年年復發者，從夏季就對易患部位進行耐寒鍛鍊，入冬後加強防寒保暖，可減少其發作率。

- **謹防偏食患口角炎**

每逢冬季，有些人常出現口角糜爛現象，疼痛不已，甚至不能大聲說話。這就是口角炎。口角炎俗稱「爛嘴角」。初期，口角周圍發紅發癢，繼而出現皰疹、皸裂、表皮脫落，長時間後，表皮就會結痂。如果不重視的話，會引起舌炎、唇炎。小兒患口角炎，會影響其生長發育，產生不良後果。

口角炎主要是由於體內缺乏核黃素而引起的。冬季，如果新鮮蔬菜吃得過少，核黃素攝取量不足，加上寒冷刺激，口角處就容易發生白色糜爛和裂口，並伴有撕裂的疼痛和灼燒感。

要防治口角炎，就要保證核黃素的攝取量，故冬天應多吃含核黃素豐富的食物。如黃豆、紅豆、綠豆等豆製品，魚類等動物肝臟，番茄、菠菜、蘿蔔等蔬菜，蘋果、香蕉、梨等水果。

此外，還應注意調劑飲食，增加花色品種，避免偏食，做到粗細糧搭配，主副食結合，以增加營養的多種攝取管道，提高身體水準和抗病、免疫能力。

如果已經患上此病，切記不可用舌頭去舔，否則會加重病情。口角局部可用油脂或甘油塗抹，潰爛的局部塗些紫藥水，能促使局部結痂。嚴重者，可以請醫生開些抗生素類藥物。

- **冬天做好潤唇工作**

冬天，空氣溼度小、天氣乾燥，這時人的皮膚就會隨著乾冷的空氣慢慢流失水分，顯露出缺水跡象，敏感、粗糙、暗淡、異常脆弱。肌膚缺水，嘴唇也會乾裂。嘴唇乾裂不僅會產生疼痛感，而且還會影響美觀。所以，冬天一定在做好潤唇工作，以防止嘴唇起皮、乾裂。

首先，可以用灑水、蒸發水分或使用加溼器等方法，提高室內的空氣溼度，以保證皮膚能處於一個較為溼潤的環境，避免因過度乾燥引起嘴唇乾裂。

其次，由於嘴唇不能分泌油脂，所以，在寒冷乾燥的冬季，為減少水分流失，可以依靠潤唇膏「人工」滋潤雙唇。唇膏的選擇也大有學問，應選擇含滋潤、保溼、防晒功能的唇膏加以保護。

再次，應多多喝水以補充嘴唇水分不足的狀況，最好經常按摩嘴唇，以促進唇部血液循環。

特別要注意的是，嘴唇再乾，也不要舔，因為舔唇只會帶來短暫的溼潤，當這些唇部水分蒸發時，會帶走嘴唇內部更多的水分，致使唇黏膜發皺，因而乾燥得更厲害，嚴重者還會繼發感染、腫脹、造成更大的痛苦。口唇乾裂後也不要千方百計的想把翹皮撕掉，那樣只會使疼痛加劇。如果嘴唇乾裂、爆皮甚至流血，可先用熱毛巾將死皮軟化，然後用棉棒清理，並盡快塗上維他命 E 油，或搽上潤唇膏。

小雪養生之精神調

• 冬天情緒也需保溫

進入冬季後，隨著太陽直射位置的變化，一天的日照時間會相應變短。如果人體生物鐘一時間無法適應這種氣象的自然變化，就會導致生物節律紊亂和內分泌失調，從而使情緒與精神狀態紊亂。這種情緒和精神的紊亂，就是季節更換性憂鬱症，是一種情感障礙性疾病，主要表現為情緒低落、沮喪、壓抑，時常感覺精力不夠充沛，身體不舒坦，入夜無心睡眠，對外界沒有興趣，只想沉溺在自己的世界裡，嚴重者甚至有自殺傾向。因此，小雪後，隨著天氣的逐漸變冷，人們在做好身體保暖的同時，也不要忘了替情緒保暖，遠離憂鬱的侵擾。

冬季給情緒保溫，遠離憂鬱，首先要培養樂觀情緒，主動增加生活情趣，多培養自己的興趣愛好，從事自己所好的琴棋書畫、養鳥養魚、花卉盆景、寫作、垂釣等等，能使情緒得以調適，情感得以昇華。

其次要增加日光照射和戶外活動。多晒太陽，以抑制松果體分泌過多的褪黑激素，減少緩憂鬱的程度；多參加一些能振奮精神的戶外活動，以活躍自己的情緒和思維。

再次要注意加強營養，改善飲食結構，適當吃一些高熱量、有健腦作用的食品以及蔬菜水果，少吃碳水化合物食品，吃飯不宜過飽。按時作息，提高睡眠品質。

- **自我調節心法**

小雪時節，寒風蕭蕭，陰雪初飛，有些人的心情就和氣候一樣，開始憂鬱起來。因此，在小雪之後，人們應該注意自我調節情緒，適應晦暗，預防憂鬱。從養生的角度來看，學會自我整理心情，使負面思想及時得到轉化，使苦悶心情很快得到消除，使憂慮情緒適當得到宣洩，從而保持一種平和、坦然、愉悅的心態，這才是追求身心健康的良方，也是養生保健的祕訣。

一般來說，自我調節心情的方法有如下一些：

1、宣洩積鬱法

心理學家認為，宣洩是人的一種正常的心理和生理需求，也是養生保健的一個重要方法。當感到苦悶、煩躁、憂鬱時，千萬別憋在心裡，這是有損健康的。應該透過找人傾訴、參加活動、外出旅遊等方式宣洩出來，盡快走出心理危機。

2、隨遇而安法

心情不好，煩惱不斷，各種是是非非都會不期而至。轉變心情，以隨遇而安的心態去面對現實，從最壞處看，往最好處想，培養自己適應各種環境的能力，遇事總能滿足，煩惱就少，心理壓力就小，你也就會擁有一片寧靜清新的心靈天地。

3、回歸自然法

一個人老待在屋子裡，便會產生禁錮的感覺，產生沮喪、鬱悶的情緒。因此，當心情不好時，應當離開屋子，享受自然，這樣就會令心緒轉變了，沮喪、鬱悶也就會隨之消失。

- **克服恐懼以養腎**

恐懼是精神極度緊張所引起的膽怯表現。如突然的事故、驚險的遭遇、生活的劇變等等，都是引起恐懼的原因。形成恐懼的因素雖多，但是能夠影響機體的還是腎氣先虛。恐則氣下，精血不足，志怯神傷而驚恐乘之。所謂「腎藏志」、「心藏神」，心腎不足則志怯神懦和善恐，反過來，恐則傷腎。而腎在冬季主令，若腎臟虛弱，則無法調節機體適應嚴冬的變化，因此，冬季養生護腎需克服懼。

那麼，應該如何克服過度的恐懼呢？

1、逐步過度法

先給自己不會引起恐懼的刺激，待習慣後逐漸增強刺激度，直至完全克服。這種方法可以消除或減輕對有關刺激的恐懼。

2、自我暗示法

暗示也不失為一種克服恐懼的辦法。在面對讓自己恐懼的刺激時，以堅定的語氣對自已說：「我很勇敢！我不會害怕！」透過正向的自我暗示可以減輕恐懼，激發自己的潛能，從而戰勝恐懼。

3、隱瞞事實真相

很多時候，往往是在經歷了一件危險的事情以後，回想起來時才感到很可怕。這其實就是因為當時人們把注意力集中在事情的某一面，沒有看到事情的全部真相，所以不那麼恐懼。同樣的道理，我們可以運用這一規律適當隱瞞一些情況，來減輕恐懼。

小雪養生之運動休閒

- **冬練勿早起**

一天之際在於晨。一般人都認為早晨空氣好，晨練更有利於身體健康，為此，很多人都加入到了晨練的隊伍。在冬天的清晨，太陽還未出來時，就會有人開始跑步、打拳。其實，冬晨早起到室外鍛鍊的做法是不對的。

因為人生活在自然界中，與大自然息息相關，人的起居只有順應四時的陰陽變化，身體才能健康。在冬天，早上天亮得晚，晚上天黑得早，所以冬季應順應自然「早臥晚起」。且由於冬季早晨氣溫低，氣壓較高，在高壓影響下的早晨，往往會有氣溫逆增的現象，即上層氣溫高而地表氣溫低，大氣停止上下對流活動，工廠煙囪、家庭爐灶等排出的化學性大氣汙染物不能向大氣上層擴散，淤積翻停留在下層呼吸帶。只有當太陽出來晒到地面，使大氣開始上下對流時，汙染物才會隨之被帶到空中擴散，地面的空氣也才會變得清新。所以，如果冬天早起鍛鍊，反而會身受其害。

此外，冬天黎明時，由於人的血流較緩、血黏滯度偏高、肌肉鬆弛，不少臟器功能仍在初醒階段。若此時沒有足夠的精神準備和物質補充，便匆匆離房去活動，就會使腦供血更加不足，從而誘發缺血性中風或形成血栓。

可見鍛鍊時間需和季節密切配合，否則不僅達不到鍛鍊的目的，還會對身體造成危害。

- **簡單做操益壽延年**

由於天氣寒冷，許多人在冬天不願意再參加體育活動，這種做法是不正確的。俗話說得好：「冬天動一動，少鬧一場病；冬天懶一懶，多喝藥一碗。」冬日，做一些簡單輕鬆、協調自然的健身操，是增強體質、防病祛疾、益壽延年的有效方法。

下面介紹兩種適合冬天做的簡單健身操：

1、呼吸健肺操

站立且雙臂下垂，兩腳間距與肩同寬，吸氣，上身緩慢的向右後方轉動，右臂隨之側平舉並向右後方伸展。然後左手平放於左側胸前，向右推動胸部，同時呼氣。向左側轉動時，動作相同，方向相反。或者直立，兩腳併攏。深吸氣，然後緩緩呼氣，同時屈膝下蹲，兩手抱膝，大腿盡量擠壓腹部及胸廓，以協助排除肺中存留的氣體，吸氣時還原。呼吸健肺操，既可以提高正常人的肺部功能，還能加速支氣管炎、肺氣腫患者的康復。

2、起落呼吸操

全身放鬆，自然站立，兩腳開立如肩寬，兩肩微屈，兩手手指自然張開，經前方上舉到頭上方，同時吸氣。然後兩腳下蹲，兩臂下落，經胸前落到腿側，成自然下垂姿勢，同時呼氣。接下來，兩腿起立，兩臂同時隨著經前方舉到頭上方，同時吸氣，這樣一起一蹲為一次。起落呼吸操是全身運動和呼吸相結合的動作，有助於增強肺的功能和氣體代謝。

• 小雪十月坐功

進入小雪時節以後，氣溫進一步下降，魚蟲蟄伏，人體新陳代謝處於相對緩慢的程度。本法以「小雪」命名，正是順應了這一時令特點而制定的鍛鍊方法。小雪時節人體疾病在經絡方面的表現多為足厥陰肝經的病變。肝之經脈起於足大趾，沿足背內踝前緣上行，在內踝上八寸處交處出足太陰脾經後，過膝，繞陰器，至小腹，入腹，挾胃，屬肝，絡膽，上膈，過脅肋，沿喉嚨，進入鼻內竅，上行連目系，出於額，上行與督脈交會。其支脈從目系分出，下行於頰裡，環繞口唇；另有支脈從肝分出，上貫膈。注肺中，交於手太陰肺經。主要病症有「丈夫癀疝，婦人腹腫，甚則嗌乾，面塵，脫色……胸滿，嘔逆，狐疝，遺溺，閉癃。」勤練此功法，對於上述病症的治療能起到不錯的防治效果。

《遵生八箋》中對此功法的記載如下：「運主太陽終氣。時配足厥陰肝風木。坐功：每日丑、寅時，正坐，一手按膝，一手挽肘。左右爭力，各三五度，吐納，叩齒，咽液。治病：脫肘，風溼熱毒，婦人小腹腫，丈夫癀疝狐疝，遺溺，閉隆，血，睪腫，睪疝，足逆，寒胻，善瘛，節時腫，轉筋，陰縮，兩筋攣，洞泄，血在脅下喘，善恐，胸中喘急悶。」

此功法的具體動作為：每日凌晨 3：00 ～早上 7：00 時。左手用力按住膝蓋，右手挽住左肘向右方用力拉動，接著換右手按膝，左手挽肘向左方用力拉動。反覆各做 3 ～ 5 次，然後叩齒 36 次，調息吐納，津液咽入丹田 9 次。對於肘脫臼，風溼熱毒，婦科腹腫，男人疝氣，遺尿，尿不出，血尿，睪丸腫大，睪疝，足內翻，抽搐，關節腫痛，轉筋，陽痿，痙攣等症有不錯的治療效果。

• 楊力談小雪養生

小雪時節，雖臺灣平地一般不下雪，但還是提醒我們：該注意禦寒保暖了。

小雪節氣後，天氣一般常是陰冷晦暗的，此時人們的心情也會受到影響，特別是那些患有憂鬱症的人容易加重病情。人的精神狀態反映和展現了人的精神心理活動，而精神心理活動的健康與否直接影響著精神疾病的發展，也可以說是產生精神疾病的關鍵。因此，中醫認為精神活動與憂鬱症的關係十分密切。如果在小雪時節，憂鬱症加重，則應調節自己的心態，保持平靜，節喜制怒。《素問上古天真論》曰：「虛邪賊風，避之有時；恬淡虛無，真氣從之，精神內守，病安從來？」《素問生氣通天論》又云：「清靜則肉腠閉拒，雖有大風苛毒，弗之能害。」古人從內外兩個層面說明，對外，要順應自然界變化和避免邪氣的侵襲；對內，要謹守虛無，心神寧靜。即思想清淨，暢達情志，使精氣神內守而不失散，保持人體形神合一的生理狀態，也是「靜者壽，躁者夭」的最好說明。要克服憂鬱，還可以培養一些興趣愛好，以分散注意力。清代醫學家吳尚說過：「七情之病，看花解悶，聽曲消愁，有勝於服藥者也。」

除此之外，飲食調養也不容忽略，醫學家孫思邈在《千金要方食志篇》中說：「食能祛邪而安臟腑，悅神爽志以資氣血。」適宜的水果膳食有香蕉、荸薺、芹菜妙香菇、玫瑰烤羊心等，有補心解鬱、清肺止咳的功效。

大雪篇

大雪，時值每年陽曆的 12 月 7 日前後。《月令七十二侯集解》對大雪的解釋為：「十一月節，大者盛也，至此而雪盛矣。」（這裡十一月是指農曆）「大雪」，從字面上理解，就是表示降雪開始大起來。當地面有積雪，就是雪大的一種象徵。

大雪養生之飲食調理

- **天冷也應適當吃冷食**

在大雪紛飛的時候，人們往往都以進食熱食來保暖健身，而盡量避免吃寒涼食物。殊不知，在嚴寒的冬季，若能適當吃些寒涼食物，不但對身體無害，反而還有好處。因為冬天氣溫很低，人們都穿得厚，住得暖，活動也相對減少，這就可能造成體內積熱不能適當散發，而且冬季飲食所含熱量往往比較高，很容易導致胃肺火盛，再加上冬季天氣比較乾燥，因此，在冬天人們很容易上火，甚至有人會出現「火盛三焦」的現象，患上呼吸道、便祕、痔瘡等疾病。而吃點冷食，就可以幫人緩解肺腑火盛的症狀。而且冬天人們油脂、高熱量食品攝取較多，因此容易發胖，適當吃點冷食，可以迫使身體自我取暖，從而消耗一些脂肪，達到減肥保健的目的。

冬季還可以喝些冷飲以消「火」。冬天最適合的冷飲當屬冷開水。冷開水在放置冷卻的過程中，其中的氧氣比一般自然水少 50%，水的表面張力、密度、黏滯度等理化特性都發生了變化，被稱為「健康之水」。經常飲用冷白開水，有預防感冒、咽喉炎和某些皮膚病之效。尤其是早晨起床喝杯冷開水，能使肝臟解毒能力和腎臟排洗能力增強，促進新陳代謝，加強免疫功能，有助於降低血壓、預防心肌梗塞。但冷飲只能帶走體內一部分熱量，治標不治本，要想去火，最好再吃些寒性食物，如蘿蔔、蓮子、松花蛋等。不過值得注意的一點是，胃腸功能欠佳者需慎食寒涼食物。

- **冬天不忘吃水果**

冬天寒冷乾燥，耗傷人體津液，容易使人鼻腔、咽喉以及皮膚乾燥。為了適應乾冷的氣候，人們在對自己進行適當的食補的時候，不應忘記每天進食適量水果。要想在冬天把自己的生理機能調整到最好，每天最好吃點水果以補充營養、滋陰去燥。

被譽為「水果之王」的奇異果是一種營養價值極高的水果，極適合冬天食用。它含有豐富的鈣、磷、鐵等礦物質和十多種胺基酸，以及多種維他命，對調節人體機能，增強抵抗力，保持身體健康，延緩人體衰老，防病治病具有重要的作用。冬天常吃奇異果不僅可以滋陰去燥，防治便祕，還可以預防老年骨質疏鬆，抑制膽固醇的沉積，從而防治動脈硬化，以及改善心肌功能，防治心臟病等。

此外，適於冬季吃的水果還有梨、蘋果、橘子、香蕉、杏、山楂等。一般冠心病、高血壓者，可多吃山楂、橘子等富含維他命 C 和菸鹼酸，具有降低血脂和膽固醇作用的水果；呼吸道感染患者——尤其是那些伴有咽痛、咳嗽、痰多的患者，宜多吃梨、杏等具有化痰、潤肺、止咳功效的水果（寒性感冒患者則不適宜）；失眠多夢者可多吃龍眼、荔枝、胡桃、大棗等水果；上火的人可以多吃蘋果等等。

- **大雪天寒要補腎溫陽**

大雪時，天氣寒冷，是一年中陰氣最盛的時期。傳統醫學對人體的調節滋補十分講究，要求順應天人相應，時臟對應的理論。冬季屬腎，腎主藏精，為生命之根本，是人體生命活動的源泉，它滋五臟的陰氣，發五臟的陽氣。而冬季天寒，寒邪易傷腎陽，故冬季宜調理腎臟，腎強壯人體亦強壯。因此，冬季宜食溫性食物，以補腎溫陽、填精補髓、培本固元、強身健體。

按照現代營養學的觀點，冬季溫補類的食品應營養豐富，含熱量高，滋養性。冬季應該多食用一些偏於溫熱性的食物，也可食用溫性水果，如大棗、橘子、柿子等，以補血益腎填精，抵禦寒邪。對於腎虛的男性，冬季進補應多吃魚、蝦、牡蠣和韭菜等食物。這類食物富含蛋白質、牛磺酸、精胺酸和鋅，動物的鞭和中華鱉也是補腎的上佳選擇。

在冬季，一些因腎虛而導致性功能衰減的老年人，可選用一些壯益腎陽、滋補腎陰的藥粥來補腎滋陰。有陽痿、早洩、遺精的中老年男子，及有白帶過多、陰部冷感、腰膝痠痛、睏倦之力等症候的中老年婦女，可食用蓯蓉羊肉粥、韭菜粥、鹿角膠粥等粥來壯腎陽。

大雪養生之起居宜忌

- **穿衣蓋被不宜太厚**

大寒時，天氣十分寒冷，有的人為了保溫防寒，以為穿得越多越厚就會越暖和。

其實，這種想法是錯誤的。因為衣服本身不產熱，只起到隔離的作用，緩衝了外面的冷空氣和體表的熱空氣之間形成的對流，使人體的熱量得以保存。但當空氣層厚度超過1.5公分時，衣服內空氣對流明顯加大，保暖性反而下降；而且衣服穿得過厚，還會抑制體溫調節機能的適應性，減弱禦寒能力。因此，冬季穿衣厚度要適當。冬季的衣服以質輕又保暖的羽絨製品和冷空氣不宜透過的皮衣為好。

有些人因天冷怕寒，冬天睡覺時總愛蓋厚重的被子。其實這樣做也是不利於健康的。因為，人在睡眠中也需要呼吸，當仰臥時，厚重的棉被壓迫胸部，會影響人的呼吸活動，減少肺的呼吸量。此外，蓋上厚重的棉被，被窩裡的溫度就會升高，如果被窩裡的溫度太高，人的機體代謝旺盛、能量消耗過大、汗液排泄增多，就會煩躁不安，醒來後會覺得疲勞睏倦、頭昏腦脹，這樣不僅沒有達到睡覺休息的應有作用，反而影響了身體健康。

因此，在寒冷的冬天，穿衣和蓋被的厚度都要適宜，不要為了保暖而過度增加厚度。

• 保溫先保腳

常言道：「寒從腳下起。」、「養樹護根，養人護腳。」人的雙腳離心臟較遠，血液供應較少且慢，再加上腳的表面脂肪層比較薄，所以保溫能力較差，受寒冷的刺激最為敏感。一旦足部著了涼，人的抵抗力就會明顯削弱，很容易引起感冒、腹痛、腰腿痛、婦女痛經和泄瀉等症，全身健康均可能受到影響。因此，嚴冬時一定要注意腳部保暖。

1、選擇合腳的鞋以保暖

許多人為了使腳暖和，常常在鞋子的材質、厚度上較注意，而忽視了鞋子的大小。

冬季鞋子過大，造成腳與鞋之間「漏風」，使腳上發出的熱量大量散失，鞋子的保暖效果就不好。但如鞋子過小，腳把鞋子塞得緊緊的，就會使鞋中靜止空氣的儲量成倍下降，而空氣是一種很好的隔熱保暖體，且穿鞋過緊會使腳部血液循環受阻。所以冬季穿鞋切忌過緊。

2、進行腳部按摩以保暖

腳部按摩可以促進腳部的血液循環，從而達到保暖的效果。按摩方法有很多，如：可把兩個腳心相向置於床上，左手搓右腳心，右手搓左腳心；也可用中指或食指端由腳心向腳趾方向做按摩，每次以按摩部位發熱為度。

足部的保暖方法有很多，除了以上兩種方法外，平時還要注意多活動腳部，如跑步、競走、散步等運動。尤其是每晚臨睡前的洗腳，既能禦寒保暖，又能補腎強身、解除疲勞、促進睡眠。

• 恣情縱慾有損健康

人的機體和自然界一樣，也是隨著四季的變化而變化的。性生活作為人的一種生理現象，不但有其自然規律，而且受自然界變化的影響。人應該根據四季的變遷來調節性生活，使性生活符合自然規律，使機體處於健康狀態，以適應自然界春生、夏長、秋收、冬藏的變化規律。冬季氣候寒冷，萬物枯萎，禽獸潛蹤，陽氣藏封。按照天人相應的原則，人類的性生活也必須嚴格控制為好，應盡可能減少性生活的頻率和次數。

冬季性生活的具體頻率和次數，要根據個人自身實際情況而定，如果房事不節，就會勞倦內傷，損傷腎氣。腎為先天之本，腎精充足，五臟六腑皆旺，抗病能力強，身體健壯則人能長壽。反之，腎精匱乏，則五臟虛衰，多病早夭。若在冬季恣情縱慾，致使體內陽氣過多的向外發洩，極容易導致腎虛氣弱，難免患病，有害健康。

當然，如何掌握性生活的頻率，可因人而異。年富力強的，性交次數可多一點，而年老體弱者，性交次數可少一點。有嚴重疾病的，應禁止性生活。性生活第二天，如果雙方身心愉快，精力充沛，就說明性頻率是合適的。如性生活第二天，雙方頭昏眼花，身體疲乏，畏寒怕冷，就說明性生活過頻。總之要根據個人體質和第二天的感覺決定性生活的頻率。

大雪養生之防病抗病

- **如何預防皮膚瘙癢**

大雪時節，氣溫驟降，天氣的寒冷會使人體皮膚的汗腺和皮脂腺收縮，處於不活躍狀態，分泌的汗腺和皮脂腺大大減少，也使皮膚粗糙脫屑、又乾又癢，出現冬季皮膚瘙癢病。特別是老年人，特別容易患上皮膚瘙癢病。這是因為老年人皮脂腺機能減退，皮膚乾燥，肌膚護理能力減弱，同時出現皮膚退行性萎縮。冬季，氣溫的驟降會使老年人的皮膚更加乾燥，對外界的刺激異常敏感，從而引起皮膚瘙癢症。

冬天要預防瘙癢，應注意以下幾點：

1、注意飲食調理

飲食宜清淡，多吃些新鮮蔬菜、水果以及豆製品，禁食煎烤、油炸、鹹辣、燥熱等食品。

2、注意保養皮膚

洗澡不要太勤，洗澡時要使用中性沐浴液；不要用力搓皮膚，特別是不要用熱水燙洗，越用熱水洗，皮膚受到刺激就越癢，造成惡性循環。

3、注意改善穿著

衣服要寬鬆、舒適，貼身衣物的布料盡量選擇質地柔軟的純棉。並盡量避免穿著過暖，若引起出汗反而會刺激皮膚。

- **冬天也需防晒**

很多人都認為，冬天沒有強烈的太陽，皮膚不會受到紫外線傷害。其實，這種想法是錯誤的。因為影響皮膚健康的是紫外線，雖然冬天與其他季節相比沒有強烈的陽光照射，但是冬天的陽光同樣有紫外線。而且在雪地和滑冰場上，肌膚所吸收的紫外線甚至比夏天更多，因為陽光照射到雪地和滑冰場上所反射回的紫外線，會被肌膚加倍吸收。

紫外線分為 UVA、UVB、UVC 三種，其中 UVA（紫外線長波）是肌膚的大敵，約 35%-50% 的 UVA 可透過表皮到達真皮，多次日晒後即會造成肌膚出現皺紋、下垂等老化現象；UVB（紫外線中長波）則大部分被表皮所吸收，是令皮膚晒黑、乾燥和引起灼傷的主因。而絕大多數的 UVC 都會被皮膚反射掉，所以它對皮膚的傷害最輕，但它仍會造成表皮層的水分流失，形成細紋。所以，即使在冬天，也要一絲不苟的進行防晒。特別是常在戶外工作的人，最好在每天早上洗完臉後抹上防晒乳液。

- **天冷小心肩周炎復發**

肩周炎又稱肩關節組織炎，這是肩周肌肉、肌腱、滑囊和關節囊等軟組織的慢性炎症。肩周炎是患者平時受風寒溼邪侵襲，長期勞損，年老氣血衰頹等引起。大雪之後，天氣日漸寒冷，素有肩周炎的患者，不可掉以輕心。

肩周炎初發時表現為患者側肩部一處或幾疼痛不適，夜間比白天痛得更厲害，勞累後更易加劇。疼痛的程度差異很大，有的鈍痛，有的似刀割般痛，也有的為針刺般或牽扯般痛，疼痛範圍大部分較廣泛，多數疼痛延伸到上臂和肩後。疼痛厲害時，肩關節周圍肌肉呈明顯痙攣，嚴重時無法舉手，甚至不能穿衣服。

預防肩周炎，最理想又簡單的方法是堅持體育鍛鍊，如打太極拳、做操等，平時注意肩部保暖，以防受風寒溼邪；防止肩部慢性勞損，不可突然做高強度工作或搬運過重物體，以防肩部發生扭傷。

下面為讀者介紹一劑川烏樟腦製成的外用貼方。即將川烏、樟腦各 10 克一起研為細末，用米醋調成糊狀，均勻的攤在紗布上，塗藥層約 5 毫米厚，貼敷於疼痛部位，外用膠布固定，同時用熱水袋熱敷 30 分鐘。每日 1 次，連用 4 ～ 6 次可見療效。

大雪養生之精神調養

- **以靜制躁**

一個人如果終日躁動不安，思想不得止息，定會百病叢生。只有心平氣和，「頭空、心靜、身穩」，有很強的控制力，才能少受外界的干擾，保持平靜的心態和健康的體魄。關於冬季精神調養，中國古代養生理論和方法值得借鑑。道家提倡清靜，強調「以靜制躁」。老子在《道德經》中認為「靜為躁君」，因而主張「清靜無為」，

「必靜必清」，「水靜猶明，而況精神」。南朝時期有「山中宰相」之稱的陶弘景說：「靜者壽，躁者夭，靜而不能養減壽；躁而能養延年。」

在快節奏、高壓力的現代社會，要學會「以靜制躁」養生方法，就必須在日常生活中各方面進行自我調節。

1、加強自我修養

尤其要加強心理行為理智性與意志性的修養，抑制或克服不理智行為，凡事不能隨個人情緒使性子，而要冷靜行事。

2、加強計畫性

計畫是理智的產物，理智是浮躁情緒的剋星。預期可以實踐的計畫，是增加自信心的好途徑。培養樹立了信心，便可驅散浮躁的心理。

3、放鬆自己

經常有意的放鬆自己，使自己從生活的緊張中解脫出來，如參加藝文活動等，以分散注意力。

- **調整心情好睡覺**

現代社會，由於工作壓力越來越大，生活節奏越來越緊張，很多人都有失眠困擾。在冬季，精神憂鬱也是引起失眠的一個重要原因。長期失眠會進一步加重機體免疫力下降、神經內分泌失調，隨著失眠過程的延長，極易導致心臟病、胃腸病、高血壓、糖尿病等一系列疾病的產生。

要睡好，需要清心安神。所謂「清心」，就是清除心中雜念；「安神」，就是穩定情緒，使心平氣和，情緒穩定。針對冬季憂鬱引起的失眠，可以透過採取調節情緒的方法進行緩解。

情緒的低落或過度興奮都會引起失眠。因此，如果帶著鬱悶、沮喪的情緒睡覺，必定會失眠。所以，當心情不好時，可以在睡前做點運動，如打打太極、練練瑜伽等，這些都是放鬆身心、調節情緒的好方法。但是需要注意的是，睡前不宜進行劇烈運動或過度的娛樂活動，否則會使人的情緒持續興奮，難以入睡。

另外，注意入睡前不要閱讀帶刺激性的書報雜誌，也不要在睡覺前想今天的煩惱與明天的工作，做幾個深呼吸，放鬆一下心情。卸下所有的包袱，這樣就能安然入睡。

- **長吁短嘆有益健康**

長吁短嘆是人們對情緒的一種自我調整，有益於健康。心理學家指出，當人們在悲傷、憂愁、焦慮的時候，長吁短嘆後會有胸寬鬱解的豁亮感；在驚恐、惆悵的時候，長吁短嘆後會有心安神定的坦然感；在疾病困擾時，長吁短嘆能夠有效的減輕痛苦。

專家認為，這是因為長吁短嘆可以使體內橫膈上升，促進肺部排盡濁氣，增加肺活量，血液因此得到充足的氧。長吁短嘆還能加快血液循環，讓身體處於放鬆狀態，這樣就強化了迷走神經，改善了大腦興奮和抑制失調的狀況，如此便能消除悲傷痛苦、緊張焦慮以及精神壓抑感，從而有益於機體內環境的調節和穩定，使機體臟腑功能得到充分的發揮。

因此，當你在寒冷的冬季悲哀惆悵、心情憂鬱的時候，在工作、學習緊張疲勞的時候，在進行體育運動之前，在決定某項策略和決心進取之際，不妨長吁短嘆一番，你會感覺到胸寬神定，豁達舒暢，精神飽滿，輕鬆愉快。

大雪養生之運動休閒

- **動靜結合贏健康**

「生命在於運動」，但是過量的運動卻是有損健康的，長期的劇烈運動會破壞人體內的生理平衡，加速器官的磨損和某些生理功能的失調，直接影響壽命。養生關鍵在於協調，在於多種方法互相配合，所以中國古代養生學認為，最好的養生、長壽之道就是「動靜結合」，「動如脫兔，靜如處子」，使陶冶性情的運動和恬淡養心的方法相結合，做到「動中有靜」、「靜中有動」，一張一弛，使人的情志得以和諧，身心得以調理。

動靜是相對的，動主要表現在肢體活動及肌肉骨骼的鍛鍊，靜主要是鍛鍊身體內部。動的方式有很多，每個人可以根據自己的年齡、體質等，選擇合適的種類。靜的方式也有很多，例如讀書、看報、聽音樂、寫字、垂釣等。特別是寫字、垂釣，靜中有動，既益身又益心。

無論動還是靜，都要掌握一個適當的「分寸」，所謂「動過則損，靜過則廢」，動得過分，可能會引起疲倦、勞損甚至受傷；而一味靜養，會變成「懶蟲」，造成機體的衰弱，功能加速退化，引發各種疾病。此外，動靜還需把握好「時」，如果該動時不動，就會陽氣不振，容易生病；如果該靜時不靜，則會陰氣不存。

- **冬季鍛鍊三大注意**

冬季天氣寒冷，很多人都不願意參加體育鍛鍊，但是俗話說：「夏練三伏，冬練三九」，冬天運動是很重要的，冬季鍛鍊不僅對於增強體質、預防疾病有很大作用，而且還能提高自身意志力。不過，冬季鍛鍊固然重要，但是有三點須注意。

1、不要在硬路面進行鍛鍊

冬季進行室外活動時，要注意選擇場地，盡量少在柏油路、石頭地等硬路面進行鍛鍊。這是因為冬季天氣寒冷，這些地面要比其他季節更加堅硬，因而對腳、腿、骨骼、關節的衝擊力也就更大，容易使人受傷。所以，應盡量選擇鬆軟的土地進行鍛鍊。

2、不要在寒流來時進行戶外鍛鍊

這一點對老年人和體質較弱的人尤其重要。寒流來臨時，氣溫極低，容易凍傷肌體。凍傷是機體某一部分組織在寒冷刺激下，反射性引起血管收縮，導致組織缺血、缺氧、營養不良，造成神經和肌肉組織損傷而引起的。所以在這樣的天氣裡，與其到室外運動，還不如在室內運動。如果要外出鍛鍊，也要戴好防寒用具，待運動至身體發熱時再摘下來。

3、要注意安全

冬泳是受到人們廣泛歡迎的冬季鍛鍊項目。在進行這項運動時，須特別注意安全問題。冬泳時要選擇熟悉的水域，如果不熟悉水中及岸邊的情況，就不要輕易下水，以免發生意外。另外，最好結伴而行，以便互相照顧。

- **大雪十一月坐功**

進入大雪時節，積雪冰封，萬物生機閉藏，陽氣潛伏。本法以「大雪」命名，正是順應這一時令特點而制定的氣功鍛鍊方法。大雪時節人體疾病多表現為足少陰腎經的病症。其脈症是動則病飢不欲食，面如漆柴，咳唾則有血，喝喝而喘，從而欲起，目䀮䀮如無所見，心如懸若飢狀，氣不足則善恐，心惕惕如人將捕之，是為骨厥，是主腎所生病者，口熱，舌乾，咽腫，上氣，嗌乾及痛，煩心，心痛，黃疸，腸澼，脊股內後廉痛，痿厥，嗜臥，足下熱而痛等。勤練此功法，對於上述病症的治療能起到不錯的防治效果。

《遵生八箋》中對此功法的記載如下：「運主太陽終氣。時配足少陰腎君火。坐功：每日子、丑時，起身仰膝，兩手左右托，兩足左右踏，各五七次，叩齒，咽液，吐納。治病：腳膝風溼毒氣，口熱，舌乾，咽腫，上氣，嗌乾及腫，煩心，心痛，黃疸、腸澼，陰下溼，飢不欲食，面如漆，咳唾有血，渴，喘，目無見，心懸如飢，多恐，常若人捕等症。」

此功法的具體動作為：每天晚上 11：00 ～凌晨 3：00 時，仰面躺在床上，上身用力前傾，雙手於身體兩側掌心向上如托重物，雙膝向上抬，使身體盡量蜷縮，雙腳做蹬踏動作，各做 5 ～ 7 次，然後叩齒 36 次，調息吐納，津液咽入丹田 9 次。對於腰漆風溼毒氣、口熱，舌乾，咽腫，上氣，嗌乾及腫，煩心，心痛，黃疸、腸澼，陰下溼，飢不欲食，面如漆，咳唾有血，渴，喘，目無見，心懸如飢，多恐，常若人捕等症有不錯的治療效果。

- **楊力談大雪養生**

從中醫養生學的角度看，大雪已到了「進補」的大好時節。說到進補，很多人只是狹義的理解，認為所謂的「補」就是吃點營養價值高的食品，用點壯陽的補藥，其實，這只是進補的一個方面，而進補則是養生學的一個分支內容。

談到養生，我們首先應該知道何為養？何為生？所謂的養，即保養、調養、培養、補養、護養；所謂的生，就是生命、生存、生長之意。具體來說，就是要透過養精神、調飲食、練形體、慎房事、適溫寒等綜合調養達到強身益壽的目的。在運用過程中，應當注意兩點：

1、養宜適度。所謂適度，就是要恰到好處。不可太過，不可不及。若過分謹慎則會導致調養失度，不知所措。稍有勞作則怕耗氣傷神，稍有寒暑之異便閉門不出，食之惟恐肥甘厚膩而節食少餐，如此狀態都因養之太過而受到約束，不但有損健康，更無法「盡終天年」。

2、養勿過偏，綜合調養要適中。有人把「補」當做養，於是飲食強調營養，食必進補；起居強調安逸，靜養惟一；此外，還以補益藥物為輔助。雖說食補、藥補、靜養都在養生範疇之中，但用之太過反而會影響健康。正如有些人食補太過則會出現營養過剩，過分靜養、只逸不勞則會出現動靜失調，若藥補太過則會發生陰陽的偏盛偏衰，使機體新陳代謝產生失調而事與願違。所以，在進行調養時應採取動靜結合、補瀉結合、形神供養的方法。

冬至篇

冬至，時值陽曆 12 月 22 日或 23 日。冬至是個非常重要的節氣，也是一個很重要的節日。冬至的由來和曆法有著直接的關係。古有「斗指戊，斯時陰氣始至明，陽氣之至，日行南至，北半球晝最短，夜最長也」之說，這段經文從陰陽學觀點闡述了冬至的到來是陰氣盛極而衰，陽氣開始萌芽的時候。

冬至養生之飲食調理

- **冬至數九吃「黑食」**

冬至時天氣已經極為寒冷。根據中醫學「五行學說」和「天人相應」觀點，在這樣的天氣裡，宜多吃黑色食品。因為在嚴寒的日子裡，食用黑色食品正符合傳統養生學的「天時」、「地利」與「人和」原則。

在與人體五臟配屬中，內合於腎，在與自然界五色配屬中，則歸於黑，腎與冬相應，黑色入腎。現代營養學家也指出，食品的顏色與其營養關係極為密切。隨著食品的天然顏色由淺變深，其營養成分也就越豐富。故黑色食品可補養腎氣，以抗嚴寒。如黑米可益中補虛、健脾暖肝；黑豆、黑芝麻中的營養素可降低膽固醇，有助於維護正常血液循環；黑木耳中豐富的鐵質可改善貧血怕冷症狀；海帶、紫菜、髮菜富含褐藻膠、碘、鈣等成分，有助於軟化血管，改善血液循環及促進甲狀腺激素的合成與分泌，從而利於抗寒。

同時，與其他一些溫腎壯陽食品不同的是，黑米、黑豆、黑芝麻等黑色食品不僅營養豐富，為諸多食品之冠，而且大多性味平和，補而不膩，食而不燥，對腎氣漸衰、體弱多病的老人，冬季怕冷、陽氣不足的婦女，以及正處在成長發育階段、腎氣不足的少兒格外有益。

- **冬天吃出一份美麗**

冬天是女人休養生息的季節。女人以血為本、陰中含陽，細膩的皮膚、豐滿的身材都離不開良好的營養。但是在寒冬，陰氣盛於外，真陽藏於內，陰氣封殺、衛陽遏阻，最容易導致人體氣血運行不暢、新陳代謝減緩、營養不良，而且由於冬季天氣乾燥，汗液和油脂分泌功能抑制，皮膚缺水少油，失於滋潤，出現乾燥、皺紋，甚至發生皸裂。因此，隨著寒冬的到來，女人必須更加善待自我，合理調整飲食，在吃出一份健康的同時，吃出一份美麗來。

冬季氣候寒冷乾燥，要想吃出水嫩皮膚，可以選擇食用蜂蜜、豬皮和黑芝麻。

1、蜂蜜

蜂蜜中含有各類豐富的生物活性物質，能改善皮膚的營養，有效緩解冬季皮膚乾燥缺水少油的狀況，使皮膚在乾燥的冬季裡依然保持細嫩光滑。而且蜂蜜中還含有鋅、鐵、鈣、鎂、鉀等多種為人體健康美容所必需的微量元素，因此，經常食用蜂蜜可使人面如桃花。

2、豬皮

《神農本草經》稱豬皮能「和血脈、潤肌膚」。現代研究發現，豬皮中含有大量維持皮膚儲水功能所需的膠原蛋白和硬化蛋白。常食豬皮能增加蛋白質的攝取量，防止皮膚缺水，保護皮膚的彈性，預防皮膚鬆弛和皺紋的出現。

3、黑芝麻

黑芝麻中含有豐富的胱胺酸和維他命 B、E，可增加皮脂分泌，改善皮膚彈性，保持皮膚細膩。芝麻中含有豐富的維他命 E、不飽和脂肪酸，能滋補養顏、延緩衰老。

冬至養生之起居宜忌

- **冬季著裝美麗莫「凍人」**

既然冬季要藏，那就一定要藏得澈底，可是由於愛美心理，一些女士不但不「藏」，反而還露不少。為了使自己保持女性的魅力和線條美，在隆冬季節，她們常常著裝偏少，甚至穿裙子過冬。這一習慣對人的健康是十分不利的。

在寒冷潮溼的冬季穿裙裝，雙腿會出現發涼、麻木、痠痛等症狀。尤其是那些皮下脂肪偏少的女性朋友，更容易被寒冷空氣侵襲，引發關節疾病。腿部受到寒冷空氣刺激後，下肢血管就會收縮，造成表皮血流不暢，脂肪細胞發生變化，大腿部位的皮下脂肪組織容易出現一個或多個杏核大小硬塊。硬塊的表皮呈紫紅色，摸上去較硬，有痛癢的感覺，嚴重時還出現皮膚潰爛。這就是醫學上所說的「寒冷性脂肪組織炎」。此外，女性下體長期遭受寒冷空氣侵襲後，還容易引發一些婦科疾病。

因此，冬季著裝應以健康第一，美麗第二。在寒冬季節一定要謹慎穿裙裝，同時注意衣褲穿著要寬鬆暖和，使皮膚免受寒冷和刺激。

對於一些因熱愛裙裝而已經患上疾病的人，建議馬上去醫院就診，以免貽誤了治療時機。

- **冷水洗臉溫水刷牙**

在寒冬的清晨，許多人都喜歡用熱水洗漱，認為可以增加體溫幫助驅寒。但是俗話說：「冷水洗臉，美容保健」、「溫水刷牙，牙齒喜歡」，其實，冷水洗臉、溫水刷牙對健康更為有益。

冬天時堅持用冷水洗臉，可改善臉部血液循環、改善皮膚組織的營養，增強皮膚彈性，減緩或消除面部的皺紋，對大腦神經還有興奮作用，從而使人頭腦清醒、精神振奮、視力加強。但冷水溫度不能太低，以略高於 10°C為宜。

用溫水刷牙同樣也好處多多。經常給牙齒驟冷驟熱的刺激，長久會引起牙髓出血和痙攣，甚至導致牙周炎、牙齦炎、口腔潰瘍等病症。一些醫學專家對牙齒生態的調查研究顯示，刷牙的水溫在 35°C～ 36°C最為適宜。用 35°C～ 36°C的溫水漱口，不僅會讓人感到清爽、舒服，還有利於清除齒縫內的食物殘渣和細菌，達到護牙潔齒、減少口腔疾病的目的。

- **七情勞傷忌房事**

冬季房事調養，重在保持腎精的閉藏，這對冬季養生保健、促進健康長壽具有十分重要的意義。《內經》中說：「冬不藏精，春必病溫。」明確指出，人若不知冬季養藏之道，冬令依然精液頻泄，那麼身體必然日趨虛弱，虛則寒邪乘虛而入，並伏藏於體內。伏邪積鬱日久，等來年春陽上升，必發為溫病。

因此，冬季行房要量力而行，切不可強行入房。房事既帶給人歡愉，也消耗體力，並在性交時相應的分泌大量的腺液和激素，所以古人有「一滴精，十滴血」之說，這雖然有過分誇大之嫌，但冬季如果強行入房，對人體的健康的確是不利的。正如《內經》所說：「因而強力，腎氣乃傷，高骨乃壞。」冬季本是補腎養精之際，今反傷腎耗精，一些疾病也會隨之而來。尤其有慢性疾病者，則會導致疾病的復發或加重。

所以冬季，在情緒波動，情志異常，或是遠行疲乏、過度勞累、運動後大汗淋漓等勞傷的情況下，應忌房事；在機體虛弱時行房事，耗傷精血，損傷臟腑，違背「秋冬養陰」的原則。

冬至養生之防病抗病

- **寒冬謹防心肌梗死**

每年的 12 月份至次年 2 月份，是心肌梗死發生率最高的時期，特別是在連續低溫、陰雨綿綿和大風的天氣，急性心梗發生率更是顯著增高。這是因為寒冷刺激人體的交感神經，引起血管收縮，並使血液黏稠度增高，導致血栓形成，阻塞冠狀血管。病變的冠狀動脈遇冷收縮，致使血管閉塞，導致心肌缺血缺氧，從而誘發心絞痛，重者發生心肌梗塞。

因此，寒冬時期，人們在日常生活中需要多方面的注意，以防心肌梗塞的發生。

1、當心氣候變化

在嚴寒或強冷空氣影響下，冠狀動脈會發生痙攣並繼發血栓，而引起急性心肌梗死。所以當天氣急劇變化時，冠心病患者要注意及時保暖，或適當加服硝酸甘油類擴冠藥物進行保護。

2、切忌暴飲暴食

暴飲暴食會加重心肌耗氧，並使血液中糖、脂肪含量增高，血液黏稠度增加，容易導致冠狀動脈阻塞，由此加重或誘發心肌梗死。

3、謹慎洗澡

洗澡時水溫最好與體溫相當，水溫太熱會使皮膚血管明顯擴張，大量血液流向體表，可造成心腦缺血。洗澡時間不宜過長，洗澡間一般密閉悶熱，在這樣的環境中人體的代謝率較高，極易缺氧、疲勞，老年冠心病患者更應當注意。

4、不要搬抬重物

搬抬重物時必然彎腰屏氣，這對呼吸、循環系統的影響非常大，是老年冠心患者誘發心肌梗死的常見原因。

此外，老年人還要定期進行心血管系統體檢，在醫生指導下選用溶栓、降脂、擴血管和防心肌缺血、缺氧的藥物，避免心肌梗塞的發生。

- **體虛不要隨便進補**

冬季，當一些人出現疲勞、倦怠、氣短、汗多等症狀，覺得自己身體太虛時，就會根據古人「春夏養陽，秋冬養陰」的養生原則，主動服用一些補藥來補養身體。但是有不少人在服了補藥後，卻出現腹脹、頭暈、流鼻血、大便祕結等不適現象。這說明，冬天體虛不能隨便進補。

的確，補藥是用於治療各種虛症的滋補藥，可以改善機體功能，增強人的體質，但是補藥種類多樣，有補血、補氣、補陰、補陽等多種不同的功效。服用補藥，只有補得對路，才能補得有效。而且俗話說，「是藥三分毒」，補藥也一樣。不管是多好的藥，如果服用不合理、不適宜，不僅達不到補養身體的目的，還會出現適得其反的結果。因此，補藥不能亂服，在服用補藥前，必須先弄清自己「虛」的性質，以便對症下藥。

此外，服用補藥的量也需適度，如果服用的補藥超過了人體胃腸的消化、吸收能力，就會出現「補」得過盛，導致「上火」。

- **關節疼痛不多飲酒**

冬天氣候寒冷，容易導致關節屈伸不利。有些老年人，甚至年輕人，常會感覺關節疼痛。寒冷會格外加重骨關節炎患者的疼痛症狀，嚴重損害患者生活品質；

寒冬時，一些患有關節炎的患者認為喝酒是個很不錯的保健方法，一則可以驅除寒冷，二則可以活血利關節。然而事實並非如此。實際上，喝酒並不能減輕關節疼痛，反易加速鈣質流失。酒的主要成分是乙醇，它產生的熱量很有限，人們喝酒後有體溫上升的感覺，這是由於交感神經興奮，加速了機體的代謝，放出了能量。但這是短暫的，隨著血管擴張，熱量大量丟失後，反而會讓人感到寒冷。而且長期飲酒還會加速骨鈣的流失，導致腳軟無力，關節不利，腰背疼痛。

因此，在冬天，關節疼痛的患者不應將飲酒視為一種保健方式。要緩解病痛，除了進行正常的治療外，還應攝取足夠的營養物質，充分日照，適當運動，以不感到疲勞為度。

冬至養生之精神調養

- **冬至宜靜神少慮**

中醫把人的心理活動稱之為「神明」，與自然界的太陽相應。太陽之所以能永放光芒，是因為遵循了生、長、收、藏的四時節律。人的精神活動也應隨著四時節律的變化而變化。冬至時分，生命活動開始由盛轉衰，由動轉靜。此時在精神調養方面，應做到靜神少慮，以保證春來時有旺盛的精力，達到延年益壽的目的。

靜神少慮，也就是最好什麼都不想，即使在想著什麼，也不要到處宣揚，應該把一切心事都藏起來。這也是冬季「藏精」的內容之一。如果冬天想的事情多了，勞心勞神，到了春天就會引起神經衰弱、記憶力下降、腦功能減退等一系列精神方面的疾病。因此，冬至養藏之時，應靜神少慮，以保精養神。《素問·四氣調神大論》指出：「使志若伏若匿，若有私意，若已有得。」就是要人們避免各種干擾刺激，不為瑣事勞神，淡泊寧靜，含而不露，祕而不宣，給人恬淡之美。

- **靜坐定心養生法**

冬天養生之精神調養講究靜心養神，但是當今時代，是一個凡事講求效率的時代，面對快速的生活節奏，現代人承受著無形的生活壓力及困擾，身心容易產生焦慮感，很難把心靜下來。

對於忙碌的現代人來說，靜坐養生法不失為一個定心的好方法。即每天選擇一個寧靜的環境，穿著寬鬆的衣服，盤腿坐下，然後調息，靜坐幾分鐘。 調息，就是讓呼吸由粗重轉為和緩細微。平穩的呼吸，是讓身體、心靈平靜的關鍵之一。靜坐養生法對於安定心神、消除緊張、降低生活的壓力都大有裨益。

清代養生家曹庭棟記載了靜坐的方式：「平居無事時，入室默坐，常以目視鼻，以鼻對臍，調勻呼吸，毋間斷，毋矜持，降心火入於氣海，自覺便身和暢。」明代醫學家龔居中在《紅爐點雪》中談到靜坐之功時說：「遇閒暇則入室盤膝靜坐，心無雜想，一念視中……久久行之，百病不生。」

- **清心寡欲，寵辱不驚**

嚴寒的冬季，寒風凜冽，萬物凋零，陽氣衰微，陰氣盛極，人體的新陳代謝也處於相對緩慢的程度，人容易情緒低沉，因此，冬季養生，要著眼於「藏」。具體到人體的精神活動，就是說人們冬季要學會調養情緒，把神藏於內。要使「神藏於內」，就要加強道德修養，做到清心寡欲，寵辱不驚。

清心寡欲，就是要節制對私欲和名利的奢望。古人云：「酒色財氣四道牆，人人都在裡邊藏，若能跳出牆外去，不是神仙也壽長。」不良的欲望和心理均會導致人體氣機失常，而氣機失常將導致人體生命活動的受損。清心寡欲則可減輕不必要的思想負擔，使人變得心地坦然，心情舒暢，從而促進身心健康。

寵辱不驚，就是以一種得意淡然、失意泰然的超然態度看待任何事物，做到一切都順其自然。這種平和的心理狀態能將人體血液流量和神經細胞的興奮度調至最佳狀態，並使一切苦悶的情緒一掃而空，從而達到無憂無愁、身心健康的目的。

冬至養生之運動休閒

- **冬季倒走健身又健腦**

冬天，倒走也是一種有益的健身方法。

倒走時，腰身需要挺直或略後仰，這樣脊椎和腰背肌將承受比平時更大的重力和運動力，使向前行走得不到充分活動的脊椎和背肌受到鍛鍊，有利於氣血調暢。現代醫學研究證實，倒走可以鍛鍊腰脊肌、股四頭肌和踝膝關節周圍的肌肉、韌帶等，從而調整脊柱、肢體的運動功能，促進血液循環。長期堅持倒走對腰腿痠痛、抽筋、肌肉萎縮、關節炎等有良好的輔助治療效果。

對於青少年來說，倒走時為了保持平衡，背部脊椎必須伸展，有利於頸腰部不良姿勢的糾正，起到預防駝背的功效。

冬至時，在空氣新鮮、陽光充足的地方倒走，對防治冬季憂鬱症有很好的療效。由於我們平時都是向前走，「倒走」作為一個新的動作必然會加大運動難度，會對大腦形成一個新的刺激，促進我們提高運動的興趣，避免厭煩情緒。而且這樣的運動能對腳掌（主要是湧泉等重要穴位）起到刺激與按摩的作用，使大腦的左右半球交替產生興奮和抑制，神經系統得到全面的鍛鍊，血液循環得到一定的調整和改善，從而很好的恢復體力和腦力。

倒走在室內室外皆可進行，不過，在人多車多、低窪不平的地方卻不宜行走，以免摔倒，尤其老年人更應注意。

- **大雪紛飛好滑雪**

冬天大雪紛飛的時候，無疑是滑雪的大好時節。如今，滑雪早已成冬季重要的休閒娛樂活動和鍛鍊健身方式之一。

滑雪對人體健康有多方面的好處：

1、就算是一個平時平衡能力很好的人，到了雪地上也很可能找不到身體的重心。而滑雪卻需要在重心的不斷切換中找到平衡點。所以，滑雪有利於增進人體的平衡能力

2、只有充分協調好全身各個部位，才能在高速的滑行中取得最好的平衡效果，做出最漂亮的動作。所以，滑雪能夠鍛鍊人的協調能力。

3、滑雪是一項全身的運動，在帶來速度上的享受的同時，也在無形中鍛鍊了身體的柔韌性。

4、不管是滑降還是制動，滑雪時要做出優美好看的動作都需要身體所有關節的配合才能達到。因此，滑雪對於人體的關節能起到很好的鍛鍊作用。

5、快速的運動能鍛鍊人的心肺功能，因此，我們可以說疾速滑雪能有效增強心肺功能。

6、資料顯示，一個速度正常的滑雪者一小時消耗的熱量為 734 卡，相當於在 1 小時內跑了 9.5 公里的運動消耗量。因此滑雪也是一項不錯的減肥運動。

由此可見，在大雪紛飛的冬天進行滑雪運動，不失為休閒與健身的好選擇。

- **冬至十一月坐功**

進入冬至時節以後，白晝漸長。但是地面獲得的太陽輻射仍比地面輻射散失的熱量少，故在短期內氣溫繼續降低，草木凋零，昆蟲蟄伏。而另一方面，冬至陽生，

陽氣萌發，萬物孳生。本法以「冬至」命名，正是順應這一時令特點而制定的氣功鍛鍊方法。寒為冬令之氣，寒屬收引，皆屬於腎。本法所述主治病症大都屬於此類，勤練此功法，有較好的防治效果。

《遵生八箋》中對此功法的記載如下：「運主太陽終氣。時配足少陰腎君火。坐功：每日子丑時，平坐，伸兩足，拳兩手，按兩膝，左右極力二五度，吐納，叩齒，咽液。治病：手足經絡寒溼，脊股內後廉痛，足痿，厥，嗜臥，足下熱，臍痛，左脅下背肩髀間痛，胸中滿，大小腹痛，大便難，腹大，頸腫，咳嗽，腰冷如冰，反腫，臍下氣逆，小腹急痛，泄下腫，足骱寒而逆，凍瘡，下痢，善思，四肢不收。」

此功法的具體動作為：每日晚上 11：00 ～凌晨 3：00 時，平坐，兩腳伸開，兩手握拳，按在雙膝之上，向左右方向用力扭動身體，直到扭不動為止，反覆做 2 ～ 5 次，然後叩齒 36 次，調息吐納，津液咽入丹田 9 次。對於手足經絡寒溼，脊股內後廉痛，足痿，厥，嗜臥，足下熱，臍痛，左脅下背肩髀間痛，胸中滿，大小腹痛，大便難，腹大，頸腫，咳嗽，腰冷如冰，反腫，臍下氣逆，小腹急痛，泄下腫，足骱寒而逆，凍瘡，下痢，善思，四肢不收等症有不錯的治療效果。

- **楊力談冬至養生**

冬至時分，生命活動開始由盛轉衰，由動轉靜，此時更應當科學的運用養生之道。調理妥當，則可以保證旺盛的精力而防早衰，達到延年益壽的目的。冬至養生應注意如下：

在飲食調養方面，應注意三個方面：食宜多樣，穀、果、蔬合理搭配，適當選用高鈣食品；食宜清淡，不宜吃濃濁、肥膩和過鹹食品，應注意「三多三少」，即蛋白質、維他命、纖維素多，糖類、脂肪、鹽少；食宜溫熱熟軟，冬天陽氣日衰，脾喜溫惡冷，故宜食溫熱之品，保護脾胃。

在起居方面，應根據自身情況，調整生活節律，建立合理的生活秩序；避免過度勞累，積勞成疾；節慾保精，欲不可縱。要根據自身實際情況節制房事，不可因房事不節，勞倦內傷，損傷腎氣。嚴格而有規律的節制性生活，是健康長壽的必要保證。

在體育鍛鍊方面，應利用各種機會進行適當運動，「一冬天動一動，少鬧一場病；

冬天懶一懶，多喝藥一碗」，可見冬季鍛鍊是十分重要的。

在精神調養方面，應靜神少慮，精神暢達樂觀，不為瑣事勞神，不要強求名利、患得患失；注意合理用腦，有意的發展心智與培養良好的性格；時刻保持快樂的心態，心態平和，則精神振奮，生活愉快。

跟著節氣養生

夏天做空氣浴，秋天洗冷水澡……
顛覆想像的四季養生！零成本的自然保健法

小寒篇

每年陽曆的 1 月 5 日前後是小寒節氣。古書云：「斗指戊為小寒，時天氣漸寒，尚未大寒，故名小寒。」小寒表示寒冷的程度，民間有句諺語：小寒大寒，冷成冰團。從字面上理解，大寒冷於小寒，但在氣象紀錄中，小寒卻比大寒冷，可以說是全年 24 節氣中最冷的節氣。常有「冷在三九」的說法，而這「三九天」就恰在小寒節氣內。

小寒養生之飲食調理

• 補虛養陰吃羊肉

有民諺說：小寒大寒，冷成冰團。從小寒開始，氣候開始進入最冷的時期，人們宜進食增溫禦寒的食物。羊肉就是驅寒溫補的肉食。《本草綱目》載：「羊肉補中益氣，性甘，大熱。」對陽虛者來說，吃點羊肉可以幫助生火，改善怕冷的感覺，從而增強體質。

羊肉味道鮮美，營養豐富，冬季天寒時，人們都愛買點羊肉，做羊肉火鍋或是紅燒羊肉之類補補身體。這是符合中醫「養生當需合補」理論的。羊肉味甘性溫，但味甘不膩，性溫不燥，能暖中補虛、開胃健脾、利肺助氣、養膽明目，具有很好的益氣血、壯腎陽、補虛勞、健脾胃、理虛寒等功效，同時還有延緩衰老的作用。漢代醫家張仲景創制的「當歸生薑羊肉湯」就是流傳至今的溫補氣血名方之一。

不過羊肉雖好，但食有講究。

1、羊肉不宜生吃

吃不熟的羊肉，有可能引起旋毛蟲病，損害身體健康。因此在涮羊肉時一定要將肉煮熟，而且夾生肉的筷子和盛生肉的盤子應與直接入口的筷子和盛調味料的器皿嚴格分開，不要生熟混用。

2、少吃烤羊肉

炭火燻烤產生的煤焦油是很強的致癌物。所以，冬天吃羊肉時，最好不要烤著吃，尤其是老人，應盡量少吃烤羊肉。

3、吃羊肉時不要喝茶

茶葉中含較多的鞣酸，如果吃完羊肉後馬上喝茶，茶中的鞣酸就會和羊肉中的蛋白質結合形成鞣酸蛋白質，使腸的蠕動減弱，導致排便不暢，甚至發生便祕。

• 小寒天冷宜湯補

唐代名醫孫思邈說：「安生之本，必資於食。一不知食宜者，不足以生存也……故食能排邪而安臟腑。」到了小寒，北方就進入「出門冰上走」的三九了。在數九寒冬的小寒之際，為了及時補充氣血，抵禦嚴寒侵襲，人們真的應該好好補一下了。這時，可以煲一鍋熱湯，使自己和家人在熱湯的香氣和湯汁的滋潤中擁有一份好心情，一副好身體。

下面為大家介紹一款冬季補湯——鱔魚薑椒湯的做法。

鱔魚薑椒湯由鱔魚、乾薑、胡椒合製而成。製作時，先將鱔魚去掉鱗、腮，剖除內臟，洗乾淨，切成小塊；乾薑洗淨，切成薄片。將魚塊和適量乾薑、胡椒同入砂鍋，加水適量熬湯，待魚熟後，加入精鹽、味精調味即成。鱔魚薑椒湯對脾胃陽氣虧虛所致的脘腹冷痛、遇寒涼則重、時泛清水、食慾不振、神疲怯寒等者具有良效。

- **冬飲黃酒養胃健腎**

眾所周知，飲酒可以驅寒。在天寒地凍的冬天，適量喝一點有酒有助於身體健康。冬天喝養生酒，尤以黃酒為佳。黃酒以糯米為原料，酒麴為糖化發酵劑，經釀造而成。其色澤淺黃或紅褐，質地醇厚，口味香甜甘洌，回味綿長，濃郁芳香。黃酒中含有多種人體必需的胺基酸，豐富的醣類、有機酸、蛋白質、礦物質、維他命和微量元素，被人們譽為「液體蛋糕」，具有極高的營養價值。黃酒有養胃健腎、和血行氣的功用。有詩云：「黃酒不傷身，微醉如酒神，品自香中來，天地皆入樽。」充分說明了喝黃酒的好處。

冬天溫飲黃酒，可活血祛寒、通經活絡，能有效抵禦寒冷刺激，預防感冒。如果在黃酒加點薑片煮後飲用，不僅能活血祛寒，還能開胃健脾。

此外，黃酒還有很大的藥用價值。大家都知道，中藥能補虛扶正、調和氣血、平衡人體陰陽，酒能行血脈、通經絡，把酒與中藥融為一體，便可使兩者相得益彰。而用黃酒來浸泡、炮製、煎熬中藥，則更能顯著提高中藥的治療效果。不過，黃酒雖然酒精度低，但也需適量飲用，一般以每日折合 200 克為宜。若和藥飲用，則每次應在 1 兩到 1 兩半左右。

小寒養生之起居宜忌

- **寒冬保暖需戴帽**

進入小寒節氣，可以說已經進入了一年中最冷的時期。通常情況下，人們為了保暖，總是忘不了多穿衣褲，卻往往忽略了頭部的保暖。殊不知，一個人如果只是多穿幾件衣服，而不戴帽子，那就像熱水而不蓋塞子一樣，熱氣就會源源不斷的向外「輸出」。因為人的頭部是大腦神經中樞的所在地，頭為諸陽之會。頭部的皮膚雖然薄，但血管及汗毛既多又粗，所以體內熱量常從頭部大量往外蒸發。相關研究資料顯示，氣溫 15°C左右時，人體約有 1/3 的熱量從頭部散發；氣溫在 4°C左右時，人體約有 1/2 的熱量從頭部散發；而氣溫在零下 10°C左右時，就會約有 3/4 的熱量從頭部散發。由此可見，頭部與人體熱平衡的關係十分密切。

中醫認為，如不注意頭部保暖，就很容易引發鼻炎、頭痛、感冒、牙痛、三叉神經痛，甚至腦血管疾患。因此，寒冷的天氣裡，人們出門一定不要忘記戴上帽子，以確保頭部的溫暖。尤其是體質虛弱的老人，冬天在外出時更要注意頭部保暖。

冬帽的材質，可以是毛線、呢絨，或者羽絨服的連衣帽，反正材質要厚一點，保暖效果才好。

- **冬季洗浴要注意**

隆冬季節，人們從外面回到溫暖的家中，總喜歡用熱水洗洗臉，以驅走臉上的寒氣，暖和被凍得麻痺的臉部。但是冬天要想保養好臉部的皮膚，切不可過於頻繁的如此洗臉。因為人的臉部在冷空氣的刺激下，汗腺毛細血管呈收縮狀態，當遇上熱水時則迅速擴張，而熱氣一過，低溫重新作用時，毛細血管又會恢復原狀，這樣一張一縮，很容易使人產生皺紋。 所以冬天應減少用熱水洗臉的次數，而應採用冷熱水交替洗臉的方法，先用溫水溼敷，後用冷水擦臉，這有助於減輕臉部皮膚對低溫的敏感性。另外，洗完臉後，應塗上油脂護膚品，並按摩數分鐘，促進血液循環，以恢復由於冷空氣刺激而變弱的皮膚彈性。

在冬季，洗澡也應注意一些問題。冬天洗澡不宜像夏天一樣從頭開始淋浴，最好先把腳打溼，讓腳部先適應水溫，再慢慢往身體上潑水，開始洗澡。因為冬季皮膚溫度比洗澡水溫度低，突然而來的熱水會令心臟負荷不了。冬季洗澡水的溫度比人體體溫略高一點就夠了，大約在 38°C，因為太熱的水會令皮膚水分流失，使皮膚變得乾燥，甚至引起微血管爆裂。而且 38°C左右的水溫，既有利於減輕皮膚瘙癢，又不容易洗去皮膚上的一些有用物質，如皮脂。洗澡時可在水裡加入少量的醋，以減輕鹼性物質對皮膚的損害。洗澡後可擦些甘草油、止癢霜、潤膚膏等，以保持皮膚溼潤，防止皮膚表層乾燥、脫落。另外，在寒冷天氣裡洗澡，最好別超過 15 分鐘，以免著涼。

- **天寒避免酒後入房**

多喝一些酒，可以使皮膚血管擴張，血流量增加，使人感到渾身熱烘烘的，暫時消除了冷的感覺。因此，在天寒地凍的時節，有許多人都喜歡利用喝酒來禦寒，有的人甚至以酒助「性」，事實上，這種做法是錯誤的。

自古以來，醫學家就告誡人們不要「醉以入房」。如《三元延壽參贊書》曾有此記載：「大醉入房，氣竭肝傷，丈夫則精液衰少，陽痿不舉；女子則月事衰微，惡血淹留，生惡瘡。」《婦人規》也說：「……酒性溼熱，非唯亂性，亦且亂精。精為酒亂，則溼熱其半，真精其半耳。精不充實，則胎元不固，精多溼熱，則他日痘疹、驚風、脾虛之類，率已受造於此矣。故凡欲擇期布種者，必宜先有所慎；與其多飲，不如少飲；與其少飲，猶不如不飲，此亦胎元之一大機也。欲為子嗣之計者，其毋以此為後矣。」

現代醫學也證明，酒精是一種性腺毒素，過量飲酒可使性腺中毒，男子過量飲酒會血中睪丸酮平均值降低 70% ～ 80%，從而易發生陽痿、不育。 女子酗酒，易出現月經紊亂；懷孕中飲酒，酒精會透過胎盤直接損害胎兒大腦，造成早產、流產、死胎。由此可見，酒後入房，不僅危害男女，還殃及後代。 因此，大量飲酒後，最好不要急於去過性生活。

小寒養生之防病抗病

- **保持氣血通暢以健腦**

氣血是構成人體和保持人體生命活動的基本物質，是臟腑經絡等組織器官進行生理活動的物質基礎，同時也是神志活動的主要物質基礎。《靈樞·八正神明論》說：「血氣者，人之神，不可不謹養。」氣血不通暢對大腦極為有害。《醫學衷中參西錄》說：「血之注於腦者過少，無以養其腦髓神經，其腦髓神經亦恆至失其所司。」淤血內阻，大腦不能與臟器相接，臟腑的氣血就不能及時供給「元神之府」——大腦，於是腦竅漸空，記憶混亂，最終形成呆症。只有氣血供應充足，精髓充實，大腦才能正常運作。

小寒是一年中氣溫最低的時候，氣溫過低會造成氣血凝滯，這對大腦的健康十分不利。因此，在這一寒冷季節，為了保持大腦健康，必須保證氣血通暢。

使氣血通暢的方法有很多。首先是保暖，身體溫暖就能使氣血運行正常。在使身體溫暖的多種方式中，以運動使身體發熱的方式對保證氣血通暢最為有利。其次是服用一些進補藥品。最後，吃東西不吃過飽，也是保持氣血暢通的一種方式。

- **小心吃火鍋吃出病**

在天寒地凍的冬令時節，為了達到祛寒增暖之目的，人們都喜歡圍爐吃火鍋，尤其喜歡吃辣的，儘管吃得滿臉通紅、大汗淋漓，但是仍舊不願釋口。然而，冬季氣候較乾燥，火鍋調味料又偏於溫熱，從中醫的角度講，燥熱會損耗人之氣血，灼傷人之津液，吃火鍋對身體並不是很好。再加上食物不潔或者貪圖一時之興而暴飲暴食等原因，不少人在吃完火鍋之後，出現腹瀉、嘔吐、便祕、痛風等症狀，有時甚至還引起心腦血管疾病和「中毒」。所以，冬天吃火鍋一定好格外小心，不要因為吃火鍋而吃出病來。

1、注意衛生

由於生菜和生肉中可能含有病菌和寄生蟲卵，所以吃火鍋時蔬菜要多沖洗，肉盡量切薄，一定要燙熟後再吃。如果食物還沒燙熟就吃，病菌和寄生蟲卵未被澈底殺死，就容易引起消化道疾病。

2、調味料不宜太辛辣

辛辣調味品可對皮膚黏膜和胃腸造成強烈刺激，使皮膚出紅斑、乾燥、脫屑等接觸性皮炎症狀，使胃腸發生充血和水腫，造成胃腸道急性炎症，並誘發牙齦腫痛、嘴角糜爛、嘴唇燥裂腫痛等。所以，火鍋不宜吃得太辛辣。

另外，在吃完火鍋後要注意「補救」，比如每天至少喝 1000 毫升的水，以緩解火鍋的火氣。

- **氣溫劇降嚴防青光眼**

天氣的變化和季節的更替對人眼的生理功能有很大影響。青光眼是一種致盲眼病，其症狀是眼痛、眼脹、視力減退，並伴有頭痛、噁心。青光眼多在冬季最冷的月份發作。這是因為天氣急劇變化時，突然而至的冷空氣會影響體溫調節中樞，透過植物神經干擾血壓而使眼壓波動，進而誘發青光眼。因此，在小寒節氣，一定要嚴防寒冷誘發青光眼病。

要防青光眼的發生，需要注意以下幾點：平時一定要保持穩定的情緒，避免精神緊張和過度興奮；注意起居要有規律，不要長時間待在黑暗的環境中，防止瞳孔擴大，眼壓增高；在晴朗的天氣下適度參加戶外活動，因為這樣會增加眼底血管氧氣的供應，減少血液中二氧化碳的聚積，避免眼壓升高；盡量不要長時間低頭伏案工作，防止眼部淤血。

小寒養生之精神調養

- **聊天聊出健康生活**

冬天，嚴寒的氣候作用於人體，致使體內調節代謝的相關物質合成代謝減慢，腦垂體、腎上腺皮質功能亦受到明顯的抑制，血液循環變慢，腦部供血不足，植物性神經功能發生紊亂，因而使人出現緊張、激怒、焦慮、憂鬱、精神萎靡等一系列症候，這就是季節性情感失調症。

對於這種因氣候變化而引起的情感失調症，除了應根據氣候在起居中生活做出相應的調整外，還可以透過聊天的方式進行合理的疏導，從而保持情緒的穩定。

聊天，其實就是用談心說話的方式，來宣洩心理鬱積的不良情緒。一次暢快的聊天，往往可使人的心理獲得平衡，精神得到振奮。朋友之間有針對性的聊天，透過體貼人微的情感和切合實際的語言，可以產生良好的精神調理效果。

清代著名畫家高相軒的《十樂》養生經驗中亦介紹了「暢談之樂」，他說：「田間把鋤，勞而歇於地頭，與野老田夫縱談天下世外事，或測天氣晴雨，或卜年景豐歉，坦蕩暢談，其樂陶陶。」這充分說明了朋友之間的聊天，對於人們的身心健康大有裨益。

- **放鬆法可消除精神緊張**

進入小寒時節，已然進入年關，由於要安排過年的事情，有時候很讓人頭痛，再加上工作上的壓力，更容易使人精神緊張。

不過不要緊，我們可採用下面這種放鬆反應法來達到消除緊張的目的。

1、選擇安靜的環境。選擇一個安靜舒服，使自己容易專心的地方，然後完全放鬆全身的肌肉，由腳開始逐漸放鬆到臉部肌肉。

2、運用心理工具。從外向思考轉移到人的心理需求，這需要穩定性和刺激性。例如，可以在心裡默默重複一個字或一個詞，先用鼻子呼吸，慢慢感覺自己的呼吸，吸氣時再慢慢對自己說這個字或這個詞。可以說「靜」、「安靜」、「涼快」、「放鬆」。

3、正向的態度。出現引起自己分心的事或者思想時，應忽略它。將自己的注意力重新導向自己的呼吸上，並重複說上面說過的字或詞。

4、舒服的姿勢。放鬆、呼吸和說剛才說過的字詞，都要在舒服的姿勢下進行，避免不必要的肌肉緊張。

- **心理療法克服焦慮**

現代醫學研究顯示，人的心理、生理與外界自然環境的變化是緊密相關的。冬天，寒冷使機體的新陳代謝和生理功能處於抑制和降低狀態，一些人在冬季易出現情緒憂鬱的現象，當憂鬱時間較長、程度較深時，會伴隨著出現焦慮心理，表現出憂慮、緊張、坐臥不安，甚至有大禍臨頭的感覺。

中醫學將各種情緒活動分屬於不同的臟腑，認為肝主怒、心主喜、肺主憂、脾主思、腎主恐。科學研究認為焦慮分屬於肝臟。也就是說，治療焦慮，重在調和肝臟，可以根據病情的需要適當服用中成藥丸，比如安神補心丸、加味逍遙丸、腦樂靜糖漿等，再結合卓有成效的心理治療。

雖然藥物對於焦慮症有一定的緩解和治療作用，但是治療焦慮症主要不是依靠藥物，相反，要注意藥物應用不當產生的藥物依賴性以及一些不良反應。焦慮症主要依靠心理治療。焦慮症的心理療法有放鬆療法、想像療法、言語開導療法、精神分析療法、催眠療法等。另外可加強鍛鍊，比如練練瑜珈、打打太極拳等，對於治療焦慮也有好處。

小寒養生之運動休閒

- **堅持長跑保健康**

冬季長跑是一項最為普及的大眾體育運動項目，深受各年齡層人們的喜愛。長跑可以使心肌收縮力加強，同時提高氧的吸收和運輸效率，從而增強呼吸系統和心血管系統的機能，提高人體的耐寒能力及防病抗病能力。現代研究發現，長跑可以消耗大量脂肪，起到減肥、降脂的作用。此外，長跑還有調解大腦神經的功能，能有效緩解神經緊張。

但是由於冬季氣溫較低，體表的血管遇冷收縮，血液流動緩慢，肌肉的黏滯性增高，韌帶的彈性和關節的靈活性較差等原因，因此，為了確保安全，冬季長跑時應注意以下幾點：

1、充分準備

清晨長跑前，最好先喝杯水以補充體內水分，並做好充分的準備動作，將四肢、胸、背、腹、腰、踝等部位充分活動開。

2、注意姿勢

長跑時，上身稍微前傾，兩眼平視，兩臂隨跑的節奏自然擺動，腳尖要朝向正前方，落地要輕柔，動作要放鬆，盡量保持肢體活動協調平穩。

3、口鼻並用

冬季長跑時，光用鼻子呼吸難以滿足機體需求，因而要用嘴協助鼻子呼吸。呼吸時，嘴半張，並讓舌尖接近上顎，以免吸入大量冷空氣而引發咽痛、胸痛或腹痛等。

4、不飲冷水

運動後不宜很快喝水，尤其不要喝冷水。運動後 20-30 分鐘左右，可適當飲用淡鹽水或溫開水，以補充體內因運動而失去的水分和鹽分。

- **小寒運動不宜太劇烈**

小寒時節，天氣極為寒冷，這時人不宜多運動，尤其是不要劇烈運動。其原因有三：

1、人的血管會對天氣產生反應，遇冷的時候會收縮。由於小寒時天氣十分寒冷，因此是心腦血管病的高發時季。人在運動時需要大量的氧氣，血液流動的速度和流量自然也就會加大，大量的血液湧入已收縮的血管很有可能引起堵塞、血栓，這樣就有可能發生血管爆裂，造成腦出血，這種情況是非常危險的。因此，小寒時最好不要做劇烈運動，以免突發心腦血管病。

2、當氣溫、溼度、氣壓發生劇烈變化，機體不能適應時，人就會發生過敏反應，醫學上稱之為氣象過敏症。冬季鍛鍊——尤其是在劇烈運動後半小時——易產生運動過敏症。這是因為運動使體內細胞攝氧量發生變化，寒冷空氣刺激皮膚，皮膚感受器傳導到下丘腦，受下丘腦支配的垂體會調節內分泌功能，使體內組織胺、內啡肽分泌增加，從而誘發過敏症。因此當天氣劇烈變化時，一定要掌握好運動量，避免劇烈運動以減少運動過敏症發生。

3、冬天，天寒地凍，萬物閉藏，人也要與天地、萬物一樣，「閉而藏之，養精蓄銳，以利春生」。人如果在冬季運動太多或太劇烈，就會損傷體內所藏之陽氣，在春天裡就會感到渾身無力，沒有精神，就是我們經常說的「春睏」。春睏是比較輕度的反應，重則引起肢端發冷，萎靡不振。這都是冬天運動過量，沒有注意養藏造成的。

- **小寒十二月坐功**

進入小寒時節，自然界的生物都已處於冬眠狀態，養精蓄銳，以適應來年春天的生機。本法以「小寒」命名，正是根據這一時令特點而制定的鍛鍊方法。小寒時節人體疾病多表現在太陰脾經的病變。《靈樞經》說：「脾足太陰之脈，起於大趾之端，循趾內側白肉際，過骨後，上內踝前廉，上踹內，循脛骨後，交出厥陰之前，上膝股內前廉，入腹，屬脾，絡胃，上膈，挾咽，連舌本，散舌下。其支者複從胃別上隔，注心中。是動則病舌本強，食則嘔，胃脘痛，腹脹，善噫，得後與氣快然如衰，身體皆重，是主脾所生病者，知本痛，體不能動搖，食不下，煩心，心下急痛，溏瘕泄，水閉，黃疸，不能臥，強立，股膝內腫厥，足大趾不用。」勤練此功法，對於上述病症的治療能起到不錯的防治效果。

《遵生八箋》中對此功法的記載如下：「運主太陽終氣。時配足太陰脾溼土。坐功：每日子丑時，正坐，一手按足，一手上托，挽首互換極力三五度，吐納，叩齒，嗽咽。治病：榮衛氣蘊，食即嘔，胃脘痛，腹脹，噦（乾嘔），瘧食發中滿，食減，善噫，善噎，身體皆重，食不下，煩心，心下急痛，溏瘕泄，水閉，黃疸，五泄，注下五色，大小便不通，面黃，口乾，怠惰，嗜臥，搶心，心下痞，苦善飢，善味不嗜食。」

此功法的具體動作為：每天晚上 11：00～凌晨 3：00 時，正坐，一手抱腳，另一手抱腿朝頭上方用力抬，直到抬不上去為止，左右方向各做 3～5 次，然後叩齒 36 次，調息吐納，津液咽入丹田 9 次。對於榮衛氣蘊，食即嘔，胃脘痛，腹脹，噦，瘧食發中滿，食減，善噫，善噎，身體皆重，食不下，煩心，心下急痛，溏瘕泄，水閉，黃疸，五泄，注下五色，大小便不通，面黃，口乾，怠惰，嗜臥，心下痞，苦善飢，善味不嗜食諸症有不錯的治療效果。

- **楊力談小寒養生**

如今各種藥膳火鍋成了人們消寒壯熱的美味佳餚。正因如此，很多人忽略了合理進補的問題，特別是青年人，自恃體強而暴飲暴食，飢飽寒熱無度，最終引來無窮後患。

小寒節氣已數九寒天，人們大補特補無可非議，但進補不可無章無法，應本著「因人施膳」的原則，了解飲食宜忌的含義，元代《飲食須知》強調：「飲食，以養生，而不知物性有相宜相忌，縱然雜進，輕則五內不和，重則立興禍患。」所以在進補時不要被「五味之所傷」。

進補並非只是吃大量的滋補品就可以了，進補一定要有的放矢，按照傳統的中醫理論，滋補通常可分為四類，即補氣、補血、補陰、補陽。

如果不根據自己的實際情況而盲目將黃芪、黨參、當歸、三七等與雞、鴨肉同煮食，或是長時期過量服用人參、鹿茸、阿膠、白木耳等藥物，反而對身體有害。因此，冬令進補一定要「有的放矢」，切莫多多益善。在冬令進補時應食補、藥補相結合，以溫補為宜。

大寒篇

大寒節氣，時值每年陽曆的 1 月 20 日前後。「斗指癸為大寒，時大寒慄烈已極，故名大寒也。」大寒，是一年中的最後一個節氣，在氣象紀錄中雖不像大雪到冬至、小寒期間那樣酷寒，但仍處於寒冷時期。按傳統習俗，每到「大寒」人們便開始忙著除舊布新，準備年貨了。清代《真州竹枝詞引》記載：「醃肉雞魚鴨，日『年餚』，煮以迎歲……」隨著大寒的到來，冬季接近尾聲，在準備醃魚、臘肉之時，已經隱隱可以感受到大地回春的景致。

大寒養生之飲食調理

- **冬飲紅茶健康吉祥**

茶中含有很多有益於人體健康的營養成分。中外科學家的研究充分證實了經常飲茶可以延年益壽。嚴寒的冬季，冰天雪地，萬物蟄伏，寒邪襲人，人體生理功能減退，陽氣漸弱，對能量與營養要求較高。中醫認為：「時屆寒冬，萬物生機閉藏，人的機體生理活動處於抑制狀態。養生之道，貴乎禦寒保暖。」紅茶中含有豐富的蛋白質和醣類，性味甘溫，加入奶、糖後，芳香不改，冬季飲之，可補益身體，善蓄陽氣，散寒和胃，生熱暖腹，提高人體對冬季氣候的適應能力。

紅茶類在加工過程中經過充分發酵，使茶鞣質氧化，故又稱全發酵茶。茶鮮葉經過氧化後形成紅色的氧化聚合產物——茶黃素、茶紅素、茶褐素。紅茶乾茶呈黑色，沖泡之後，這些色素一部分溶於水，形成紅葉紅水的紅色茶湯，給人暖和吉祥的感覺。紅茶除了能生熱暖腹、溫補陽氣外，還可助消化，去油膩、開胃口。冬季人們的食慾增進，進食油膩食物增多，因此在飯後、酒宴之中及朋友相聚之際飲紅茶，別有一番樂趣，同時也有利於身體健康。故而冬天喝茶以紅茶為上品。

冬季宜喝的紅茶有荔枝紅茶、檸檬紅茶、玫瑰紅茶、桂花紅茶等。沖泡紅茶，宜用剛煮沸的水沖泡，並加以杯蓋，以免釋放香味。

- **營養味美臘八粥**

每年的農曆十二月初八，民間稱之為「臘月」初八，是春節前的第一個節令，此後「年味」日漸濃郁起來，民間把這一天當做年節來過。一到臘八節，家家戶戶都要吃臘八粥，這已是流傳千年之久的一種習俗。

臘八粥的做法隨各地風俗，種類不一，風味各異。臘八粥香糯可口，嚴冬食之，能夠暖身祛寒，且其性味平和，補而不膩，堪為冬季養生佳品。傳統養生學認為，臘八粥具有健脾益腎、滋補虛損的功效。清代營養學家曹燕山在《粥譜》中表明，臘八粥能夠調理營養，易於吸收，有和胃、補脾、養心、清肺、益腎、利肝、消渴、明目、通便、安神的作用。科學研究也證明，臘八粥確是「食療」的佳品。臘八粥的原料主要由多種米、豆、乾果和堅果構成。從現代營養學角度來看，豆中含有優質的植物蛋白；乾果「濃縮」了諸多鮮果中的營養物質；堅果不僅含有豐富的蛋白質，而且富含維他命E和多種微量元素，這些對於提高人體免疫力、延緩衰老都不無裨益。隨著人們生活水準的提高，臘八粥不僅在「臘日」食用，大凡冬令皆可不定期食用。若能四季常食，定可獲益良多。

- **春節不要讓腸胃超負荷**

春節是中國的傳統節日，一到春節，張燈結綵，闔家團圓，走親訪友，湖吃海喝，從這家吃到那家成了生活的全部內容。不管是天上飛的、地上跑的、河裡游的，在春節時都能吃個痛快。口福享了，腸胃卻超負荷了。以雞鴨魚肉為膳食主打的春節，進食過量，很容易造成急性胃擴張，消化吸收不良，頭昏腦脹、心慌氣喘、脈搏加快、血壓增高等一系列症狀。因此，宴席頻繁的節日期間更應合理飲食，調理腸胃，以防消化疾病的發生。

1、不要暴飲暴食

春節期間，面對美味佳餚，人們最容易暴飲暴食，即吃得過飽、喝得太多。其實，暴飲暴食對身體極為有害，容易引發消化不良、急性胰腺炎，以及某些疾病的併發症。所以春節飲食不應順性而為，應有所節制。

2、多吃新鮮蔬菜

春節期間雖然不停的走親訪友，實際運動量卻相對減少了，因此，有不少人會出現便祕或排泄不順的情況。所以，春節期間人們應多吃些新鮮蔬菜。富含葉綠素、胡蘿蔔素、維他命、纖維多的蔬菜不僅能和大量的肉、魚、蛋類取得營養的均衡，還具有調理腸胃的功能。

3、適當吃粗糧

春節期間，由於人體攝取大量油膩食物，容易造成胃負擔過重從而引起炎症，還易造成腸道功能紊亂引發的腸道消化不良和腹瀉。因此，過節時應吃點清淡的粗糧讓「不堪重負」的胃腸道得以休息調整，恢復常態。

大寒養生之起居宜忌

- **不要緊閉門窗保暖**

在隆冬臘月，為了驅寒取暖，人們往往喜歡緊閉門窗。冬季緊閉門窗的做法雖然保住了室內的溫度，卻使室內的空氣品質急劇下降，從而讓人失去了這個對身體健康更重要的東西。

現代室內建築採用了不少含有放射性物質的材料，如大理石、花崗岩、瓷磚等。如果長時間緊閉門窗，就會使室內放射性物質及二氧化碳濃度過高，從而使人頭昏腦脹，鬱悶不適。

科學研究顯示，一個密閉的房間，只要 6 個小時不通風，其氧氣含量就會下降到 20%（正常情況下為 21%-22%），通常此時人們會感覺到疲勞乏力、精神不振、胸悶、氣短、頭痛等症狀，不少人甚至開始感覺到呼吸有壓力或者感冒次數增多，還有人出現了嗜睡、反應力遲鈍等現象。

因此，不管天氣多麼寒冷，都應經常開窗，保持空氣流通，尤其是患者的住所更應注意經常通風。冬季應每天開窗 2-4 次，每次 10 分鐘左右。實驗顯示，室內每換氣一次，可除去室內空氣中 60% 的有害氣體。

- **要防靜電傷身**

冬天天氣乾燥，在日常生活中，由於皮膚與衣服之間以及衣服與衣服之間互相摩擦等原因，常常導致身體累積靜電，早上起來梳頭時，頭髮會經常「飄」起來，越理越亂；晚上脫衣服睡覺時，黑暗中常聽到劈啪的聲響，而且伴有藍光；見面握手或突然碰到某處金屬時，會突然感到指尖針刺般刺痛……這樣的狀況頻繁發生時，生活就會受到干擾，甚至可能造成某種心理壓力而影響身心健康。

因此，冬天一定要採取保護措施以防靜電傷身。

1、為了防止靜電的發生，室內要保持一定的溫度，除經常通風換氣外，要勤拖地，勤灑水，還可以使用加溼器或在室內放些盆栽花草。

2、盡量選用純棉製品作為家居飾物的材質，盡量避免使用化纖地毯和以塑膠為表面材料的家具，以防止摩擦起電。

3、盡量選用高保溼的化妝品及保養品，以減少身體靜電的累積。

4、當頭髮無法梳理時，可將梳子浸入水中片刻，等靜電消除之後，便可以將頭髮梳理服貼了。冬天應選擇柔軟、光滑的棉紡織或絲織內衣、內褲，盡量不穿化纖類衣物。洗衣服時可使用防靜電的洗滌劑。

5、摸金屬物體之前先摸一下牆壁，這樣可以將體內靜電「放」出去，防止靜電傷人。還可以先用小金屬器件（如鑰匙）、棉抹布等先碰觸大門、門把、水龍頭、椅背、床欄等消除靜電，再用手觸及。

- **心血管患者房事宜忌**

寒冬臘月，是一年中心血管患者發生率最高的時期。在生活中，配偶中如有一方患有心血管疾病，無病的一方同樣會出現相似的畏懼、壓抑和焦慮，從而影響正常的性生活。

心血管疾病患者是由於血管張力和血管本身的變化，對陰莖組織的供血不足，導致勃起障礙。其實只要合理安排，患心血管疾病後也沒有必要過分謹慎的迴避性生活，冠心病也不是性生活的禁區。

心血管疾病患者在合理用藥、適當休息、病情穩定的基礎上，可適當安排性生活。不過，在行房時應採取省力的體位，動作和緩輕巧，避免劇烈運動。對心肌梗塞患者，應該在急性心肌梗塞完全康復後 6 個月才能考慮恢復性生活。如果性交時出現胸痛，應立即停止，並及時服硝酸甘油等。如果性交後出現心慌氣短，心律加快，呼吸急促，甚至心力衰竭的症狀，則應該在症狀完全消失一段時間後再考慮恢復性生活。恢復正常性生活後如遇到氣溫變化較大時，也應暫時迴避。

冠心病患者應在床邊備好急救藥品，以防萬一。高血壓患者應在血壓穩定的基礎上合理安排性生活，以免發生意外，特別要注意性交時的節奏、頻率、強度和體位。

大寒養生之防病抗病

- **冬季不要讓骨質疏鬆**

冬季，大雪、冰凍天氣較多，讓人外出十分不便，尤其是行動遲緩的老人，更容易發生摔跤骨折的意外事故。冬天導致老人摔倒易骨折的一個重要原因就是骨質疏鬆症。

冬天骨質疏鬆有三個方面的原因。一是維他命 D 的缺乏。由於人體內維他命 D 的濃度在冬季時特別低，影響鈣磷的正常吸收和骨化作用，從而導致骨質疏鬆症。二是腎虛。中醫認為導致骨質疏鬆的根本原因是腎精虧虛。腎為先天之本，主骨生髓，腎虛精血不足則髓之生化乏源，不能滋養骨骼，骨之失養會導致骨骼脆弱無力。可見，冬天腎虛是導致骨質疏鬆症的重要原因。三是氣血凝滯。冬天天氣寒冷，容易使人體氣血凝滯。中醫認為，血瘀痺阻脈絡，氣血津液不能濡養筋骨，筋骨一旦失於濡養便易疏鬆脆弱。

因此，冬天預防骨質疏鬆症，應根據發病的原因在日常生活中採取相應的措施。一是在平時的飲食中要注意多吃含有豐富維他命D的食物，如沙丁魚、魚肝油等，幫助身體更有效的吸收鈣質。二是要注意護腎養腎，以保證腎精的充盈。三是要注意防寒保暖，保證氣血的暢通，以保證筋骨能得到氣血精液的濡養。

- **寒冷慎防老年性肺炎**

老年性肺炎在冬季的發生率最高，約占全年的 60% ～ 70%，80 歲以上的老人在冬天的死亡病因肺炎為第一位。這是因為老年人呼吸器官功能衰退，肺循環不良，加上支氣管黏膜上皮功能退化，咳嗽無力，淨化功能減退，因而影響肺內和支氣管分泌物的排除，而在冬天由於天氣寒冷，一不小心就會著涼，一旦著涼感冒後，就極易引起呼吸道感染而繼發肺炎。

老年性肺炎發病時沒有典型的症狀，表現輕微的咳嗽、咳痰，有時可出現胸悶、呼吸困難。因此，老年性肺炎經常會被視為一般的感冒治療。但是如果因為誤會，使病情得不到及時而有效的治療，後果是非常嚴重的，所以預防和及早發現老年性肺炎十分重要。

冬季預防老年肺炎，最重要的就是注意防寒保暖。冬季氣候寒冷，要適時增減衣物，避免著涼感冒。一旦發生感冒或呼吸道感染，要及時澈底治療，切不可硬撐拖延，以免惡化成肺炎。經常開窗通風換氣，保持居室空氣的新鮮，還要養成良好的生活習慣，注意飲食清潔和多飲水，不吸菸、不酗酒。另外，要經常鍛鍊身體，增強體質，使機體能適應天氣冷熱的變化，提高抗病能力。

- **冬天避風防面癱**

寒冬時節，如果臉部長時間受到冷風的刺激，會造成臉部經絡氣血不通，顏面神經因缺血而麻痺，受顏面神經支配的顏面表情肌，就會因營養不足而出現功能障礙，導致面癱。

因此，在寒冷的冬天，尤其是颳風的日子裡，一定要小心預防面癱。

要預防面癱，首先要注意保暖，應避開寒風對面部的直接襲擊，尤其是年老體弱、病後、過勞、酒後及患有高血壓病、關節炎、神經痛等慢性疾病者，盡可能不要迎風走。外出時，為了避免冷風侵襲，最好戴上口罩；開快車時不要打開車窗，車內保持溫暖。

其次要多吃水果蔬菜。尤其是在冬春轉季的時候，可以多吃些韭菜、芹菜、春筍、芥菜等，既可增強體質，又可增強抗病能力。

同時，身體虛弱者還要增強體質，以提高抗病能力。不同年齡、不同體質的人，可根據自身的具體情況選擇不同的鍛鍊項目，如散步、跑步、體操、打太極拳、爬山、跳舞等。

大寒養生之精神調養

- **調節心情應對春節心理病**

春節是華人最重要的傳統節日，每當春節來臨，人們總是要放下所有工作和應酬，痛痛快快的玩幾天。春節本應是一年中人們最愜意的時候，可是有不少人卻在春節期間出現春節心理疾病，過得身心疲憊。導致春節心理病的原因有四個。一是平時工作的高度緊張。平時工作高度緊張的人，突然清閒下來，一時間會有一種不適應感。當他們無事可做時，反而會出現憂鬱、失落、焦躁不安等不良情緒反應。二是春節期間暴飲暴食。暴飲暴食會導致胃腸功能紊亂，進而引發多種伴生性疾病。疾病使原本喜慶的節日氣氛蒙上陰影，影響人們過節的好心情。三是春節期間活動安排過滿。活動過多會使人體力透支。過度的體力消耗，會造成人體正常系統功能紊亂，使人失眠。四是節後心理失調。過完春節，馬上又要回到原來緊張生活的事實，會使某些人心理失調，產生惶惶不定、焦躁不安的負面情緒。

為了預防各種負面情緒影響過節氣氛，在節日前後和節日期間，人們應注意心理保健，學會進行正向的自我調適。在春節前，要為節後的工作和生活做好安排，然後透過聽音樂、讀書等休閒方式，使之前緊繃的神經慢慢放鬆下來。在春節期間，要注意補充睡眠、合理飲食，合理安排過節活動，以免體力透支。在節日的最後兩天，要盡快停止過激的活動，及時收心，透過放鬆自己的休閒方法，讓心神安靜下來。

- **消除自卑悅納自己**

在寒冷的冬天，人們因為氣候的變化而容易產生負面的心卑心理。這種自卑心理有很大一部分原因歸結於不接納自己。不了解自己，不接納自己，是很多人都有的一種心理疾病。很多人不清楚自己的能力、興趣、體力、經驗和條件，沉浸在一些不切實際的幻想，在不斷羨慕別人和輕視自己的過程中備受精神的折磨。長期的精神折磨會導致人的生理功能紊亂，對身體健康造成很大危害。

其實最好的心理健康策略就是悅納自己。悅納自己，對自己的各方面表示接受、滿意，就能保持良好情緒，遠離煩惱。這樣才會有充足的精力、清醒的腦力去工作和學習，才能心平氣和的享受美好的生活，從而保證身心的健康。悅納自己可以從以下幾點做起：

1、理智面對現實

世界上沒有完美的人，每個人都會存在這樣或那樣天生的缺陷，這是無法改變的事實。理智的對待現實、承認事實，不去否定，更不去哀嘆，就能擺脫自卑的心理折磨。

2、以長補短

就像在生活中創造成就、擁有智慧與能力、培養高尚情趣能彌補醜陋的長相一樣，任何缺陷和劣勢都可以透過發揮自身的其他優勢來彌補。

3、減少負面的自我暗示

負面的自我暗示會對人造成沉重的心理負擔，使精神極度壓抑，自卑失望。而減少負面暗示，多進行正向的自我暗示能振奮精神，使人身心健康。

- **平衡心理四法則**

冬季的日照時間相對其他季節短較，這是冬季情緒憂鬱的重要原因。冬季要保持良好心態，消除憂鬱，就要學會平衡心理，懂得為自己減壓。下面為讀者介紹冬季平衡心理的四大法則：

1、不苛求自己

精神壓力太大會引起精神上的疾病，從而損害身體健康。要減少自己的精神負擔，就不要苛求自己，以免影響自己的情緒，弄得身心俱疲。如果把目標和要求定在自己能力範圍之內，欣賞自己已得到的成就，心情自然就會舒暢。

2、疏導情緒

不良情緒易損健康，把所有的憂鬱埋藏在心裡，只會令自己鬱鬱寡歡。如果以各種途徑將鬱積在心的情緒發洩出去，比如說把心中的煩惱告訴好友或親人，內心便會頓感舒暢。

3、暫離煩惱

在受到挫折時，暫時將煩惱放下，去做自己喜歡的事，如唱歌、睡覺、運動等，等到心情平復時，再重新面對自己的難題。

4、待人以寬

待人以寬表現在兩個方面，一是對他人的期望不要過高；二是在無關緊要的小事情上退讓一步，不過分堅持。待人以寬，能夠平定情緒，有效減少自己的煩惱。

大寒養生之運動休閒

• 滑冰健身注意安全

「朔風捲地河水凝，新冰一片如砥平。」在千里冰封，萬里雪飄的時候，滑冰就成了一項再合適不過的體育活動。滑冰亦稱「冰嬉」，是一項在宋代時就已開始的傳統體育活動。

滑冰鍛鍊集力量、耐力、速度、協調、柔韌、靈活、平衡、優美、穩定於一體，不僅能夠增強人體的平衡能力、協調能力以及身體的柔韌性，還可增強人的心肺功能，提高有氧運動能力，加快機體的代謝，增強體質。同時，滑冰還有益於消耗脂肪，調節情緒，恢復疲勞。

但是滑冰時，由於氣溫低，速度快，極易受傷。因此，滑冰時應注意以下三點：

1、要做好暖身，使身體各關節活動開來。可以握住腳趾前後左右搖動，用手搓熱耳、鼻、手背等裸露部位，然後再上冰。

2、滑冰時所著鞋襪要合適。如果鞋襪過於緊小，會使末梢血液受阻，從而影響血液循環。

3、滑冰時間不宜過長。由於氣溫低，滑冰時間過長，會使身體的一些部位凍傷。一旦發生凍傷，要妥善處理。不要用火烘烤或熱敷凍傷部位。若腳與鞋襪凍在一起，不要用力拉扯，以免傷了皮膚。凍傷嚴重時應請醫生治療。

• 大寒爬樓健身法

大寒節氣時，常有大風天氣，戶外活動難以進行，而且俗話說「風後暖，雪後寒」。冬天，伴隨著大雪而來的是溫度下降，摔傷、凍傷、感冒、交通事故等成為雪天影響健康的主要因素。因此，老年人應減少戶外活動，多進行一些室內活動。而爬樓就是一種很好的室內健身法。

爬樓梯可以增強肌肉與關節力量，提高髖、膝關節的靈活性，促進下肢靜脈血液回流，防止靜脈曲張，加強心肌收縮，加快血液循環機能，能夠有效防治肥胖、高血壓、冠心病、糖尿病等疾病。

爬樓梯時，應彎腰屈膝，抬高腳步，兩臂自然擺動，盡可能不抓扶手。每秒爬1級，連續爬4～5層樓，每次練習往返2～3次。每趟之間可稍事休息一下。但是要注意，不要在太暗的樓梯進行鍛鍊，以免發生踩空、扭傷、滑倒、摔下樓梯等意外。

其實，無論從運動角度，還是從健身意義上，爬樓梯都是一項理想的健身活動。只要有樓梯的地方都可以練，它可以結合人們的日常生活隨時隨地進行，使人在不知不覺中得到鍛鍊。

- **大寒十二月坐功**

進入大寒時節以後，寒氣流行，萬木凋零。本法以「大寒」命名，正是根據這一時令特點而制定的氣功鍛鍊方法。《素問·氣交變大論》：「歲水太過，寒氣流行，邪害心火。民病身熱，煩心燥悸，陰厥上下中寒，譫妄心痛，寒氣早至，上應辰星，甚則腹大脛腫，喘咳，寢汗出憎風……病反腹滿腸鳴，溏泄不化，渴而妄冒……。」其論雖是針對水運太過之年立論。但就一年四季而言，冬乃寒氣偏盛，寒邪傷人可表現為腎的病變，及水氣太過而乘土的脾的病變，水氣太過而侮火的心的病變。勤練此功法，對於上述病症的治療能起到不錯的防治效果。

《遵生八箋》中對此功法的記載如下：「運主厥陰初氣。時配足太陰脾溼土。坐功：每日子丑時，兩手向後，據床跪坐，一足直伸，一足用力，左右各三五度，叩齒，嗽咽，吐納。治病：經絡蘊積諸氣，舌根強痛，體不能動搖，或不能臥，強立，股膝內腫，尻陰臑䯒足背痛，腸鳴，食泄不化，足不收行，九竅不通，足䯒腫，若水脹滿。」

此功法的具體動作為：每天晚上11：00～凌晨3：00時，兩手從後面支撐身體靠床跪坐，然後將一條腿向前伸直，另一條腿向上用力支撐身體，左右腿輪換各做3～5次，然後叩齒36次，調息吐納，津液咽入丹田9次。對於經絡蘊積諸氣，舌根強痛，體不能動搖，針刺痛感難以臥睡，膝內積水，陰囊、足背疼痛，腸鳴，食泄不化，頭重腳輕，九竅不通，腳面浮腫，若水脹滿等病症有不錯的治療效果。

- **楊力談大寒養生**

《靈樞·本神》曰：「智者之養神也，必順四時而適寒暑，和喜怒而安居處，節陰陽而調剛柔，如是僻邪不至，長生久視。」《呂氏春秋·盡數》提到：「天生陰陽寒暑燥溼，四時之化，萬物之變，莫不為利，莫不為害。聖人察陰陽之宜，辯萬物之利，以便生，故精神安乎形，而壽長焉。」就是說順應自然規律並非被動的適應，而是採取積極主動的態度，首先要掌握自然界變化的規律，以防禦外邪的侵襲。

古有「大寒大寒，防風禦寒，早喝人參、黃芪酒，晚服杞菊地黃丸」。這是過去人們在生活中的總結，也說明了人們對身體調養的重視。大寒時節適宜的膳食有當歸生薑羊肉湯、紅參田七雞、糖醋胡蘿蔔絲牛奶粥等，有溫中散寒、補虛益血、潤肺通腸的功效。

大寒節氣天氣寒冷，對老年人來說，本月最需預防的是心腦血管病、肺氣腫、慢支氣管炎等慢性病。

乾燥寒冷的氣候，還容易使老年人患感冒、肺氣腫和支氣管炎。這些病症都會加重冠心病的症狀，並誘發心絞痛。所以，有心腦血管病史的老年人在此節氣中尤其要注意保暖，早晚要少出門，避免感冒。早上應盡可能晚起，中午或下午可到戶外活動一個小時左右，外出時一定加穿外套，最好戴上口罩、帽子、圍巾。

冬季六節氣養生總結篇

冬季是從立冬日開始，經過小雪、大雪、冬至、小寒、大寒，直到立春的前一天為止。冬三月草木凋零，獸藏蟲伏，是自然界萬物閉藏的季節，按照「天人相應」的養生原則，冬季養生的宗旨是斂陽保陰，使兩者協調。人以腎為「先天之本」，腎主藏精，精為維持人體的基本物質之一。腎在冬季主令，若腎臟虛弱，則無法調節機體適應嚴冬的變化，更無法為來年春季的發生提供物質基礎。因此，冬季養生以護腎為主。

寒為冬季的氣候特點，寒邪又分內寒與外寒兩種。外寒者，來於天地之間，侵犯人體由表及裡；內寒者，自生於內，是因為機體陽氣不足，無法溫煦而造成的病理現象，其表現為由內向外。對此，體弱及老年人應注意防範。因此冬季為了壯陽護陰，宜適度服用溫補之品，而應忌黏硬、生冷食物。冬季宜多食的食物有羊肉、鵝肉、鴨肉、蘿蔔、核桃、栗子、地瓜等。冬天為腎氣旺、心氣衰的季節。鹹味屬腎，所以應遵循「少食鹹，多食苦」的原則，同時還應盡量避免吃炙烤油膩難以消化的食物。

《理虛元鑑》說：「冬防寒，又防風。」《養生鏡》提出：「冬三月乃收藏閉塞之時，最宜固守元陽，以養真氣。」故冬季應注意保持室內溫度。室內溫度太低，易耗傷人體陽氣；室內溫度過高，又易劫傷陰精。冬季陽氣閉藏於內，陰氣在外，若調養失當，過貪辛熱暴暖，就會內擾陽氣，迫其外泄，或積熱於內，形成陰虛火旺之候。到了春天，就會發為溫病，或誘發宿疾。這也是違背《素問·四氣調神大論》「秋冬養陰」的攝生準則的。

冬季要早睡，起床不妨稍遲。早晨鍛鍊也不宜起得過早，最好在日出時，選擇活動量較大的動作，讓身體出一些微汗即可，這樣不僅可以避寒取暖，還能使經、氣、血、脈活動旺盛，從而使精、氣、神達到「增強和內收」的目的。

冬季氣候寒冷，陰盛陽衰，活動宜少，性興奮和衝動也隨季節而衰減。因此，冬季房事調養也應掌握「養藏」的原則。《禮記·月令》說：「仲冬之月……君子齋戒，處必掩身，身欲寧，去聲色，禁嗜慾，安形性，事欲靜。」故中醫提倡冬令保精。中醫認為精、氣、神是人生三寶，其中尤以精為根基，誠如《素問，金匱真言論》所說：「夫精者，身之本也。」古人還有一些關於保精方面的經驗之談：「善養生者，必寶其精，精盈則神全，神全則身健」、「善保精者多高壽，過損精者必早衰」。

嚴冬臘月，寒風凜冽，雨雪紛飛，江河冰封，草木枯瘦，如此萬物凋零之象，常會使人觸景生情，情緒低落，尤其是老弱多病之人，情志的變化更為明顯。因此，精神調養十分重要。冬季 6 節氣精神調養，重在安定心志，注意神情安靜，不要使情志過激，以免騷擾潛伏的陽氣。正如《素問·四氣調神大論》說：「使志若伏若匿，若有私意，若已有得。」這裡即是指適應冬季精神調養的「養藏之道」。

跟著節氣養生

夏天做空氣浴，秋天洗冷水澡……顛覆想像的四季養生！零成本的自然保健法

作　　者：許承翰 著
編　　輯：柯馨婷
發 行 人：黃振庭
出 版 者：崧燁文化事業有限公司
發 行 者：崧燁文化事業有限公司
E-mail：sonbookservice@gmail.com
粉 絲 頁：https://www.facebook.com/sonbookss/
網　　址：https://sonbook.net/
地　　址：台北市中正區重慶南路一段六十一號八樓 815 室
Rm. 815, 8F., No.61, Sec. 1, Chongqing S. Rd., Zhongzheng Dist., Taipei City 100, Taiwan (R.O.C)
電　　話：(02)2370-3310
傳　　真：(02) 2388-1990
總 經 銷：紅螞蟻圖書有限公司
地　　址：台北市內湖區舊宗路二段 121 巷 19 號
電　　話：02-2795-3656
傳　　真：02-2795-4100
印　　刷：京峯彩色印刷有限公司（京峰數位）

國家圖書館出版品預行編目資料

跟著節氣養生：夏天做空氣浴，秋天洗冷水澡……顛覆想像的四季養生！零成本的自然保健法 / 許承翰著. -- 第一版. -- 臺北市：崧燁文化, 2020.08　面；　公分
ISBN 978-986-516-435-5(平裝)

1. 養生 2. 健康法 3. 節氣

411.1　　109011214

官網

臉書

定　　價：390 元
發行日期：2020 年 8 月第一版
◎本書以 POD 印製